《폐소공포증》

《폐소공포증》

Claustrophobia

안드레아 페리 지음 | 변상규 · 권오숙 옮김

폐소공포증

Claustrophobia

안드레아 페리 지음 | 변상규 · 권오숙 옮김

First published 2008 by Worth Publishing Ltd
9 Charlotte Road, London SW13 9QJ

초판 1쇄 인쇄 2010년 10월 22일
초판 1쇄 발행 2010년 10월 29일

발행처 | 도서출판 NUN · 발행인 | 임말희
출판등록 | 2009년 2월 17일 · 등록번호 | 제305-2009-6호
서울시 서초구 양재1동 19-6 성희빌딩 401호 우편번호 137-888
전화 02-3394-4745 팩스 0505-115-4936 이메일 marieklara@paran.com
홈페이지 www.nun.or.kr

값 15,000원

ISBN 978-89-94347-07-3 (93180)

파본이나 잘못된 책은 바꿔드립니다.

 이 도서의 국립중앙도서관 출판시도서목록(CIP)은 e-CIP 홈페이지(www.nl.go.kr/ecip)에서 이용하실 수 있습니다. (CIP 제어번호: CIP2010003730)

자연에 대한 사랑을 일러주신 부모님께,

그리고 벽과 공포 속에 갇힌 모든 이들에게…

감사의 글

우선은 폐소공포증의 경험과, 그것을 이겨낸 방법들에 대해 글이나 인터뷰를 통해서 기꺼이 설문에 응해주신 모든 분들께 감사의 말을 전하고 싶다. 그들의 용기와 개방적인 태도에 감사드리며, 비슷한 경험을 한 다른 사람들의 목소리를 듣고 유대감을 느낄 수 있길 바란다. 카페, 전철, 호텔 안 등에서 경험한 폐소공포증의 이야기를 내게 들려준 많은 이들에게도 감사의 말을 전한다. (나는 이 주제가 있는 곳에는 언제나 사연들이 있다는 것을 알았다.) 또한 폐소공포증에 관한 나의 연구 계획을 친구나 친척들에게 알려주어 많은 증인을 확보하게 해준 이들과, 직접 폐소공포증을 경험하지 않았음에도 나의 연구를 지지해준 이들에게도 감사드린다.

이 책을 내주신 Worth Publishing 출판사와 아낌없는 지지를 보내주신 독자 여러분들, 또 그들의 귀한 피드백에도 감사드린다.
Anna Murphy의 세밀하고도 훌륭한 디자인과 인내심, 그리고 그녀의 유쾌한 유머감각에도 고마움을 느낀다. 연구하는 동안 많고 다양한 소스를 얻을 수 있었다는 것을 매우 운 좋게 생각한다. 또 감사할 분들이 더 있는데, 런던에 있는 Upright MRI Centre의 연구원들과 Open MRI 연합, Nuffield Orthopaedic 신문사 사무소의 최면요법사인 Gill Thomas와, EFT변호사인 Ashley Meyer, 정신분석가 Bronwen Astor, 작가 Rachel North, 전국 공포증 환우회의 Nikki Leadbetter, 런던 고객서비스운동 직원들, 영국 Caving 협회의 Idris Williams, 유로스타 탑승고객센터의 Jon Williams, Virgin Trains 고객서비스센터, Otis Lift 고객서비스센터, 건축가 Inger Beaty-Powall, KKE Architects의 Vincent Kirk 등이다. 이 분들이 허락한 시간과 이해심에 감사한다.

폐소공포증이라는 내 여정을 달성하기까지 사랑과 성원을 보내준 친구들에게도 감사의 말을 전하고 싶다. 일찍이 많은 격려를 해주고 그녀만의 활력으로 내게 깊은 영감을 주기도 했던 Andri White, 내 여정을 함께 해주며 연구에 대한 믿음을 가져주고 같이 기뻐해준 Tsafi Lederman, 이 외에 책을 출간하기까지 아낌없는 지지를 보내준 많은 이들에게도 감사의 말을 전한다.

내가 엘리베이터를 거부하든, 비행기나 차 안에서 공황장애를 느끼며 이런 경험들을 세세히 포착하는 즐거움을 누리든, 글을 쓴답시고 신경을 곤두세우고 커피 내와라 차 내와라 들볶아도 변함없이 지지해준 남편과 아이들에게도 고마움을 전한다. 그들이 보여준 사랑과 인내심과 유쾌한 기분은 그야말로 축복이었다.

역자 서문

꿈이 영감을 준다고 했던가!『지킬박사와 하이드씨』를 쓴 작가는 꿈속의 악몽에서 소설의 영감을 얻었다고 한다. 나 역시 꿈속에서 내 내면의 해결되지 못한 과제(unfinished business)로 인해 숨이 탁 막힐 것만 같았던 적이 있다. 좁은 곳에 갇혀있는 공포를 현실처럼 느끼며 심장이 두근거리는 순간 잠에서 깬 것이다. 이런 일이 한 두 번이 아니었기에 나 스스로 폐소공포증세가 있음을 인정하게 되었다. 그래서 이런 증세를 객관적으로 이해할 수 있는 자료가 있는지 책과 논문 자료를 찾아보았으나 놀랍게도(?) 국내에는 나의 증세를 제대로 이해해줄 자료가 거의 없었다. 이상심리학과 관련되어 몇 페이지 소개된 것이 전부였다. 그래서 세계적인 인터넷서점 아마존에 들어가Claustrophobia라고 쳐보니 몇 권의 책들이 소개되어 있었는데 맨 처음 눈에 띈 책이 이 책이었다. 나는 이 책을 단번에 주문해 정신분석 전문출판사 NUN의 임말희 대표에게 번역을 의뢰하였다. 너무나 감사한 것은 이 책의 공역자인 권오숙님의 배우자가 영국인이신데 이 책의 저자도 영국인이라는 사실이다.

그래서 영국적 상황에 맞는 미묘한 내용을 살려 충실한 번역이 되도록 도움을 주셨다. 지면을 빌어 남편 닐 삭스비님께 깊은 감사를 전하고 싶다. 우리가 앓고 있는 여러 증상들은 그 어느 한 가지 관점으로만 이해되고 진단될 수 없다. 그래서 정신분석, 분석심리학, 애착이론과 대상관계, 자기심리학적, 가족치료적, 인지치료적, 교류분석적, 게슈탈트적 등등의 매우 많은 관점들을 통한 통합적 접근이 요구된다. 이 책은 인지치료적 관점에서 쓰인 책이다. 그래서 정신분석을 공부한 역자의 입장에서는 조금 아쉬운 면도 있다. 어떤 사례에서는 정신분석적 접근이 오히려 더 효과적이지 않을까 하는 의문도 가져봤지만 무엇이든 첫 술에 배부를 수는 없는 법! 이 책을 통해 남들이 알지 못하는 고통에 대한 이해의 지평이 넓어진다면야 그것만으로도 감사할 일이다.

무엇보다 역자 서문을 쓰는 오늘은 이 책과 연관되어 무척이나 감격스런 순간이기도 하다. 칠레의 한 광산이 무너지면서 지하 600m에 33명의 광부들이 갇혀있다는 뉴스가 몇 개월 전에 전 세계로 전해졌는데 그 뉴스를 접하자마자 나는 내가 갇혀있는 것 같은 숨 막힘을 경험했다. 그리고 내 가족이 그곳에 갇혀있는 심정으로 눈물의 기도를 드렸다. 그리고 오늘 갇혀있던 광부 전원이 모두 다 구출되었다는 뉴스를 접하고 감격하고 있다. 그 긴 시간동안 그들이 보여준 인간의 힘을 초월하는 인내심과 협동심, 결속력은 위대한 드라마 한편을 온 인류에게 선물해 주었다.

그러나 이제부터가 문제다. 그들이 병원에서 치료를 받고 가족을 만나고 친구들을 만나고 점차 안정감을 되찾기 시작하면서 그들도 사람이니만큼 분명 후유증을 겪게 될 것이기 때문이다. 구출된 기쁨이 크지만, 일전에 지하 광산에 갇혔을 때 경험했던, 죽을 수도 있다는 두려움과 스트레스에서 완전히 해방된 것은 아니기 때문이다. 사람은 충격적 사건을 접하게 되면 그 사건을 접하기 이전으로 돌아갈 수 없다고 한다. 그리고 이러한 경험이 있는 사람들은 현실 생활에 적응하지 못하는 이상행동을 보이기도 하는데 학자들은 이런 증세를 PTSD(외상 후 스트레스 장애)라고 부른다. 폐소공포증 역시 이런 외상 후 장애의 한 종류라고 본다. 우리 속담에 자라보고 놀란 가슴 솥뚜껑 보고 놀란다는 말이 있다. 외상 후 장애가 바로 그것과 같다. 자기가 겪은 경험과 유사한 상황이 재현되는 것처럼 느껴지면 머릿속이 허여지고 심장이 뛰면서 전인적 마비와 두려움이 엄습하는 것이다. 모든 증세는 질병과 같다. 그리고 질병은 진단이 분명해야 치료가 분명해진다. 바른 진단은 증세에 대한 바른 이해에서 출발한다. 이 책은 그런 증세를 가이드하기에 훌륭한 책이라 믿어 의심치 않는다. 이 책을 교정해주시고 다듬어주신 공윤조 선생님과 박충진 양에게도 다시 한 번 감사를 전한다. 이 책이 폐소공포증으로 고통당하는 분들에게 작은 위안이 된다면 역자들의 바람은 이루어진 것이다.

목차

1부

제발 여기에서 나가게 해 주세요!

1장

폐소공포증을 경험한 당사자의 이야기

폐소공포증은 밀폐된 공간에 대한 두려움이다. 나 자신도 수년간 이것을 경험했다. 전 인구의 10% 정도가 이것의 영향을 받는다고 가정한다면, 영국에서만 약 600만 명 정도가 삶의 어느 시점에서 이 공포를 경험하는 셈이다. 이 불안감으로 인해 삶은 전적으로 제약된다. 여행도 마음대로 못하고, 일을 계속하거나 직업을 바꾸는 것도 제한될뿐더러, 휴가를 가거나 엘리베이터를 타는 것조차도, 심지어 의학기술의 발달로 인한 혜택을 누리기조차 어렵게 된다. 폐소공포증은 극도로 불유쾌한 경험으로, 남녀노소 누구에게나 전혀 예기치 않은 상황에서 발생한다. 그리고는 밀폐된 공간과 맞닥뜨리면서 상황은 더욱 악화된다.

그러나 어떤 면에서 이러한 불안감은 일부 밀폐된 공간이 제공하는 불편함과 위험성에 대해 미리 경고하는, 완벽한 이성적 반응이기도 하다. 나는 점차, 공포증 깊숙한 곳에는 현대의 기술적 진보의 이면인 소외감과 위험성에 대한 인간적인 거부가 깊이 깔려 있다고 생각하게 되었다. 그러므로 공포증의 비이성적인 측면을 극복하고 공포증의 이성적 측면을 잘 활용하기만 하면 더 안전하고 더 인간 중심적인 환경을 만들어내는 데 도움이 될 것이다. 왜냐하면 변천하는 현대 기술과 사회적 분위기는 우리 삶의 양식을 엄청나게 바꾸어 놓고 있기 때문이다.

이 책의 목적은 공포증으로 고생하는 사람들(나 자신을 포함하여)이 여태껏 피해왔던, 밀폐된 공간으로 돌아갈 수 있도록 돕는 것이다. 책의 제목을 『폐소공포증: 나만의 탈출 방법 발견하기』라고 붙인 이유는, 나 자신이 당사자의 입장에서 누구에게나 효과를 발휘하는 단 하나의 기법이나 치료과정 같은 마술 지팡이는 존재하지 않는다는 것을 누구보다도 잘 알고 있기 때문이다. 우리는 모두 다르고, 저마다 다른 욕구와 경험이 있다.

이 책에는 시도해보거나 실험해볼 수 있는, 상당히 많은 기법이 소개되어 있다. 각각의 유리한 점과 단점들에 주목하다 보면, 마침내 자신에게 가장 적합한 것을 발견하게 될 것이다. 많은 사람이 자신이 겪은 경험과 극복 가능한 전략들을 공유하고자 했다. 친절하게도 직접 글로 써서 보내준 사람도 있었고, 내가 직접 만나 토론하면서 생각이나 경험을 나눈 사람도 있었다. 고통과 불안을 글로 옮기는 것 자체가 너무 힘들어 구술한 사람도 있었다. 기꺼이 자신의 경험을 나눠준 그들에게 진심으로 감사드린다.

자신이 겪었던 폐소공포증에 관해 이야기하다가 극도로 불안해진 나머지 중간에 멈추거나 기어이 끝을 맺지 못한 일도 있었다. 이는 극도의 공포감에 압도당하는 상황에 대비하는, 자기방어적이고 합리적인 행동이었다. 우리가 꼭 익혀야 할 기법의 하나는, 불안을 유발시킬지 모르는 상황에 직면해 어느 시점에서 자신을 대피시키면 가장 좋을지(극도의 공포감에 질식당함으로써 트라우마를 다시 겪을 가능성을 최대한 줄이는 것임), 또한 고조되는 불안감을 계속 견뎌내면서 마침내 어느 순간 이겨냈다는 자신감을 획득하게 되기까지, 어디까지 밀어붙이고 진행해야 하는지 시점을 분간해내는 것이다.

어느 길을 따라 걷든, 불안감이 밀려올 때 절대 수동적으로 당하고 있지마는 않겠다는 결심을 하는 것이 중요하다. 무엇인가 우리가 할 수 있는 것이 항상 있기 마련이다. 우리에겐 선택권이 있고, 무엇을 선택하든 그 경험에서 배우는 것이 있다.

온갖 토론과 글들이 끔찍하기만 하다고? 절대 그렇지 않다! 공포증의 이면에는 많은 웃음과 유머도 공존한다. 공포증에 관해 이야기하거나 생각하는 것에서 오는 긴장감을 탈피하기 위한 방법으로 웃음과 유머가 권장되기도 하지만, 협소한 공간에 덜미를 잡히지 않으려고 피해 다니는 과정에서 정말 우습고 재미있는 일들이 일어나기도 한다.

다 큰 어른들이 이런 공포감에 시달리다니! 정말 창피하다는 생각도 든다. 당연히 뭔가 방법이 있을 텐데 말이다. 우리가 헤어나지 못하는 이런 우스꽝스러운 국면에 주목할 수 있다면 이것이야말로 위대한 해독제인 셈이다. 나의 삶을 조였던 얼음처럼 차가운 수치감이 이해와 웃음이라는 따뜻하고도 부드러운(그러나 떠들썩한!) 힘을 만나 어느새 무장해제를 당한다. 진실되고도 소박한 웃음은 공포가 결코 해낼 수 없는 무한한 선물을 우리에게 선사한다. 한순간 긴장이 일시에 풀어지며 느긋해진다. '기분을 좋게' 하는 호르몬이 갑자기 온몸에서 솟구쳐 오른다. 균형감각이 되살아나고, 객관적 시점에서 관망하게 되며, (다시금) 시작할 수 있다는 자신감이 흩어진 힘을 추슬러 다음 단계로 용기있는 걸음을 내딛게 한다. 유머는 칡넝쿨 같은 공포의 올가미를 떨쳐내며, 다시 해낼 수 있다는 희망을 갖게 한다. 웃음은 우리를 해방시킨다. 해방감이란 실제 협소한 공간에 갇혀 있든, 아니면 정서적으로 그렇게 느끼는지와 상관없이, 감금의 정반대라고 보면 될 것이다.

또한 이 책은, 폐소공포증을 겪은 적은 없지만 그것이 어떤 것인지 더 깊이 통찰하고 싶은, 그리하여 약간 다른 렌즈를 통해 이 세상을 바라보고자 하는 사람들을 위한 것이기도 하다. 당신이 아끼는 사람 중에 폐소공포증으로 고생하는 이들이 있다면, 이 책에서 어떤 아이디어를 얻을 수도 있다. 빌딩이나 공간, 혹은 물건이나 서비스를 창조해내는 데 종사하는 사람들도 이 책을 참고할 수 있다. 나는 이들이 설계와 디자인을 할 때 새로운 자각을 통해 영향받기를 희망한다.

폐소공포증에 대하여 읽을 때…

지금 당신이 폐소공포증을 겪고 있다면, 이 책을 더 읽어나가기 전에 다음의 질문에 대해 생각해보라.

- 타인의 폐소공포증을 읽음으로써 나의 소외감이 줄어든다면, 그것이 내게 도움이 될 것인가?
- 타인의 경험을 읽음으로써 나의 공포증에 대해 더 참을성 있게 생각해 볼 수 있는 능력이 향상된다면, 실제 상황에서의 불안감을 관리해 나가는 데 도움이 될 것인가?

  혹은,
- 타인의 경험을 읽는 것이 오히려 내 불안감을 증폭시켜, 걱정거리가 하나 더 늘어나는 사태가 되고 말 것인가?

세 번째의 경우라면 더 읽지 않는 것이 낫다. 차라리 건너뛰어 3부부터 읽으면, 어떻게 불안감을 줄이고 공포증을 극복할 수 있는지 여러 전략을 알 수 있다. 3부는 p.129부터 시작된다.

그러나 더 읽고 싶다면 p.31~34를 펼쳐보라. 불안감이 고조되어 올 때 의지할 수 있는 재빠르고도 간단한 세 가지 기법이 소개되어 있다. 세 가지 모두, 여러분과 내가 피해왔던 협소하고도 밀폐된 공간에 다시 돌아가거나 통과할 때 도움이 될 것이다.

이 전략들이 모두 성공한다면, 여러분은 어느 날 다시 이 책의 바로 이 부분으로 돌아와 생각에 잠겼다가, 조용하고도 침착하게 이렇게 말할지도 모른다. "그래, 맞아. 나도 한때는 그랬었지. 그런데 지금은 전혀 그렇지 않아!" 이렇게 되기를 나는 간절히 소망한다! 당신을 위해서 말이다. 선택은 당신에게 달렸다.

나 자신의 경험부터 털어놓는 것이 우선순위일 것 같다. 기억하건대, 처음에는 아주 막연하고 희미하게 느낌이 시작됐던 것 같다. 그러던 것이 완전히 만발해, 협소하고 밀폐된 공간에 갇혀 한 발자국도 움직일 수 없는 지경까지 이르게 되었다. 갇힌 공간에 놓일 가능성을 최대한 줄이다 보니 여행도 거의 불가능해졌다. 지금도 그렇다는 말은 아니다. 나는 점차 내가 피해왔던 거의 모든 곳으로 되돌아가, 단계적으로 이겨냈다. 이 작업은 아직도 진행형이지만, 나는 연민과 자랑스러움으로 지나온 과정을 되돌아보며, 자신감과 희망을 가지고 더 걸어가야 할 길을 바라본다.

아주 최근까지만 해도 나는 혼자서는 엘리베이터에 타고 오르내리지 못했다. 승강기가 사람들로 꽉 차 있을 때에도 들어서지 못했다. 지하철도 탈 수 없었다. 투 도어 승용차의 뒷좌석에는 절대 앉으려 하지 않았고, 터널도 끔찍했다. 특히 구부러진 긴 터널은 최악이었다. 창문 하나 없이 나선으로 휘어져 올라가는 계단이나 좁은 통로만 있는 유서 깊은 기념물과 성곽, 성당 같은 곳은 언감생심, 들어가서 둘러볼 생각조차 할 수 없었다.

호텔에 묵을 때면, 새로 들어온 직원은 알지도 못하는 호텔 뒷면에 있는 계단이나, 영리한 쥐들조차 울고 갈, 끔찍한 미로 같은 복도를 통해 호위받으며 내 방으로 들어오곤 했다. 오토바이의 보호 헬멧도 쓸 수 없었고, 깊은 바다에 다이빙하는 것은 생각조차 할 수 없었다. 내 머리를 물속에 담근다는 생각조차 끔찍했다. 전자로 자동 통제되는 공중화장실도 사용할 수 없었다(이 때문에 긴 기차 여행길에서 소변을 참느라 계속 다리를 꼬고 앉아 있어야 했다). 자동 잠금장치가 되어 있는 호텔방에 들어갈 때면, 안에서 쉽게 열 수 있는지 반드시 확인하곤 했다. 누군가가 나를 초대하면서, "지하철을 타고 시내에 있는 제 사무실까지 온 뒤, 승강기를 타고 17층에서 내리세요" 한다면, 곧 다른 곳에서 만나자고 했을 것이다.

자동 세차는 어떠냐고? 당연히 못 한다. MRI 촬영은 어떠냐고? 정말 내 목숨이 경각에 처한다면 모를까, 아마 그때조차도…. 부유 탱크(*암실에 설치하는 스트레스 해소 및 병 치료용 따뜻한 염수탱크)? 자발적으로? 말도 안돼! 런던 아이(London Eye)? 유리 방울 같은 공간에 갇혀, 물 위 저 공중에 매달린다고? 음… 한번 생각해 보겠다.

그리고…, 마침내 나는 이렇게 겁에 질려 있다는 사실에 수치심을 느꼈다. 수치감은 마치 어린아이처럼 아무것도 혼자 할 수 없다는 무력감과 맞물려 있었다. 항상 특별한 배려를 요구했으니 말이다 - 앞좌석에 탈래요. 다트퍼드(Dartford) 터널로만 통과할래요(교통체증이 이렇게 계속된다면 터널 속에 영원히 갇혀 있게 될지도 모르니까요!). 무서워서 문을 잠글 수가 없으니 화장실 밖에 좀 서 있어 줄래요? 아파트 1층으로 내려와 승강기 앞에서 기다려 주실래요?

무능력이라고 말하긴 싫었지만 불구자라는 생각이 들었다. 진짜 불구자에겐 선택권도 없기에 더욱더 수치스러웠다. 공포증을 겪는 우리는 정말 선택권이 있는 것처럼 보이고, 실제로 있지만, 공포로 눈앞이 캄캄해질 때는 종종 그런 사실을 새카맣게 잊어버린다.

나 자신이 심리치료사이고 모든 이론에 대해 잘 알고 있었지만, 온갖 노력에도 불구하고 공포는 목구멍까지 차올라 나의 본능은 오로지 도망, 도망, 도망가기만을 원했다. 나는 약해빠지고, 미성숙하며, 비진문가적이었다. 그리고 무엇보다도 고착 상태에 있었다.

심지어 나는 또 다른 고착상태인 지연(미루는 버릇)에 대해 책을 쓴 적도 있었다. 정말 수많은 사람과 작업하면서, 이들의 삶을 다시 진척시키는 데 도움 주는 기법들을 발견하고자 했다. 우리는 계속해서 수없이 많은 기법을 실험했고, 기법이 효과를 발휘할 때마다 함께 기뻐했다. 그들 중에는 삶의 막다른 궁지에 다다라 절망감에 빠진 사람들도 있었다. 그러나 정작 나 자신은 막다른 공간을 계속해서 회피하고 있었다. 너무 바쁘다느니, 너무 피곤하다느니, 너무 … 등등의 온갖 핑계를 다 내면서 말이다. 무슨 말인지 여러분은 금방 눈치챘을 것이다. 나는 글자 A(Avoid, 도망 · 회피)와 계속해서 숨바꼭질을 하고 있었던 것이다. 그리고 그건 전혀 도움이 안 되는 행동이었다.

여태 읽은 내용이 당신을 불안하게 하는가? 신체에 긴장감을 느낀다면 맥박을 한번 재보라. 단순히 글만 읽는 것인데도 상황에 대한 상상만으로 이미 스트레스를 느꼈다면, 당신은 십중팔구 아주 심하게 공포증을 앓고 있거나 경험한 적이 있는 사람일 것이다.

만일 그렇다면 당장 이 책을 덮어라. 궁지에 갇힌 느낌을 받을 이유는 없으니 말이다. 앞서 말한 대로 이 책을 계속 읽건 안 읽건 그것은 자유다. 몇 번 심호흡하고 동네를 한 바퀴 돌고 오든지, 누군가에게 한번 안아달라고 하든지, 고양이를 쓰다듬던가, 스도쿠를 해도 좋다. 무엇이든 평정을 되찾고 스트레스를 풀고 감정적 자기를 북돋아 평온함과, 지상에 든든하게 발붙이고 있다는 자신감만 회복할 수 있다면, 그리고 이성적 자기로 하여금 생각하고 반성하게 할 수만 있다면, 어떤 것이든 상관없다.

물론 원한다면 이 책을 계속 읽어나갈 수 있다. 각 장에 쓰인 말들이 절대 자신을 옭아매지 않을 것이며, 오히려 불안감에 대한 인내심을 증가시켜주고 상상만 해도 무서웠던 것들이 점차 익숙해질 거라고 확신하면서 말이다. 선택을 하는 건 당신이다. 통제권이 나에게 있다는 것이 어떤 기분인지 생각해보라. 폐소공포증에 관한 책을 읽고 심사숙고해보기로 결심함으로써 이미 당신은 문제에 도전장을 던졌고, 이미 참된 진전을 이룬 것이다. 시간을 갖고 아주 조금씩 나아가되, 진행 과정 중에 절대 자신에게 상처 주는 일이 없기 바란다.

위에 표현한 것처럼, 공포증이 나를 처음부터 항상 사로잡은 것은 아니었다. 젊을 때는 런던 시내를 지하철을 타고 누비고 다녔을 뿐만 아니라, 동경에서 지낼 때는 3년간 매일 지하철로 출퇴근하기도 했다. 물론 이따금 기차가 지하철 역 중간에 멈춰 서서, 한참 동안 갇혔던 적도 있었다(그래도 그때는 지금처럼 그렇게 오랫동안 지연되었던 것 같지는 않다). 공포가, 마치 거미의 촉각처럼 뱃속으로부터 스멀스멀 기어올라오던 기억도 난다. 그렇지만 나는 잘 이겨냈다. 1980년대 초기만 하더라도 런던 지하철 바닥에는 목재가 깔려 있었고 지하철 안에서 담배 피우는 것이 허용되었기 때문에(지금으로선 상상도 못할 일이지만!) 담배꽁초가 바닥에서 꺼지지 않은 채로 남아 있거나 심지어는 연기가 모락모락 나기도 했다. 테러리스트들이 불러일으키게 되는 잠재적 위협으로 가득 찬 오늘날이 아닌 훨씬 오래전에도, 요컨대 상황은 안전과는 거리가 한참 멀었다는 것이다. 대다수 사람과 마찬가지로 나 자신도 이런 경험을 썩 즐거워하진 않았지만, 공포증은 어느 정도 통제 가능한 것이었다.

실제 나는 갇힌 적이 있다. 어렸을 때였는데, 한 친척 어른이 한 '농담'을 잘못 알아들어 다락방에 갇힌 것이었다. 그리고 물에 빠진 적도 있었다. 급류에 휩쓸려 바다까지 떠내려갔다가 구조되었다. 아버지의 기민한 행동이 없었더라면 아마 실종되었을 것이다. 그러나 이런 사건들 때문에 일상생활에서 흔히 부딪히는 협소한 공간들을 회피한 적은 없었다.

그런데 무슨 일이 있었는가? 예전엔 안 그랬는데 왜 갑자기 심한 공포증에 시달리게 되었는가? 수많은 상황이 왜 갑자기 문제를 안고 있는 것처럼 보이게 된 것일까? '단순히' 점점 더 나이를 먹어가고 통제의 필요성을 더 느끼게 된 탓일까? 아니면, 전에는 듣도 보도 못한, 갇힌 상황에 대해 보도하는 뉴스나 영화를 더 많이 접하게 된 탓일까? 혹은, 점점 더 많은 공포증을 유발하는 환경을 만들어내는, 모든 것이 전자장치에 의해 자동으로 통제되는 현대생활과 관련된 것은 아닐까?

내게 이 모든 것이 일어나게 된 '결정적인 계기'는 내 파트너와 그의 13세 아들을 데리고 휴가를 떠났을 때였다. 직접 운선을 해서 남부 프랑스까지 여행하겠다는 계획에 우리는 몹시 부풀어 있었다. 낮 12시 경에 런던 중심부를 떠났고, 늦어도 오후 늦게까지는 영불해협을 통과하는 기차에 우리 차를 실을 예정이었다. 그리고 서로 밤새도록 교대로 운전해서 프랑스를 통과해 내려가기로 했다. 터널을 통과하는 것이 썩 즐거운 경험은 아니었지만, 전에도 두 번이나 관광버스를 타고 해협을 통과한 적이 있었다. 그때도 그럭저럭 공포를 이겨냈다. (엄청난 양의 음식을 소모한 것이 도움이 되었고, 기억하건대 그 정도 양의 스낵을 해치울 권리는 내게 있다고 자위했던 것 같다.) 그래서 이 여행에서 영불해협이 차지하는 부분이 썩 달갑진 않았지만, 미리 불안에 사로잡히진 않았다.

그런데… 런던을 벗어나는 것부터 악몽의 시작이었다. 곳곳마다 체증과 지연으로 아우성이었고, 기나긴 우리의 여정은 런던타워 다리 근처에서 발목이 잡혔다. 우린 차에 그냥 하염없이 앉아 있었는데, 돌이켜보면 다른 길로 돌아가거나 아니면 차라리 그 다음 날 떠났더라면 나을 뻔했다. 그러나 그때는 가고 싶은 마음이 너무나 간절했기 때문에, 여기저기에서 간신히 움직이는 줄을 따라 조금씩 이동하면서 그렇게 갇혀 있었다. 드디어 런던을 벗어나자 이번엔 켄트였다. 나는 피곤해서 잠에 곯아 떨어졌고, 깨어났을 때 우리 차는 바로 해협의 초입부 터널로 진입하고 있었다. 이제 시작이었다.

보이는 것은 오로지 벽과 금속뿐이었다. 위와 양옆으로 둘러싸인 벽들은, 우리 차가 철로 만든 장벽을 향해 기차 칸의 깊이만큼 운전해 내려가자 문자 그대로 완전히 봉해졌다. 창문은 아주 낮게 바닥높이의 정도에 위치해 있었고 출구는 아예 없었다(나는 그때 옆으로 난 승객용 복도로 향하는 문을 보지 못했다). 에워싸인 상태였다. 완전히, 극도로, 전체적으로 감금된 것이었다. 엄청난 불덩어리 같은 공포가 횡격막을 통과해 뱃속에서 가슴까지 돌진하며 올라왔다. 아직도 3/4 정도 잠에 취해 있던 나는 미친 듯이 비명을 질러댔고 문을 열고 나가려 했다. 마치 생매장을 당한 것도 모르고 누워 있다가 어둠의 공포 속에서 갑자기 깨어나 익숙지 않은 벽에 둘러싸여 있는 것을 발견하고는 존재하지도 않는 문을 찾아 낯선 침상에서 탈출하려는 것과 같았다. 내 파트너는 깜짝 놀라 나를 향해 고개를 돌렸다. 그때 그는 기차에 옮겨 실리는 대열에 끼어서 조용히 순서를 기다리는 중이었고, 금속으로 만든 커다란 집게가 우리 뒤에 있는 차의 뒤편으로 내려오고 있었다. 나는 즉시 우리 차에서 뛰쳐나갔다. 나가고 보니 그곳은 '기차 칸' 이었다(내겐 마치 이중 새장처럼 느껴졌다). 그때 나는 완전히 패닉 상태였고, 어떻게든 기차에서 내리려고 했지만 이미 때는 늦었다. 우리는 완전히 봉해졌고, 짐을 모두 실은 기차는 이제 막 떠날 참이었다.

나는 좌석에 기대어 쓰러져서는 공포와 저주에 사로잡혀 눈물을 펑펑 쏟기 시작했다. 그가 내 팔을 쓰다듬으면서 위로해 주자 잠시나마 히스테리가 진정되었다. 이때 또 다른 것이 느껴졌는데, 내 어깨 위에 놓인 작은 손이었다. 뒷좌석에 앉아 있던 그의 아들이 합세한 것이었다. 이 아이를 잊은 적은 없었지만 사실상 어른으로서의 내 능력은 완전히 실종된 상태였다. 나는 욕하고, 큰소리로 울고, 비명을 질러대고 숨을 크게 들이쉬기 시작했다. 30분 정도 지났는데 내겐 30시간처럼 느껴졌다. 나는 어느 정도 정신을 차렸다. 어린아이를 위해서라도 공포를 딛고 일어서야 했다. 그러나 남은 여행 기간 내내 공포는 매번 엄습하여, 와해되는 최악의 모습을 어린아이에게 보여주어야 했다.

터널을 지나는 동안 우리는 차 안에 있는 것은 모조리 먹고 마셨다. 그리고 스퀘어라 불리는, 연필과 종이를 가지고 하는 가족 게임을 했다. 보통 이 게임의 점수대는 아주 잘하는 경우 70점 후반(100점 만점에)이다. 아주 드물게 80점을 약간 상회하는 사람도 있다. 저 바닷물 속의 깊숙한 터널에서 나는 89점을 이룩해내는 기염을 토했다. 생각건대, 오도 가도 못 하는 내 아드레날린이 충전되면서 온몸의 신경세포가 화산처럼 끓어올랐던 것 같다. 두 남자는 움직이고 이리저리 탐색하고 싶어했다. 계속 먹고 마시고 했기 때문에, 차 밖의 복도를 따라 내려가면 차 2대씩 실어놓은 칸이 나올 것이고 화장실이 있지 않을까 하며 두 남자는 나가고 싶어했다. 그러나 난 이들을 내보낼 수 없었다(심각한 공포에 빠진 나는 완전히 막무가내였다). 이 문제 때문에 몇 분간의 사소한 전투를 치른 후 다시 한번 공포가 엄습해 와, 마치 회전열차에 탄 것처럼 공포가 밀려왔다가 사라지곤 하는 것이 반복되었다. 밖으로 얼핏, 터미널 어디엔가 공포증 안내소가 설치되어 있다는 팻말이 보였다. 무엇을 도와주겠다는 것인지(설마 배 티켓을 한 장 주거나, 아니면 뒤통수를 한 대 갈겨주겠다는 것은 아니겠지) 상상이 잘되지 않았지만 하여간 돌아올 때를 대비해 수첩에 기록해 놓았다.

일단 터널을 벗어나자, 마치 몇 주 만에 숨을 쉬는 것처럼 공기를 깊이 들이마셨다. 캄캄하면서도 숨 막히도록 아름다운 밤이었다. 하늘은 맑게 갰고 한없이 조용했다. 엄청나게 커다란 달이 마치 황금으로 빚은 호박처럼 칼레(도버해협에 임한 프랑스의 항구도시) 하늘에 매달려 있었다. 나는 도대체 어떤 인간들이 이런 비인간적인 교통수단을 발명해 이렇게 끔찍한 일을 당하게 하느냐며 싸잡아 비난했다. 그때 뒷좌석에서 조심스럽고도 걱정에 찬 작은 목소리가 들려왔다. “그렇지만 터널 자체가 나쁜 건 아니잖아요. 문제는 아줌마죠. 안 그래요?”

신나게 욕을 하던 나는 갑자기 멈칫했다. 아이의 말은, 이 놀랍도록 성숙한 아이와 나 사이를 가르는 30년이란 세월을 실감케 했으며, 사실과 감정을 혼동해서는 안 되는 어른으로서의 책임감을 상기시켰다. 그리고 내 불안감 때문에 세계를 바라보는 이 아이의 눈이 바람직하지 않은 방향으로 삐뚤어지게 해선 안 된다는 자각이 들었다. 나는 다시 한번 숨을 깊이 들이마셨다. 모든 공포와 상상을 몰아내기 위해서였다. 그리고 말했다.

“그래, 맞아. 터널은… 그냥 터널이지. 다만 내가 그걸 좋아하지 않을 뿐이지.”

한참 동안 우리는 아무 말 없이 프랑스 깊숙이 차를 몰았다. 여전히 창피스럽고 초조했고 무력했지만, 그리고 엄청난 피로감이 밀려왔지만, 마음속 어디에선가 아주 희미하게나마 아이의 질문에 응답하기 위해서라도 어른으로서의 분별력과 기본을 되찾아야 한다는 기분 좋은 느낌이 밀려왔다.

우리는 프로방스 지방의 이곳저곳을 탐험하고 자전거도 타고 맛있는 것도 먹으면서 며칠을 재미있게 지냈다. 그러나 내 마음속 한구석에는 왔던 길을 되돌아가야 한다는 부담감이 악몽처럼 도사리고 있었다. 훤한 대낮에도 이 악몽은 머릿속을 떠나지 않았다. 나는 낙마의 최고 치유는 다시 말 등에 올라타는 것뿐이며 팻말에서 보았던 공포증 안내소가 어쩌면 정말 도움이 될지도 모른다고 생각하며 두려움을 떨쳐내려고 애썼다.

마침 그 주말에 서머타임이 끝나 예전 시간으로 돌아갔지만, 우리는 시계를 거꾸로 돌렸다. 칼레에 도착했을 때는 오히려 시간이 남았기 때문에 기대했던 도움을 받으러 공포증 안내소를 한번 들러보기로 했다. 그러나 이 책상 저 책상으로 옮겨다니며 다리품만 팔았을 뿐이다. 정작 담당자가 누구인지는 아무도 모르는 것 같았다. 마침내, 잘 생겼지만 아주 우울하고 나른해 보이는 한 프랑스 젊은이와 맞닥뜨렸다. 폐소공포증으로 고통받는 승객들에게 어떤 도움을 줄 수 있느냐고 묻자, 그는 구부리고 있던 등을 쭉 펴더니 책상 앞으로 몸을 내밀었다. "물론이지요, 도와드릴 수 있습니다." (그는 help를 elp로 발음했다.)

그는 내 문제에 대해 긍정적이었으며 매우 고무된 듯이 보였다. 내 기대도 당연히 높아졌다. 전문가다운 자신감을 드러내는 거만한 몸짓으로 내 눈을 똑바로 바라보더니 그는 이렇게 말했다.

"부인, 제가 말씀드릴 수 있는 것은 절대 공포증을 느낄 필요가 없다는 것입니다!"

의자 등에 몸을 기대고 머리 위로 두 팔을 꼬고는, 대단한 일이라도 해낸 것처럼 그는 득의양양해 보였다. 우리는 할 말을 잃었다.

우리는 집에 돌아왔다. 귀가하는 내내 나는 완전히 넋이 나갔다. 기억나는 것은, 영불해협을 지나는 기차가 터널 안에서 한 번도 멈춰 선 적이 없었다며 나를 안심시키려던 남자친구의 모습뿐이다. 한 가지 더 있다. 돌아온 다음 날 저녁, 우리 뒤에 오는 기차를 탔던 한 동료에게서 바로 그 터널에서 2시간이나 갇혀 있었다는 말을 들은 것이다. 그는 이렇게 덧붙였다. "한 시간 정도 지나자, 알런조차도 약간 걱정스러워하는 눈치를 보이더군요."

알런과 나는 완전히 다른 이물질로 창조됐음이 틀림없다. 내가 이런 사람이라면 얼마나 좋았을까 하는 생각도 들었다.

지하로 내려가야 할 때마다 공포라는 벽에 부닥친 것은 이때부터였다(그리고 몇 개월 후엔 완전히 포기했다). 열 수 없는 창문이 달린 기차나, 택시, 비행기(한 번은 심하게 요동치는 비행기 안에서 뛰어내리겠다고 선언한 적도 있었다. 그때는 정말 그럴 생각이었다), 엘리베이터를 타야 할 때도 마찬가지였다. 이렇게 나가다가는 더 이상 탈것이 없겠다는 것을 깨달은 날, 이대로는 안 되겠다는 것도 깨달았다.

당시 나는 에든버러에서 한 수련회를 이끌고 있었다. 주제는 '미루는 버릇의 극복'이었다. 내가 쓴 책에서 소개된 전략을 훈련생들에게 오후 내내 연습시키고 있었다. 우리가 늘 미루곤 하는 것에 처음 도전하는 모습을 시각화하면서, 자신의 파트너와 연습하는 것이었다. 그때 내 공포증이 떠올랐다. 미루는 버릇을 극복하는 데 도움을 주고자 하는 내 직업이 정당성을 가지려면, 모든 종류의 상황(폐소공포증을 포함해서)을 다뤄야 한다는 것을 깨달았다. 이제 더 미룬다는 것은 불가능했다. 내 삶의 영역을 확장시키기 위한 다음 도전이 기다리고 있었다. 무의식중에 제대로 걸려든 것이었다. 효과적으로 자신을 궁지로 몰아넣었다는 데 생각이 미치자 쓴웃음이 터져 나왔다. 그러나 한편으로는, 다시 시작해야 한다는 생각만으로도 온몸이 불안으로 오그라드는 것 같았다.

그러나 일단 결단을 내리자 나는 자연스럽게 연구를 시작했고, 집필했고, 여전히 고통을 겪고 있는 사람들과 두려움을 극복해낸 사람들, 혹은 전혀 이런 문제를 겪어보지 못한 사람들과 대화를 해나가기 시작했다. 나는 다른 사람들의 이야기를 듣는 것과, 우리가 발견해낸 공통의 분모에 대해서 쓰는 것을 정말 좋아한다.

p.208을 펼쳐보면, 좋아하는 것들을 가려낸 뒤 행동으로 더 많이 옮기는 것이 공포증을 극복하는 열쇠가 될 수 있다고 돼 있는데, 이는 내가 효과를 보았던 여러 전략의 하나이다. 나는 누구하고든, 아니 사실은 모든 사람과 공포증에 대해 의사소통을 한다면, 나의 삶에서 공포증의 파괴력을

감소시킬 수 있다고 확신했다. 나는 독립성을 되찾기를 원했다. 더는 내 삶이 공포와 불안감에 휘둘리고, 제한되고, 움츠려지는 것을 원치 않았다.

이제 그것이 이루어졌다. 승강기에 혼자 타고, 회전문을 밀면서, 택시, 기차, 버스, 승용차, 그리고 온갖 종류의 잠금장치가 되어 있는 화장실에서도, 지하에서도, 터널 속에서도 나는 행복했다. 당신이 이 책을 읽을 무렵이면, 나는 아마도 유로스타를 타고 있을지도 모른다. 세차기도 무사히 통과했을 것이다. 나는 점점 목표에 도달해 가고 있다.

내가 이 책을 쓴 이유에는 여러 가지가 있다. 첫 번째는 나 자신의 공포를 극복하기 위해서였다. 지피지기는 백전백승이라 하지 않던가? 그리고 내 여정을 공개함으로써, 자신의 공포증을 수치스럽게 여겼던 사람들이 더는 혼자가 아님을 알게 하고 싶었다. 어떤 면에선 폐소공포증을 공개석상에 끌어내고 싶었다. 그리고 또 다른 이유는 배우고자 함이다. 우리가 배운 것을 전달하고, 나누고, 희망을 전하고 싶었다. 경험에서 비롯된 실제에 근거한 희망, 확실한 진전의 토대 위에서, 우리를 공포로 몰아넣는 협소하고 밀폐된 공간으로 되돌아가는 길을 발견하고자 했다.

마지막으로 내가 이 책을 쓴 이유는 우리가 사는 물리적 환경을 만드는 건축가, 디자이너, 기획가, 기술자, 건설업자에게 할 말이 있어서였다. 인간을 담아낼 목적으로 작은 공간을 설계하거나 만들 때, 그것이 집이든 수송 수단이든 의료 기구이든 무엇이든 간에 당신은 반드시 폐소공포증을 염두에 두어야 한다.

만일 그렇게 한다면, 다자인의 수준은 한층 업그레이드 될 것이다. 그리고 그 혜택은 폐소공포증을 겪는 사람들에게만 돌아가는 것이 아니다. 단지 기술적으로 가능하다는 이유 하나만으로, 인간의 자유와 관계에 관한 욕구를 극한 상황으로 내모는, 전자동으로 완벽하게 통제되는 환경을 만든다는 것이 어떤 결과를 초래할지 생각해 볼 필요가 있다. 공포의 비이성적인 측면만 걸러낸다면, 우리의 예민한 감수성을 기존 건축환경에 활용할 수 있고, 더 안전하고 더 편안한 세계로 나아가는 데 우리의 상상력이 한몫을 할 수 있다. 이는 모든 사람을 위한 것이기도 하다.

그러므로 나는 모든 빌딩이 밝고 열린 공간이기를 원한다. 신선한 공기가 항상 순환되기를 원한다. 출구는 손쉽게 접근 가능한 곳에 있어야 하고, 분명한 유도 표시가 있어야 한다. 기차와 버스, 승용차의 유리창과 문은 승객이 직접 손으로 열 수 있어야 한다. 만약 이런 것들을 희생해야 한다면 차라리 조금 더 천천히 여행하련다. 차의 잠금장치와 호텔방은 열쇠로 열고 닫을 수 있어야 한다. 엘리베이터 안에 항상 긴 거울이 있기를 바라고, 거친 벽돌과 시멘트가 아닌, 부드러운 카펫이 깔린 편안한 비상계단을 원한다. 기차의 승무원이나 비행기의 조종사는 승객을 불필요한 불안으로 몰아넣는 긴 침묵을 지키지 말고 진행 상황을 즉각, 그리고 제때 알려주어야 한다. 나는 사람들이 건물에 들어설 때, 단지 물리적으로가 아니라 정서적으로 접근할 수 있기를 원한다. 그리고 만일 갇히는 상황에 부닥치게 된다면, 외부와 접촉이 가능한지 알 수 있기를 원한다.

나는 독자가 이 책을 읽으면서 공포증에서 탈출하는 자신만의 길을 발견해내는 안전한 여행을 하기를 바란다. 그리고 이 여행이 끝나갈 무렵이면, 부딪치는 공간이 어떤 크기 어떤 성질의 것이든 원하는 곳이면 어디든 갈 수 있고, 원하는 것이면 무엇이든 할 수 있는 적절한 능력의 확보라는 즐거운 귀로에 오르길 진심으로 희망한다.

안전한 느낌을 확보하는 빠른 방법 3가지

이 책을 읽기 전에, 다음의 3가지 제안을 훑어보고 어느 것이 자신에게 잘 맞는지 한번 생각해 보라. 그런 다음, 이 책을 읽어나가다가 마음이 불안해지면, 조금 시간을 내서 다시금 마음을 안정시킬 수 있는 이 세 가지 방법을 실험해 보기 바란다.

1. '안전한 기반' 혹은 안전한 장소를 확보한다

어디에 있을 때 안전하다는 느낌이 드는가? 어떤 장소에서 가장 안전함을 느끼는가? 어떤 이들은 자신의 집에서 가장 편안함을 느낀다. 정원에서, 소파에서, 침대 위에서 편안함을 느낀다. 또 어떤 이들은 자연환경에서 평화를 느낀다. 자신이 가장 아끼는 어떤 아름다운 장소, 혹은 전망이 좋은 언덕, 해변일 수도 있고, 어떤 사람들은 공공장소에서 편안함을 느끼기도 한다. 소란스럽고, 사람으로 웅성대고, 음악과 불빛이 흐르는 곳에서 살아있음을 느끼고 편안해하는 사람도 있다. '안전 기지' 라는 말을 들을 때, 물리적 장소와는 상관없는 특정인이나 동물들을 떠올려도 괜찮다. 가장 친한 친구, 동반자, 가족, 사랑하는 동물들 말이다.

'안전한 장소' 가 실제 장소건 사람이건 관계없이, 필요할 때마다 계속해서 자신을 그것들로 충전하라. 폐소공포증으로 인한 불안감에 대처하고 싶다면, 먼저 언제든지 원할 때면 나만의 안전한 장소에 돌아갈 수 있다는 강력한 느낌을 구축하라. 실제 돌아가든, 마음속으로 돌아가든 상관없다.

원하는 장소에 도착하면 주위를 둘러본다. 자세히, 하나하나, 찬찬히 살펴보라. 윤곽이나 재질, 색깔과 느낌, 따뜻함, 소리와 냄새를 음미하라. 눈을 감고 그것들을 깊이 들이마셔라. 자신이 얼마나 안전하고 평화로운지 마음껏 느껴보라. 원할 때면 언제든지 생생한 느낌이 되살아나도록 마음속에 이미지를 구축하라.

가끔 사람들은 나중에 쉽게 떠올리려는 목적으로, 안전한 감각을 자신의 몸속에 '정박' 시키기도 한다. 아주 사소한 몸짓 하나로 쉽사리 풍요하고도 따뜻한 느낌에 연결될 수 있다. 안전한 장소를 떠올리면서 집게손가락을 가볍게 쥐거나, 지금 그곳에 있다면 얼마나 좋을까 상상하면서 팔을 가볍게 쓰다듬는다. 어깨를 축 늘어뜨리는 순간 일시에 긴장이 풀어지면서 당신이 원하는 환상적인 장소에 순식간에 도달할 수도 있다. 무엇을 결정하든 간단한 몸짓을 통해 긍정적인 연상작용을 강화하고, 긴장할 때나 이완될 때 이것을 연습하라.

2.안전한 장소로 도피하라

일단 안전한 장소에 대한 확고한 감각이 구축되면, 안전감을 필요로 할 때 끌어당길 수 있다. 이 책을 읽을 때건, 언제든지 불안한 느낌이 시작되면 상상 속의 안전한 곳으로 돌아가 숨는다. 길을 달리며 안전한 곳으로 도망치는 자신의 모습을 마음속에 그려본다. 계단을 오르내리며 이리저리 골목을 돌아 마침내 그곳에 당도했다. 자, 이제 깊은숨을 내쉬며, 안전하고, 걱정할 것이 없다는 느낌을 온몸으로 만끽한다.

피터 레빈의 책, 「외상의 치유(Healing Trauma)」(Sounds True 2005)는 외상 후, '내 몸의 지혜를 되살리는' 온갖 재미있는 방법들로 꽉 차있다. 도망치는 것이 좌절된 후(예를 들면 군중 속이든, 혹은 승강기 안이든, 혹은 어떤 상황이든 p.37에 나와 있는 여러 상황에서 꼼짝 못하고 갇히게 되었을 때), 어떻게 하면 기동성을 되찾을 수 있는지 여러 기법을 소개하고 있다. 아무것도 할 수 없다는 무력감은 갇혔다는 두려움을 가중시킨다. 안전한 장소로 막 달려가는 '기억'은 우리의 근육을 움직여 두뇌로 하여금 달려가는 대체 이미지를 생성케 한다.

편안한 의자에 앉는다. 두 발 밑에 베개를 고인다. 눈을 감고 고릴라한테 쫓기고 있다고 상상한다(커다란 그림을 이용해도 좋다). 두 다리에 힘이 느껴진다. 두 다리를 움직여 드디어 뛰기 시작한다. 지금 있는 곳이 어디든 안전한 장소를 향해 달리기 시작한다. 휠체어를 사용하는 사람이라면, 두 팔의 움직임에 주목하라. 몸을 담고 있는 휠체어를 상상 속에서 멀리 던져버린다. 마음의 눈은 지금 당신이 길 한복판을 가로지르며 열심히 뛰고 있는 것을 지켜보고 있다.

자, 이제 안전한 기지로 돌아왔다. 바나나를 찾아 어슬렁거리는 고릴라를 향해 무엇이든 마음속에 떠오르는 몸짓을 취해본다. 호흡과 맥박에 주목하라. 필요하다면 흠칫 몸을 약간 떨어도 괜찮다. 이렇게 말하라. "드디어 해냈어! 난 달릴 수 있어. 나 자신을 충분히 돌볼 수 있어." 잘 달궈진 근육의 힘을 느껴보라. 이번엔 (고릴라 대신) 막힌 공간에서 탈출해 도망치는 자신의 모습을 시각화해본다. 힘이 있다는 것을 두 다리와 팔에 '상기' 시켜주기만 하면 된다.

3. 지지집단 만들기

상처 치유 전문가인 페리서티 드 주루에타는 '버블그램'을 이용해 우리가 애착을 느끼는 사람들로 구성된 지지 체계를 묘사한다. 종이 한가운데 재빨리 원을 그려본다. 마음속으로 그려도 괜찮다. 원 가운데에 내 이름을 먼저 쓴다.

그리고서 한 사람씩 가장 가까운 사람부터 차례차례 원을 그려나간다. 사람이건 동물이건 상관없이 서로 아끼는 관계면 된다. 각각의 원 안에 이들의 이름을 써나간다. 이 원들 주위로 또 다른 원들을 그리거나, 있다고 상상한다. 당신의 삶엔 많은 사람이 존재한다. 이 원들은 그들의 이름을 담고 있다. 가족 구성원, 친구들, 동료, 카운슬러, 교사 등 누구든 당신을 지지해 주었던 사람들이다. 지금 이들이 없더라도 상관없다.

이것이 당신의 안전체계이다. 원할 때면 언제든지 이 지지집단에 접근할 수 있다. 곤경에 빠졌을 때 이들이 실제 함께 없더라도, 그들의 얼굴을 떠올리며 이름을 부를 수 있다. 마음속으로 대화도 나눌 수 있다. 이 책을 읽으면서도 마음속으로 나란히 그들을 떠올려보라. 막힌 공간에 다시 돌아가는 실험을 할 때, 혹은 실험이 끝난 후에도 마음속으로 그들을 그려볼 수 있다. 지지자들이 가져다줄 도움의 손길을 느껴보고 음미해본다.

마음의 눈으로 그려보는 과정을 즐겁게 따라오고 있다면, 만일 당신이 곤경에 처해 있다는 소식을 듣는다면 기꺼이 도우려 하고 당신이 정말 잘되기를 바라는 모든 사람으로 구성된 원도 상상할 수 있다. 긴급구조대와 자선단체들, 국적에 상관없이 친절하고 사려 깊은 시민, 기업들, 기부활동으로 인해 널리 알려진 가수들…. 세상은 도움의 손길로 가득하다.

연결되어 있다는 느낌을 만끽하라. 당신은 절대 혼자가 아니다. 우리가 느끼는 안전함과 유대감이 크면 클수록, 우리 역시 상대방에게 따뜻함과 지원을 더 많이 제공할 수 있다.

2장

폐소공포증이란 ?

폐소공포증은 막힌 공간에서 "여길 빠져 나가야 해"라고 느끼는 강렬한 감각 그 이상의 것이다. 물론 짧게, "난 폐소공포증이에요"라고 말한다면, 길게 설명하는 것보다 빠져나가는 길을 양보받고 도움을 얻어내는 데는 훨씬 낫겠지만 말이다!

폐소공포증이란 극도의 불안과 공포의 목소리이다. 이 불안과 공포로 인해 우리는 자신의 육체적, 심리적, 혹은 정서적 대처 능력이 지금 질식당하고 있다고 느끼거나 곧 그렇게 될 것이라고 믿는 상황에서 어떻게든 탈출하고자 한다. 인류는 그것이 물리적이든, 아니면 느낌이든, 자신의 동작을 묶어놓거나 공기의 흐름을 방해하는 것, 즉 자극에 '싸움 아니면 도망fight or flight' 식으로 반응을 해왔다. '비상fly' 할 수만 있다면, 우리는 무엇이든 한다.

문자 그대로 목숨을 위협하는 감금 상황에 부닥쳐 엄청난 상처를 받는 사람들이 있는가 하면, 전혀 물리적 위협이 없는 상황에서 심각한 불안을 경험하는 사람들도 있다. 어느 쪽이건 끔찍했던 느낌을 상기시키는 다른 상황(그런데 사실 이 상황은 거의 위험의 소지가 없거나 전혀 위험하지 않다)으로 옛 경험이 일반화될 때, 공포증은 더욱 악화된다.

일반화는 위협을 과대평가하고 상황을 잘못 해석하게 하므로 도피하려는 충동은 더욱 치열해진다. 우리의 원시적인 생존체계가 실제 상황과, 벌어지고 있거나 혹은 곧 벌어질 거라고 믿고 상상하는 것, 그 두 사이를 구별하기란 참으로 힘이 든다. 이런 것을 의식적으로 하는 사람은 없고, 공포증을 미리 계획하는 사람도 없지만, 결과적으로, 막힌 공간이라는 이미지와 공포증을 계속 연관시키거나 과연 공포가 정당한 것인지 확인하는 작업은 계속 피하면서, 공포증을 붙들어 놓는 것은 아닌지 모르겠다.

수많은 밀폐된 공간에 갇히는 것에 대한 두려움에는 실제 근거가 있다(p.86을 보라. 공포증은 정말 비이성적인 것인가 ?). 폐소공포증의 공포적 요소란, 사방이 꽉 막힌 협소한 공간, 혹은 이러한 장소에 연루되어서 경험했던 극도의 격렬한 감정을 다시는 겪고 싶지 않다는 주저함이다. 폐소공포증은 두려움을 촉발시키는 상황이나 자극, 혹은 두려움을 불러일으킬지도 모르는 잠재적 가능성을 끈질기게 피하는 것이다. 공포증이 더욱 심해지고 도피가 계속되면, 불안을 불러일으킬 수 있는 장소나 공간을 쳐다보거나 생각하는 것조차 힘들어질 수 있다. 왜냐하면, 생각하거나 쳐다봄으로써 오는 느낌 자체가 불편하기 때문이다. 우리는 마음속 깊이, 이런 격렬한 국면이 결코 이성적이지 않다는 것을 잘 알고 있다.

어떤 장소를 우리는 피하는가 ?

다음에 열거하는 밀폐된 공간은 공포증을 경험하는 사람들을 직접 만나서, 혹은 전해 들은 것들을 수집해 놓은 것이다. 각 항목은 최소한 두 사람 이상이 지적했다.

항목마다 느끼는 것이 다를 것이다. 어떤 사람에게는 힘든 것이, 다른 이에게는 쉬울 수도 있다. 어느 특정 항목이 얼마나 힘든가 하는 것은 시간의 흐름에 따라 변하기도 한다. 오늘 힘든 것이 어제는 그렇지 않았을 수도 있고, 내일이면 훨씬 더 쉬워질 수도 있다.

항목을 읽어나가면서 점점 불안해진다면, 항목 간에 느껴지는 좀 더 쉽고 어려운 차이를 분간할 수 있는지 자신에게 물어보라. 차이점은 어디에서 기인하는지 ? 차이점을 인식할 수 있다면, 항목의 일부 혹은 전부에 대처하는 능력을 개발하는 데 위대한 출발점이 될 수 있다(p.43을 보라).

나는 이 명세표에 '정서적 폐소공포증'이라 묘사되는 일부 상황을 포함하지 않았다. 당분간 내가 집중하고 싶은 것은 협소하고 밀폐된 공간에서 야기되는 불안감이다. 그러나 p.84에 가면 '정서적 폐소공포증'에 관한 것들도 소개되어 있다.

폐소공포증을 일으키는 장소들…

항공기, 헬리콥터

무엇이든, 머리를 마음대로 움직일 수 없게 하는 것들

어떤 곳이든 협소하고 어두운 장소

다락방

도어가 3개뿐인 승용차의 뒷좌석

완전히 물속에 잠겨 있거나, 단지 머리만 물밑에 잠겨 있는 경우

걸을 수 있는 야외갑판이 없는 배, 혹은 공중기체

자동잠금장치가 된 버스

케이블 카

운하용 배

승용차 – 특히 전자 충전에 의해 작동되는 키를 가진 것들, 중앙잠금장치로 통제되는 차, 수동식 창문이 없는 차, 투 도어 승용차의 뒷좌석, 혹은 짙은 색깔의

창문이 달린 차

주차장 – 고층빌딩으로 이루어진 주차장- 특히 지하로 한없이 내려가야 할 때

세차장 – 사방이 전자동으로 닫히게 되어 있는 구조

동굴

천정

탈의실 – 가게에 설치된

영화관 – 특히 양옆의 가운데에 끼인 좌석

등 쪽으로만 옷을 벗을 수 있게 만들어진 의류

여행용 대형버스, 미니버스 – 특히 뒷좌석, 혹은 창문으로부터 멀리 떨어진 좌석

복도 - 특히 창문이나 출구 표시가 없는 긴 것

보호용 헬멧, 혹은 어떤 것이든 얼굴 위로, 혹은 얼굴을 가리는 것들

사람들로 꽉 찬 공공장소 – 세일 행사 중인 상점, 크리스마스 쇼핑객으로 넘치는 도로

계단 밑에 놓인 찬장

치과 수술실 – 특히 의자가 뒤로 자빠져 있을 때, 석고 모형을 입에 물고 있을 때, 예전에는 마취용 마스크를 착용해야 했다.

전자동으로 작동되는 '공기 – 폐색' 식 안전 출입구

영화 – 어떤 종류든 상관없이 갇힌 상황을 묘사하는 장면들 – 특히 캄캄한 영화관에서 감상할 때(*영화는 약간 예외적인 상황이다. 그러나 영화가 좁은 공간을 탈출하고자 애쓰는 사람들에 대해 그리고 있고, 많은 사람이 이를 지적하고 있기 때문에 정서적 폐소공포증(p.84)에서 다루는 것보다 여기에서 다루는 것이 자연스럽다고 생각했다. 이에 관해선 3부에서 다시 토론할 것이고 p.129의 '무엇이 도움되나?' 에서도 취급할 것이다.)

소방 기구를 진열해 놓은 것(혼잡한 곳에서)

놀이 장소에서의 '탈것들', 특히 유령기차, 런던 아이

유적지, 유서깊은 건물들 – 특히 제한된 출구밖에 없는 협소한 공간, 혹은 좁은

통로에 맞닥뜨릴 때, 반드시 안내자가 있어야만 하는 곳, 이집트의 피라미드

호텔 객실 – 자동잠금장치의 객실, 그리고 열 수 없게 만든 이중 유리의 창문이 있는 객실

배심원 실 – 재판소에서 지내야만 할 때 타인과 한 방에 갇혀 있는 경우

승강기 – 협소하고, 어둡고, 거울이 없을 때, 사람으로 꽉 찬 승강기, 반대로 나 홀로일 때

공중화장실 - 문 위나 양 벽으로 전혀 빈 공간이 없을 때, 특히 육중한 문이나 자동으로 잠기는 도어, 비행기 안의 화장실, 기차나 길거리에 있는 전자동 화장실

마스크

광산

오토바이용 헬멧

MRI 스캐너

행렬

파티장

사람들 – 너무 가까이 있어 사람들이 내쉬는 숨을 들이마셔야 할 때

추월 – 고속도로에서, 혹은 엄청나게 크고 양옆이 높은 트럭에 에워싸일 때

감옥, 혹은 체포당할 때; 수갑을 차거나 경찰차에 실려갈 때

자동 회전문

스쿠버 다이빙

무겁고 너무 푹신푹신한 이불 속에서 자야 할 때

계단 – 사방이 막힌 경우, 예를 들면 배 안의 계단, 성곽이나 탑의 나선형 계단, 승강기 대신 비상계단을 이용하는 경우 음침한 공간에 창문도 없고, 거친 시멘트로 만들어져 있을 때

차체가 긴 호화 리무진

잠수함

지하철

자기 카드 – 모든 환경을 지배한다

택시 : 자동잠금장치가 되어 있는

공중전화 박스(구형)

극장 : 특히 맨 중앙좌석 – 특히 등장인물이나 동작이 거의 없는 연극

두꺼운 카펫, 모래, 진흙, 유리 – 휠체어의 기동성을 제한하는 것들

꽉 끼거나 무거운 옷

교통체증

기차 : 자동으로 통제되는 문이 달린, 혹은 손으로 열 수 없는 창문이 달린, 예를 들면 버진(Virgin) 회사가 만든 전기 기차, 화장실이 전자동으로 닫히게 되어 있는 기차 – 유로스타(영불해협을 통과하는 터널을 지나는 기차)가 그렇다. 유감스럽지만 정말 많은 사람이 유로스타를 지적했다.

지하철 열차 – 특히 아주 지하 깊숙이 달리는 기차, 특히 러시아워 때 중간에 갑자기 멈춰 서서는 아무런 설명도 없이 시간을 끌 때, 특히 한여름에

터널 – 특히 긴 것들, 옆의 차들이 아주 빨리 지나갈 때, 체증 때문에 움직이지 않을 때,

대형 냉장고 – 안으로 걸어 들어가게 되어 있는, 혹은 추운 냉장고 방 등

이 목록은 아주 다양하고 광범위하며, 일상생활에서 일어나는 많은 국면을 총망라하고 있다. 어떤 사람들은 이것을 읽고 깜짝 놀랄지도 모른다. 폐소공포증이란 엘리베이터나 지하철, 그리고 비행기 같은 것에 국한될 것으로 생각했기 때문이다.

어떤 종류의 것이든 협소하고 밀폐된 공간이, 어떤 사람들에게 공포증을 유발할 수도 있다는 사실을 이해한다면, 일상생활에서 얼마나 쉽게 불안을 일으키는 상황에 부닥칠 수 있는가에 깜짝 놀랄 것이다. 위 상황 중

많은 것이 첨단 기술에 의해 발명된 것이라는 사실에 주목한다면, 재미있으면서도 한편으로는 우려스럽다. (이 주제는 5장과 6장에서 다시 다룬다.)

그러므로 지금 공포증을 겪고 있다면, 여태껏 불안을 어떻게 다루어 왔건(맞다, 그중에는 회피도 포함돼 있을 것이다), 얼마나 큰 저항력을 길러왔건, 세상을 살아나가고자 하는 자신의 용기에 먼저 축하를 보내야 한다. 이 리스트는 또한 공포증을 겪지는 않지만 그런 사람을 알고 있거나 혹은 그런 사람을 돕고자 하는 사람들에게도 도움이 될 수 있다. 불안감으로 인해 얼마나 삶이 제한되는지 마음으로부터 조금 더 공감할 수 있기 때문이다.

고립감으로 괴로워하지 마라

위의 항목들은 모두 내 조사에서 최소한 2명 이상이 '공포증'이라고 지적한 것들이다. 그러므로 리스트의 한 항목이라도, 혹은 전부에 자신이 해당한다면, 당신은 절대 혼자가 아니다. 다른 사람들도 당신과 똑같은 것을 겪고 있다.

자신이 겪고 있는 것이 이 리스트에 올라와 있지 않다면, 어디에선가 똑같은 경험을 하고 있는 그 사람이 우리 질문을 아직 받지 못한 것뿐이다! (*당신이 겪고 있는 경험을 말해달라. 내가 그 사람을 찾아내겠다. openspace@worthpublishing.demn.co.uk)

적게는 인구의 5%에서 많게는 15%에 이르는 숫자가 폐소공포증을 겪고 있는 것으로 추정된다. 이것은 정말 큰 수치이다(이 숫자는 MRI 스캐닝을 '거부했던' 사람들에 관한 조사에서 추출한 것으로, MRI 테스트에 의뢰된 사람들이 비교적 전 인구를 골고루 대변한다고 보았다). 그러므로 공포증을 겪는 사람들은 이상한 사람들도, 미친 사람들도 아니다. 매우 인간적인 반응을 보이는 커다란 인류집단의 일원일 뿐이다.

우리의 불안과 두려움은 다른 대부분의 반응과 마찬가지로, 잠재적 대응의 연속선상에 놓여 있다. 즉, 밀폐된 공간이나 상황에 놓이게 되었을 때, 다음의 연속선상에 놓인다.

아주 강한 불안감의 반응부터 …… 전혀 불안하지 않은 반응

현재 어느 선상에 있건, 이 책은 감금된 상황에 대해 덜 불안감을 느끼는 방향으로 나아가는 데 초점을 맞춘, 다양한 전략을 선택하는 데 도움을 줄 것이다.

이 리스트를 보고 있자니, 공포증을 이겨내는 데 도움이 될 것 같다는 생각이 든다면 좋은 징조이다. 때때로 우리는 불안을 일으키거나 불안을 몰고 왔던 상황에 대해 생각하는 것조차 힘이 든다. 단지 이 책을 집어 든 것만으로, 각 항목에 대해 읽고 생각해보는 것만으로 당신은 이미 거대한 진전의 첫발을 내디뎠다는 것을 명심하라. 대견하다는 의미로 자신의 등을 툭툭 쳐주거나 눈에 띄는 포상을 해 주어도 좋다(차 한 잔이 어떤가? 내 경험으로는…).

그러나 단지 각 항목을 슬쩍 읽어 보았을 뿐인데 마음이 조금 불안해졌다면, p.21에 있는 선택권이 자신에게 여전히 있음을 상기하라. 불안을 느낄 때, 우리는 어떤 일이 '자신에게 꼭 일어날' 것만 같고 더 있다가는 통제권을 잃어버릴 것으로 생각한다. 그나마 불안감이 약하게 밀려올 때 도움이 되는 기법들을 연습하고 시험한다면, 하면 할수록, 불안의 강도가 큰 상황에서도 좋은 선택을 할 수 있다는 능력에 대한 자신감도 더욱 커진다.

당신은 자신이 생각하는 것보다 더 잘하고 있다

항목을 읽어나가다보면, 실제 걱정하는 것보다, 사실은 얼마나 자신이 탄력적으로, 그리고 창조적으로 어려운 상황을 이미 잘 헤쳐왔는가를 알 수 있을 것이다. 이 만큼까지 온 것도 대단하다. 스스로 진전을 돕고자 이 책을 읽기로 결정까지 내렸으니, 정말 잘하고 있는 것이다. 나중에 다시 한번 항목들을 읽어보라. 읽을 때마다 느낌이 다른 것에 놀랄 것이다. 전략과 참을성에 대해 어느 정도 내공이 쌓이느냐에 따라 반응이 달라지기 때문이다. 그리고 점점 더 효과적으로 극복해내는 방법을 발견하게 된다.

리스트를 참고로 하여 나만의 도전 혹은 목표를 만들자(부록 A 참조). 이것들을 체계적으로 해나가다 보면, 자신의 대처 능력에 대한 자신감이 생성된다. 혼자 할 수도 있고, 친구와 함께(p.177 참조), 전문가와 함께(p.240 참조) 해도 된다. 가장 적은 불안감을 유발하는 것부터 공략하는 것이 논리적이다. 3장에 보면 당신을 도와줄 많은 전략이 소개되어 있다. 반면에, 환경이나 특정한 시간의 기분에 따라 순서를 뒤바꿔서 실험해 보는 것도 놀랄 만한 결과를 가져올 수 있다. 나중에 다시 리스트를 읽어보면, 자신이 지금 하고 있거나 혹은 이미 이룩해낸 성과를 되짚어 볼 수 있고, 하고자 하는 의지를 강화시킬 수 있다.

각 항목 간의 차이에 주목한다

어떤 것들은 더 어렵고, 또 어떤 것들은 좀 더 쉽게 느껴지는 차이는 어디에서 오는 것일까?(서로 다른 것이 확연하게 느껴질수록 잘 하고 있는 것이며, 공략 가능한 목표 선정에 도움이 된다.)

가장 쉽게 느껴지는 상황에서 어떻게 자신을 돕고 있는가? 더 잘되도록 노력할 수 있는 부분이 있는가?
조금 더 어렵게 느껴지는 상황에서도 위의 방법을 사용할 수 있는가?
만일 못한다면, 최소한 무엇을 할 수 있을까?
위의 것을 해내는 데 어떤 도움이 필요한가?
좀 더 쉽게 느껴지는 상황에서는 어떤 생각을 하는가?
그리고 더 어렵게 느껴지는 상황에서는 자신에게 무슨 말을 하는가?
위의 두 가지 상황에서 생각하는 것이 어떻게 다른가? 어떤 생각이 가장 도움이 될까?
만일 내가 다른 생각을 해본다면, 더 나은 결과를 가져올 수 있지 않을까?

상황마다 느끼는 공포증이 서로 다르다는 것에 착안하면, 공포증의 '전부 아니면 제로'의 사고방식에 도전할 수 있다. "이따금 덜 무서울 때도 있어. 물론 더 무서울 때도 있지만 말이야. 전혀 무섭지 않을 때도 있어"라고 자신에게 상기시킬 수 있다면, "나는 폐소공포증이야"라는 고착 불변의 자기 규정에서 벗어나 별개의 상황에서 각각 다르게 반응하는 자신을 발견하게 된다. 어떻게 극복하는지에 대한 차이를 인식하면, 자신의 힘과 자원, 창조성을 깨닫게 되며, 개발해야 할 부분을 극명하게 알게 된다.

예를 들어, 잘 아는 사람과 엘리베이터를 탈 때는 괜찮은데, 모르는 사람과 타거나 혼자 탈 때는 힘들어진다는 것을 인식한다면, 타인과 의사소통하는 능력을 개발해야 할 필요성이 있음을 깨달을 수 있다(p.229 참조). 또한, 건설적인 방법으로 자신에게 말을 붙이는 능력도 개발할 필요가 있다. 이러한 능력은 굳이 폐소공포증적 상황이 아니더라도 어느 상황에서

나 필요하다.

3장

폐소공포증이 우리 생활에 미치는 영향

신체적 경험

아래 항목들은 공포증을 경험하는 사람들이 느끼는 증상들이다. 밀폐된 상황이나 공간에 있을 때, 혹은 심한 경우, 그런 장소를 보거나 생각만 해도 느껴진다.

심장/맥박이 빠르게 고동치거나 뛰기 시작함

호흡이 빨라짐

심장이 조여오고 숨이 가빠지거나 몰아 쉼

머리가 멍해지고 압박이 느껴짐

배 명치에 맥박이 느껴짐

초긴장상태로 초조해지면서 안절부절못하며, 한 군데에 조용히 앉아있지 못함

입안이 바싹 마르고, 설사, 위경련, 구토 증상

어지럽고 메스꺼움
발한, 갑자기 덥거나 반대로 오한이 느껴짐
엄청난 긴장감이 몰려옴 – 혹은 얼어붙어서 한 발자국도 못 움직임

불편한 육체적 증상이 자연스럽고 정상적인지 먼저 확인한다. 이런 증상은 모두 위협에 대응하는 신체의 자연스런 본능의 결과물이다. 변연계(lymbic system)는 가장 원시적인 보호망으로, 유사시에 대비해 싸우거나 '비상'(도망)하게끔 언제든지 즉각 행동으로 돌입하는 태세를 갖춘다. 만일 그렇게 못 하면, 아래에 나오는 것처럼 '얼어' 버릴지도 모른다. 위에 열거한 증상들은 모두 실질적이고 생리적인 설명이 가능하다. 이런 증상이 졸도 직전이라든가 죽음이 닥쳐 왔다는 신호는 절대 아니지만, 의학적 문제가 있는 경우가 아니라면, (*아래의 주의 참조) 우리 신경계가 아주 정상적으로 잘 작동하고 있다는 것을 의미한다.

그렇다면, 우리 몸 안에선 도대체 어떤 일이 벌어지고 있는 것일까 ?

편도체라고 알려진 두뇌의 일부분은 잠재적 위험을 감지하는 역할을 하는데, 위험을 감지하면 두뇌의 다른 일부분인 시상하부에 즉각 경고를 보낸다. 시상하부는 위험에 동조하는 신경체계를 부추겨 부신으로 하여금 호르몬을 분비하게 한다. 이 호르몬의 역할은 신체로 하여금 언제든지 효과적으로 반응케 하는 것이다. 시상하부는 또한 뇌하수체를 움직여, 부신으로 하여금 코티솔을 분비토록 한다. 만일 위협에 성공적으로 대응한다면, 코티솔은 점차 경보를 누그러뜨릴 것이다. 또한 편도체도 점차 조용해져, 신체는 다시 편안해지고 평정을 되찾는다.

이는 비행기 안에서 벌어지는 일과 흡사하다. 조종사는 정보를 습득한 후 결정을 내린다. 그리고는 즉각 기내 승무원과 탑승객들에게 지시를 내린다. 요동이 심해지면('위협'), 승객에게 일체의 활동을 중지하고 좌석으로 돌아가도록 명령하고, 승무원들도 식사 서빙을 중단하도록 메시지를 보내는 것은 당연하다. 요동이 끝나면, 조종사는 이를 즉시 승객들에게 알리고, 안전벨트 경고등도 꺼지게 된다.

문제는, 우리의 변연계는 훈련받은 조종사처럼 그렇게 멋있고 이성적이지 않다. 변연계는 훨씬 더 원시적으로, '흑 아니면 백' 으로 상황을 판단한다(안전하지 않으면 위험한 것이다, 우리 편 아니면 적이다). 그리고 이러한 작동은 우리가 의식하고 생각하는 것보다 훨씬 더 빨리, 그리고 더 깊숙한 차원에서 진행된다. 즉, 의식적 사고는 나중에 가서야 가능하다. 이를테면, 매우 보호적이긴 하나 몹시 흥분한 원숭이에 의해 순식간에 이동된 것에 비유할 수 있다. 이런 여행이 필경 순탄치 않으리라는 것을 짐작할 수 있지 않겠는가!

누구든 잠재적 위협에 당면하면 – 전쟁터의 군인이라든가, 월드컵 게임의 럭비선수들, 막 강연을 시작하려는 연사, 성난 고객을 눈앞에 둔 세일즈맨, 아니, 심지어는 정말 흥분되고 기가 막히게 좋은 경험을 눈앞에 둘 때에도 - 사랑하는 사람을 만난다든가, 혹은 여자 친구를 깜짝 놀라게 해주려고 몇 주간이나 생일파티를 준비한 뒤, 마침내 그녀가 도착하기를 기다리는 순간조차도 어느 정도는 위의 느낌을 경험하지 않겠는가? 똑같이 긴장되고 불안한 체계. 최선의 행동을 위해선 그런 준비체계가 필요하다.

그러므로 우리의 신체가 보여주는 모든 증상에는 아주 뚜렷하고도 정당한 이유가 존재한다. 이런 사실을 인식한다면, 경고 시스템에 놀라기보다 기적처럼 정교한 생존체계의 증상들이 무엇을 대변하는지 알아내는 데 더 힘을 쏟아야 한다.

주의 그러나 일부 심각한 신체적 문제가 있는 경우, 공포증의 불안 증상과 유사하거나 똑같은 증상을 보이기도 한다. 혹은, 특정한 투약의 부작용으로 위 증상이 나타날 수도 있다. 그러므로 어떤 증상이든 처음으로 나타나거나 자주 나타나는 경우, 혹은 밀폐 상황이 아닌데도 나타날 때에는 의사와 상담해보기를 권한다.

신체 증상에 대한 설명

최대한 펌프질을 해서 수족 끝까지 피를 재빨리 보내도록 박동율이 증가한다. 무거운 몸을 들어 올려 여차하면 도망치기 위해선 편안한 상태로는 안 되기 때문이다. 근육은 팽팽히 긴장하고 용수철처럼 튕겨나갈 준비를 한다. 만일 뛰지 못하게 되면, 팽팽해 있던 긴장감은 초조함으로 바뀐다. 몸을 떨거나 흔들 수도 있다. 누워 있거나 앉아 있다면, 일어나고 싶은 충동을 느낄 것이다. 혈압이 올라간다. 전 시스템을 가동하려면 피를 계속 보내야 하기 때문이다. 이로 인해 머리가 무겁게 느껴지고 뱃속에서 맥박이 느껴지기도 한다. 이런 상태가 지속하면 온몸이 뜨거워지고 땀이 비 오듯 흐른다. 당연히 지니고 있는 것들, 옷이든 가방이든, 다른 사람, 모든 것을 떨쳐버리고 싶은 욕구가 솟아난다. 신체의 열을 줄이고, 좀 더 자유롭게 호흡하고 움직일 수 있도록 속박을 떨쳐내고자 하는 것이다.

밀폐된 공간에서 일부 불안 증상이 더욱 심하게 나타날 수 있다. 신체적 속박이 실제 일어나고 있기 때문이다. 다시 말해 증상을 완화하는 데 아주 좋은 방법인 걷고 움직이는 것조차 힘들어지기 때문이다.

목과 눈을 에워싸는 근육도 긴장된다. 그리고 동공이 확장된다. 둘러싸고 있는 환경을 재빨리 파악하고 잠재적 위협에 더 집중하기 위해, 초긴장 경비태세로 돌입한다. 호흡은 점점 더 가빠지고 얕아진다. 근육을 태우고자 더 많은 산소를 들이마시는 것이다. 실제 달리거나 전쟁터에서 싸울 때, 이 방법은 아주 효과적이다. 만약 이렇게 되지 못하면, 과호흡 증후

군으로 숨을 헐떡거리거나 목이 조이는 느낌이 들고 어지럽고 휘청거린다. 이런 모든 느낌은 불편하고 정말 고통스럽다. 금방이라도 주저앉거나 쓰러질 것 같다.

호흡하느라 가슴이 부풀어 오르면서 심장에 통증이 느껴진다. 이러다가 심장마비가 오는 것은 아닌가 두려움마저 든다. 최악의 경우는 계속 숨을 얕게 쉬다가 기절하는 것인데, 바로 이때 정상적 호흡으로 복귀하게 된다. 그러나 지금 그런 것은 생각하지 않기로 하자. 중요한 것은, 지금 우리에게는 약간의 이산화탄소가 더 필요하다는 것뿐이다. 코로 숨을 천천히 들이마시고 내쉬기만 해도 이는 쉽게 달성된다(이렇게 하면 이산화탄소 손실을 줄일 수 있다). 혹은 종이 봉지 안에다 숨을 몇 번만 쉬어도 된다(p.140 참조), 손을 컵 모양으로 만든 뒤 안에다 코를 대고 숨을 쉬어도 된다(비닐 종이는 절대로 사용하면 안 됨).

소화가 지연되거나 아예 안 된다. 마치 소시지를 튀기다가 전화가 울리는 바람에 가스를 그냥 꺼버린 것 같다. 침은 바짝 마르고 입안은 건조해져서 말하기조차 어렵다. 뱃속이 요동치면서 메슥거린다. 설사의 느낌 혹은 방광과 창자를 비우고 싶은 느낌은 소화기관을 감싸고 있는 피가, 도망칠 채비를 끝마친 근육으로 몰리기 때문이다. 이는 재빠른 행동에 대비해 몸을 가볍게 만드는 효과도 있다. 이렇게 우리의 몸이 행동할 준비가 끝나면, 몸의 피는 모두 근육 쪽으로 몰려 피부는 차갑고 창백해진다.

만일 위협이 극히 위험한 것으로 감지되면, 즉 '도망' 도 '싸울' 수도 없다고 간주되면, 우리 몸은 '동결' 모드로 돌입할 수도 있다. 헤드라이트에 노출된 토끼나, 고양이에게 잡아먹히게 된 쥐가 '죽은 척' 연기하듯이 말이다. 어떻게 이런 동결 모드가 발생하는지 확실히 밝혀진 것은 없다. 서로 모순된 충동으로 인해 정체를 일으키는 것 같다. 혹은 마비 증상을 일으킬 수도 있는데, 근육이 긴장되어 뻣뻣해지기도 하고 퍼덕이는 것 같기도 하다. 피부는 차갑지만 홍조를 띤 것처럼 보이기도 한다. 심장과 맥박수가 섞이기도 하고 동공이 확장되거나, 거꾸로 축소되기도 한다. 이때 느끼는 감정들은 아주 비현실적인 것일 수 있다. 마치 자신이 존재하지 않는 것처럼 '유리되는' 느낌이 들거나, 벌어지는 광경을 멀리서 바라보고 있는 것 같은 생각도 든다. 시간과 환경에 대한 자각이 변하기도 한다. 고통을 더는 느끼지 못하고, 아무것도 심지어 공포조차 느끼지 못하게 된다. 마치 무엇인가 차단되고 무덤덤해지고 정지된 느낌이다.

'동결' 모드에 대해 우리가 할 수 있는 것은 아무것도 없다. 그러므로 이것이 발생한다 해서 죄의식을 느끼거나 수치스러워 할 이유는 전혀 없다. 이는 다른 모든 것이 실패로 돌아갔을 때, 변연계가 창조해내는 보배로운 방어이다. 그러나 연구 자료에 의하면, '도피' 나 '싸움' 보다 '유리' 를 경험할 때, 외상 후 스트레스 장애(PTSD)를 겪을 가능성이 더 크다 한다. 외상 후 스트레스는 저절로 원래의 상태로 돌아가지는 않을 것이다. 편도체는 여전히 켜진 상태로 있고 여차하면 다가올 위협에 대비해 경계를 누그러뜨리지 않으며, 신체는 언제든 행동에 돌입하도록 비상 국면에 있다. 이런 상황은 참으로 피를 마르게 한다(밀폐된 공간이나 그 밖의 다른 상황에서 동결 모드를 경험한 적이 있다면, 공포증 자체를 공략하기 전에 p.269와 B부록에 소개된 PTSD의 증상과 치유에 도움이 되는 기법을 먼저 살펴보기를 권한다). 폐소공포증을 겪는 사람 중 꽤 많은 이들이 위의 고통을 호소하고 있다. '도피' 와 '싸움' 을 못하면, 최후의 필사적인 생존 단계의 국면으로서 더 깊숙이 우리를 몰아넣는 잠재적인 그 무엇이 생득적으로 존재하는 것은 아닌지 모르겠다.

우리의 감정이 느끼는 것들

공포증을 경험하는 사람들은 또한 많은 정서적 반응—느낌을 공유한다.

> 경악, 두려움, 공포와 겁에 질림
> 분노와 좌절감
> 절망감과 무력감
> 비명을 지르고 싶은 충동
> 누군가를 잡거나 붙들고 싶은 느낌-그리고/혹은 타인에 대한 공감의 상실
> 급박한 상황에 이르러 객관적으로 바라볼 수 있는 관점이나 준거 틀의 상실
> 무엇보다도… 열린 공간이나, 공기, 빛이 있는 곳으로 필사적으로 나가고 싶은 욕구

위에 열거한 감정은 모두 자연스러운 것이긴 하지만, 아주 불유쾌한 감정을 총망라한 것이기도 하다. 이런 감정을 다시 겪게 될지도 모르는 장소를 피하고 싶은 충동은 누구에게나 있다. 나 혼자만 아니라 많은 사람이 그렇다는 것은 위로가 된다. 다른 사람들도 나와 같은 고통을 겪기를 바라서가 아니라, 이해받고 있다는 데서 오는 안도감이다. 혼자만 이런 느낌이 드는 것이 절대 아니며, 어떤 면에서 우리가 약하거나 결점이 있다는 것을 뜻하는 것도 결코 아니다. 이런 감정은 그저 인간의 반응이 보여주는 정상적인 스펙트럼의 한 부분일 뿐이다.

인류는 집단으로 서로 뭉침으로써 생존해왔다. 타인과 연결되고픈 느낌은 우리의 원시적 두뇌 깊숙이에 '감전되어' 있으며, 확인을 위해 타

인에게 손을 내미는 것, 혹은 구조의 외침을 통해 고통을 알리는 것은 모두 다 자연스런 현상이다. 이와 똑같은 충동으로 우리는 서로, 특히 사랑하는 이들을 보호하려 한다. 그러나 우리의 두뇌는 개인의 생존을 위해 '감전되어' 있기도 한데, 이따금 공포에 사로잡혀 타인을 밀치거나 어린아이들을 잠시나마 포기한 것에 대해 심한 수치심을 느낀다.

심리적으로 경험하는 것들

격심한 폐소공포증에 사로잡힐 때, 우리 마음속에는 어떤 일이 일어나는 걸까? 유감스럽게도 알려진 것은 그리 많지 않다….

> 생각의 초점이 흐려지고 정신 차리는 것이 힘이 든다.
> 아무것도 할 수 없고 죽을지도 모른다는 생각

놀랄 것도 없이 너무 적다! '싸우느냐 아니면 도망가느냐'는 모드에 매달릴 때, 사고능력이 축소되는 것은 당연하다. 이런 모드는 위험상황에서 즉각적으로 반응하도록 도와준다. 차에 치이기 직전 어린아이를 빼내는 경우, 혹은 아주 뜨거운 것을 만졌을 때 재빨리 손을 치우는 경우가 그렇다. 생각할 필요가 없는 것, 이것이야말로 우리가 언어 때문에 영리해지기 훨씬 이전에 한 종으로서 생존해온 방법이었다. 우리의 변연계가 생존 모드로 가득 차 있을 때, '더 수준 높은 두뇌의' 사고 활동이 끼어들 여지는 거의 없다.

그러나 많은 위험한 상황에서, 위험을 평가하고 사실과 환상을 분간해내고 무엇을 할 것인가 결정하려면, 정확한 사고를 할 필요가 있다. 두뇌의 일부인 외피는 우리로 하여금 논리적으로 생각하고, 이성적이고 올바른 결정을 내리고, 문제를 해결하도록 도와준다. 많은 위험한 상황에서뿐만 아니라, 위에서 예로 든, 비행기가 요동치는 것 같은 간단한 상황에도 잘 대처하도록 고도의 훈련을 받는 진정한 조종사는 바로 이 외피를 잘 사용할 것이다.

그러므로 폐소공포증을 극복하는 핵심적 '임무'는, 원시적 본능 시스템과 높은 수준의 두뇌 간의 관계를 발전시키고, 싸우거나 도망가야 할 위험이 전혀 없을 때 경보 수준을 낮추는 법을 발견하는 것이다. 혹은 진짜 위협이 있을 때에도, 사고능력을 유지하면서 행동으로 돌입하게끔 경보태세를 충분히 유지해야 한다.

공포증을 겪는 사람들이 잃는 것들

당연히, 직업을 고르는 데 제약이 따른다. 잠수함이라든가 비행기 승무원, 탄광 광부, 런던 지하철이나 영불해협을 지나는 열차의 기관수, 소방관, 감옥의 간수, 창고지기, 우주항공사, 혹은 법정과 관련된 서비스직에서 우리를 발견하기는 어려울 것이다.

무대 뒤에서 일하는 것, 걸어 들어가야 할 만큼 큰 냉장고가 있는, 몹시 붐비는 주방에서 일하는 것도 어려울 것이다. 호텔의 뒷면에 위치한 길고도 어두침침한 복도, 소름끼치는 승강기가 달린 곳에서 일하기도 어려울 것이다. 이런 직종에 종사하는 사람들도 물론 어느 날 폐소공포증에 직면할 수도 있다. 이럴 때, 이들이 어떤 도움이나 지원 없이 일을 더 해나가기는 아마도 어려울 것이다.

유감스럽지만, 협소하고 밀폐된 공간이나 상황에 갇히게 될 가능성을 피해야 한다고 느끼기 때문에 다른 종류의 더 많은 기회를 놓치게 될 가능성도 커지는 셈이다. 여기 여러 사람의 느낌을 옮겨 적었다.

"만일 지하철로 여행해야 한다면, 안 가버리죠."

"엘리베이터를 타는 게 싫어서 취업 면접을 포기한 적도 있어요. 대중교통 수단을 이용하는 것 때문에 취업 기회를 놓친 적도 있어요. 사무실에 도착하려면 승강기를 이용해야 하는 것도 싫었고요."

"난 계속 유로스타를 안 탔어요. 왜냐하면, 터널 안이나 근처에서 멈춰 선 적이 있었거든요. 갇힌다는 생각만 해도 난 완선히 성신이 나가버려요."

"내가 무서워할 상황이 포함된 것 같으면 아예 그런 여행은 거절해버려요. 이를테면, 고층 호텔 같은 거죠. 승강기를 이용해야 하잖아요. 뉴욕으로 여행가는 건 어떠냐고요? 비행장에서 시내로 들어가려면 강 밑의 터널을 통과해야 하지 않나요?!"

"동굴에 들어가는 것, 배를 타는 것, 유령열차를 타는 것, 가족과 그런 건 같이 못 하죠."

"많은 것을 놓쳤어요. 파티나 회의, 세일, 불꽃놀이, 퍼레이드, 쇼핑, 어떤 곳이든 인파가 모인 곳, 아니, 그럴 만한 장소는 안 가요."

"학교소풍, 행사, 휴가, 박물관··· 뭐든지요."

“캠핑이요. 진흙, 잔디, 슬리핑 백… 그리고 끼어 자야 하잖아요. 저 혼자 제외된 기분이에요. 매번 놓치고 있다는 느낌이에요.”

공포증이 두려워 초대나 기회를 거절할 때 어떤 기분이 들까?

“장애인이 된 기분이에요. 사회 주류에서 밀려난 느낌에 이젠 익숙해졌어요. 원하는 상황은 아니지만 편안해요. 그리고 초조하죠.”

“다이빙에 다시 도전하는 걸 주저하고 있어요. 정말 부끄럽죠. 왜냐하면, 물속은 정말 근사하잖아요!”

“내 삶이 시들어가고 있다고 느끼기 시작했습니다.”

“결과적으로 가고 싶은 곳도 못 갔죠. 그러자 ‘이 두려움을 극복 못하면 죽을 때까지 후회할 거야’ 라는 생각이 들었어요.”

휴가를 맞아 많은 사람이 자녀와 함께 가고 싶은 곳으로 못 갈 때 좌절감을 느낀다. 놀이기구나 극장, 영화관, 혹은 런던 아이에도 동행 못하니 말이다. 또 가족여행을 할 때 자신 때문에 터널이나 밀폐된 공간이 있는 교통수단을 피해서 계획을 세워야 할 때, 그래서 시간이나 경비가 추가될 때 유감스러워한다. 또 어떤 이들은 자유롭게 움직이거나 자발적인 것을 놓쳤다고 생각하며, 친구들이 더는 초대하지 않으면 어쩌나 걱정하기도 한다. 그렇지만 어떤 사람들은 초대를 거절하는 것은 상상해본 적도 없다며, 어떻게든 공포증을 이겨내는 방법을 발견한다고 말한다.

"절대요. 난 고통스럽더라도 그냥 참아요. 나의 전남편은 지하터널에서 일했어요. 한번은 크리스마스 때인데, 파티에 가야 한다고 그가 고집을 부렸어요. 난 5시간이나 공포에 질려 있었지만 참았어요. 그가 나가지도 못하게 했겠지만, 나도 절대 항복할 마음은 없었어요."

그렇다면 폐소공포증은 일종의 장애로 보아야 하는가?

건축가와 설계디자이너, 기획가, 사업가, 고용주, 서비스직, 그리고 상점들은 폐소공포증에 시달리는 사람들을 반드시 고려해야 하는가?

"그렇게 해야 한다고 생각해요. 누구나 그런 협소하고 답답한 공간에 오래 갇힌다면, 어느 정도 차이는 있겠지만 어떤 시점에서는 반드시 스트레스를 경험할 거라 생각합니다."

"하하, 이 벽에 매번 부딪히느라 내 이마가 성할 날이 없답니다."

"승강기라든가 자동잠금장치가 되어 있는 길거리의 공중화장실 같은 그런 시설을 사용할 수 없으니, 이런 의미에서는 장애라고 할 수 있지요."

"아니요, 그렇지 않아요. 나는 치료 가능한 일종의 심리적 반응이라고 생각해요. 그러니 공간이나 장소를 설계할 때는 반드시 폐소공포증을 염두에 두어야 한다고 생각합니다. 공포증을 유발하는 대부분의 장소는 안전하지 않아요."

"극단적인 경우라면 명백히 장애가 맞습니다. 그러나 설계를 할 때 공포증을 어떻게 고려해야 할지, 그리고 그럴 필요성이 있는지에 대해서 저는 부정적이에요."

"장애라고 생각하지 않아요. 승강기 대신 이용 가능한 계단이 있는 한, 하고 싶은 것을 못한 적은 없었으니까요. 세상에는 얼마든지 좋은 대안과 처리 방법이 있지요."

"장애라고 볼 수 있을 것 같아요. 그러나 결국, 문제는 각 개인에게 귀착되지요."

"어떤 면에서는 장애가 맞습니다. 동작의 자유가 제한을 받으니까요. 폐소공포증이 비교적 일반적 상황이라는 것을 명심한다면, 설계할 때 반드시 고려해야 한다고 생각합니다. 기차와 공중화장실, 그리고 일부 승용차도 재사고-재설계 과정을 거쳐 대대적으로…. 만일 한여름에 열 수도 없는 창문이 달린 기차에서 에어컨이 고장 났다고 가정해 보세요. 승객들은 불필요한 고생을 해야 하지 않습니까? 기차 승무원에게 이 문제를 제기한 적이 있어요. 자기네 에어컨은 아주 효율적이라면서 전혀 도움이 안 되는 대답을 하더군요! 그런 식으로는 절대 수긍할 수 없죠."

공포증을 느끼는 자신에 대해선 어떤 생각이 드나?

많은 사람이 자신에게 열을 받고 좌절감을 느끼지만, 그런 자신을 받아들이는 사람들도 있다. 자신에게 동정심을 느끼며 나아질 거라는 희망을 품기도 한다.

> "이런 상황이 정말 짜증 나요. 내 삶을 제한하는 거잖아요. 가족에게도 영향을 미치는 거고요. 가족과 함께 휴가를 갈 때면 죄책감이 들어요. 내가 짐이 되는 것 같아서요. 동굴이나 운하를 여행하는 배를 탈 때면 전 빠지지요. 치료도 받아봤지만 도움이 안 됐어요."

> "내 개성의 한 단면일 뿐이에요. 채식주의자 같은 거죠. 성인이 된 후로 폐소공포증은 항상 나와 함께해 왔어요. (나의) 가장 좋은 부분은 아닐지 모르지만, 어쨌든 나의 일부분이라고요. 그래서 극복하는 문제를 자꾸 미루는 게 틀림없어요."

> "자신에게 정말 실망하고 있습니다. 이런 상황을 극복하지 못한다면 정말 낙오자라는 기분이 들 거예요. 극복해야 한다고 생각을 하면서도 실제로는 겁쟁이처럼 도망만 다니고 있죠."

> "사실 여부를 떠나서, 나만의 대응 방식이 행동반경을 제한한다는 생각에 초조해져요. 그러나 저 혼자만 이런 경험을 하는 것은 아니라는 걸 잘 알고 있습니다. 그 원인도 알고 있고요. 가끔은 치료방법도 알고 있지요."

"절대 일어나지 말았어야 할 일이 일어나고 만 거죠. 난 전문직에 종사하는 성숙한 여성인데 말이에요. 난 보통 겁에 질리지 않아요."

"전 너무 두려웠어요. 이따금 무력하고, 이런 식으로 영향을 받는다는 것에 화가 나기도 해요. 내 삶의 너무나 황폐한 국면이죠. 왜 이런 일이 내게 일어나는지 도저히 이해할 수가 없었어요. 절대 못 벗어날 것 같아요."

"그냥 참는 수밖에 없어요."

"이 문제 때문에 돈이 많이 들어요. 비행기를 탈 때도 꼭 비즈니스 좌석만 타야 하거든요."

"우울하고 자신이 한없이 초라해 보이고 아무 희망도 없었어요. 이런 생각이 들었죠. '왜 하필이면 나지?' 제발 안 그랬으면 좋겠어요."

"난 내가 왜 이러는지 너무나 잘 알아요. 짜증스럽지만, 이해가 가기도 해요."

"그냥 여러 문제 중의 하나일 뿐이에요. 그래도 안 그랬으면 좋았겠죠."

"우스꽝스러워요. 스스로 상황을 잘 통제할 수 있으면 좋겠어요. 뭔가 깊숙이에 진짜 이유가 숨어 있는 것 같아요."

"이것처럼 근절하기 어려운 공포증은 없는 것 같아요. 그렇지만 누구든 아주 협소한 공간에 오래 갇혀 있다면 어느 시점에서는 공포감으로 인한 스트레스를 받을 거예요."

"내 삶이 제한된다는 것이 정말 짜증 납니다."

"예전엔 이렇게 공포증을 느낀 적이 없었어요. 나이가 들면서 그렇게 된 것 같아요. 그러니 다 마음먹기에 달렸다고 생각해요."

"내가 마음을 열고 싶은 사람과 관계할 때는 이따금 폐소공포증을 '부성' 하기도 합니다. 그러나 폐소공포증으로 고생하는 사람들이 많다는 사실을 떠올리며 나 자신을 안심시키곤 하죠."

"약간 어리석다고 생각하지만, 있을 수 있는 일이라고 받아들여요."

"그저 내가 다루어야 하고 처리하는 것을 배워야만 하는 나의 일부라고 생각해요."

"2층에 있는 찬장에 갇히는 몹쓸 경험을 한 후로 내내 좌절감이 나를 따라다닙니다."

"내가 다른 사람과 다르다는 생각에 몹시 낙담이 됩니다. 정말 견디기 어려운 경험이었죠. 그렇지만 어느 정도까지는 이 문제를 극복했다는 게 기분이 좋습니다."

다른 사람들에게 말하기

공포증을 경험하는 사람들은 자신이 두려워한다는 사실에 종종 깊은 수치심을 느끼며, 그런 상황에 부닥치는 것을 회피함으로써 불안을 감추기도 한다. 그러나 때로는 동반자나 가족, 친구들, 심지어는 모르는 사람에게도 털어놓고 얘기하고픈, 혹은 꼭 해야만 하는 욕구를 느낀다. 이런 메시지는 가끔 아주 긴박하면서도 직접적이다.

> "난 한 번도 이런 말을 한 적이 없었어요. '난 폐소공포증이에요.' 이 말은, '난 지금 당장 이곳을 빠져나가야만 해요!' 라는 말과 똑같거든요."

때로는 자신이 처한 특별한 상황에 대해 도움을 요청하거나 이해받으려고 얘기를 한다.

> "왜 지하철을 타지 않는지 설명해야 했어요. 그리고 MRI를 찍으러 갔을 때는 병원직원에게도 얘기를 해야 했죠."

> "왜 내가 특정 상황을 회피하는지 아내에게 설명했어요. 이것이 무엇을 뜻하는지 아내는 차츰 이해하게 됐죠."

> "왜 엘리베이터를 타지 못하는지 계속 설명해야 했어요."

이때 돌아오는 반응은 제각기 다르다.

"가족이나 친구들은 대부분 이해해주고 친절하게 대해주어요. '잘 극복해봐!' 하면서 격려해 주죠. 종종 웃는 사람도 있어요. 최악의 상황이 벌어진 것은 내 애들과 함께 있을 때였어요. 한번은 밀라노의 어느 드레스 상점에 있는 화장실에 갇혔는데, 난 완전히 겁에 질려 살려달라고 소리지르는데 밖에서 우리 애들이 깔깔대고 웃는 소리가 들렸어요. '엄마가 화장실 안에 갇혔어요!'"

"지하철에 갇히는 스트레스를 이해 못 하는 사람은 아무도 없어요."

"대부분 (승강기 안까지) 동행해 주겠다고 친절하게 제의를 해왔어요. 거절하면서 내가 느낀 것은, 이들은 내가 과잉반응을 하고 있고 같이 있어주기만 하면 괜찮을 거로 생각한다는 거였죠."

"처음엔 사람들에게 말하는 것이 정말 당황스러웠어요. 나를 약하고 일 처리도 제대로 못 하는 애송이로 여길 거라고 상상했죠. 그러나 점점 말하는 것에 익숙해졌어요. 지금은 자신 있게 말합니다. 돌아오는 반응은 나에 대한 것보다 말하는 사람 자신에 관해서 훨씬 더 많은 걸 알려주죠. 점잖은 사람들은 항상 도와주려고 합니다. 사람들의 반응은 내 문제점을 극복하는 데 많은 도움이 돼요. 그런 것을 생각하면 정말 기분이 좋아요."

"남편은 도와주고 싶어했지만, 이해 못 할 때도 많았고 이따금 여파에 진력을 내기도 했어요. 그렇지만 친구들은 대부분 도움이 됐어요. 그러나 한 친구는 '그 문제는 네가 스스로 풀어야 해' 라고 말했어요."

어떤 이들은 문제에 정면 대응할 때 평안함을 느낀다. 그리고 자신의 이야기를 털어놓음으로써 도움과 지지를 얻어내기도 한다.

> "나는 누구한테나 얘기해요. 대부분의 사람이 친절하게 대응해 줍니다. '난 혼자서는 승강기를 못 타거든요.' 이런 얘기를 하면 다들 기꺼이 도와주려고 하죠."

> 그러나 경험을 공유하지 않는 것이 더 낫다고 느끼는 사람들도 있다.

> "나는 (공포증을) 부정하고 통제하려고 안간힘을 씁니다. 만일 내가 큰 소리로 공포증이라고 말한다면 곧 이슈가 될 거고, 그렇게 되면 내 영향권을 벗어날 거로 생각해요."

> "…난 자신을 모든 사람에게 '눈에 띄는' 존재로 만들고 싶지 않아요. 사람들이 신경증 환자로 볼까 봐 두렵거든요. 오해받는 것도 두렵고요. 내 느낌을 하찮은 거로 여길 거예요."

친절하게도, 자신의 경험을 이 책에서 공유하도록 허락해준 많은 이들에게 진심으로 감사를 표한다. 이렇게 함으로써, 고통을 겪는 다른 사람들로 하여금 혼자가 아니라는 것을 느끼게 해주었다고 나는 깊이 확신한다. 이것이야말로 값진 기여이다.

갇힌 느낌의 반대는 무엇일까?

마지막으로, 우리가 정말 좋아하는 곳은 어디일까? 어떤 장소에서 가장 편안하고 행복하고 자유로움을 느낄까? 다음이 우리가 사랑하는 상황들이다. 감동과 경이로움, 시간을 보내고 음미하고 싶은 장소들이다.

> "조용하고 행복하고 평화로운, 내가 마음대로 할 수 있는 곳. 이런 것이 자연스럽게 일어나지 않을 때는 최대한 이런 상황을 만들려고 애쓴다."

> "조용하고 편안하고 안전한 곳."

> "나의 집, 나의 정원, 친구와 함께 있는 것."

> "어느 곳이든 확 트인 공간, 시내 중심가나 시골, 바닷가, 어떤 곳이든 막히지 않은 곳."

> "한적한 바닷가. 내가 휠체어를 타고 모래를 건널 수 있도록."

> "달리기, 개와 함께 걷기, 자전거 타기, 산속에 있기."

> "맑은 공기, 바닷가를 따라 혼자(혹은 여럿이서) 걷는 것. 트인 저지대, 강가, 탁 트인 공간에서 느껴지는 자유로움. 여러 요소와 '하나'가 된 느낌. 아름다운 시골과 바다 경관을 감상하는 것. 책임과 의무감에게서 벗어난 느낌."

문자 그대로 완전히 사방이 탁 트인 공간이어야 한다. 지구에 '뿌리박은 느낌' – 나 자신과 주위 환경에 연결된 느낌. 두 눈이 확 떠지고 모든 감각이 되살아나 나를 둘러싼 것들을 장악할 때 나는 이 느낌을 언제든지 재생할 수 있다. 그곳은 내 뒷마당일 수도 있고, 길을 걷는 도중일 수도 있고, 타인과 대화하다가 어느 순간 교감하는 순간일 수도 있다.

4장

폐소공포증의 원인

'폐소공포증' 혹은 '폐소공포증을 느낀다' 고 말할 때, 이것이 실제 폐쇄된 공간에 처하거나, 혹은 그런 공간에 대해서 생각만 해도 느껴지는 불안감을 뜻하며, 실제로는 그렇지 않은데 훨씬 더 심각하게 느껴지는 것이라면, 이런 사람들은 타인보다 불안에 대한 성향을 더 안고 태어나는 것일까? 이런 적성은 유전된 것일까? 아니면, 부모에게서 습득된 것일까? 무엇인가가 우리를 예민하게 만들어 협소하고 폐쇄된 공간에 불안을 느끼도록 하는 것일까? 아니면, 삶의 어느 과정에서 정서적으로 갇혔던 경험이 폐쇄된 공간에 투사된 것일까?

어떤 경우든 갇힐까 두려워하는 감정은 정말로 비이성적인 것이다.

나는 그렇게 태어난 것일까 ?

어떤 이들은 공포감을 '항상' 아주 깊숙이 느껴왔다고 말한다. 이들에게 불안이란 아주 오래된 자신의 일부이고, 거의 '타고난' 것처럼 보인다.

"전 처음부터 끝없이 공포증을 느껴왔어요."

"전 그렇게 태어난 것 같아요."

"공포증은 저의 아주 깊숙한 일부입니다. 그런 느낌이 없는 인생이란 상상조차 할 수 없어요."

공포증을 갖고 태어나는 것이 가능할까? 예를 들면, 어떤 이유로 공기 속의 줄어든 산소량이나 혹은 줄어든 산소의 운동에 대해 아주 예민한 감수성을 갖고 태어나는 것이 가능할까? 심장이나 호흡기 질환 같은 건강상의 문제가 있다면, 감금에서 오는 스트레스로 인해 위의 증상을 재빨리 일으킬 수도 있다. 그러므로, 이런 비정상적인 경험을 했거나, 밀폐된 공간에 도전하기 전에 미리 생리적 원인의 가능성을 제거하고 싶다면, 의사부터 찾는 것이 순서이다. 그러나 위에 열거한 건강상의 문제가 아니라면, 공포증을 겪는 사람들이 그렇지 않은 사람과 비교해, 생리적으로 다르다는 결론을 제시하는 조사연구는 아직 없다. 이따금 공포증 부모를 가진 사람들이 부모와 같은 경험을 하는 예도 있긴 하나, 유전적 인자가 전해지는 것이라기보다는 대응습득의 문제인 경우가 많다.

습득은 아주, 아주, 일찍부터 시작된다. 우리의 가장 깊숙한 곳에 뿌리박은 신념이나, 태도, 그리고 불안의 일부는 우리의 의식적 기억이 시작되기 훨씬 이전에 일어났던 사태에 대한 대응에서 기인한 것일 수도 있다. 예를 들면, '재생' 치료사들은 폐소공포증이 출생의 충격까지 거슬러 올라간다고 믿는다. 그러한 외상에는, 목에 탯줄이 감겨 질식감을 느낀다거나, 태어나기까지의 길고도 복잡한 수고로 인해 발생하는 고통, 기타 등등이 포함된다. 예를 들면,

"아주 작고 꼭 끼는 공간들이 날 아프게 하거나 위험하게 해요."

"꼭 갇히게 되면 죽고 말 거예요."

혹은,

"갇히게 된다면, 내가 할 수 있는 것은 아무것도 없어요."

위와 같은 생각들은 출생의 고통에서 생겨난 것인지도 모른다. 이런 고통은 말로 표현되는 단계를 지나 무언에 온몸으로 느껴진다. 출생 때의 트라우마가 현재의 불안감의 원인이라는 재생치료이론(p.276 참조)의 주된 신념을 증명할 수는 없지만, 이를 믿는 사람들을 도울 수는 있다. 정신 분석가인 브로웬 아스토르(Browen Astor)는 이렇게 말한다.

"단순한 상상이 아니라 무엇인가 실제로 예전에 발생했을지도 모른다는 사실을 아는 순간 사람들은 안심합니다. 이미 일어난 것을 바꿀 수는 없지만, 살아남았다는 사실이 중요한 거죠. 이제 그것에 질식당할 이유는 전혀 없습니다. 최악은 지나갔으니까요."

'그래, 맞아. 네가 중간에 끼었었지. 그때 충격이 심했을 거야' 라고 어머니가 얘기해봤자 확실한 것은 알 수 없다. 그러나 이것 한 가지는 확실하다. 신경과학의 조사연구에 의하면, 우리 몸은 우리 의식이 도저히 따라갈 수 없을 정도의 깊은 곳에 많은 비밀을 간직하고 있다 한다. 우리 몸은 거짓말을 하지 않는다! 문제는 우리 몸이 말하려고 하는 진실을 알아내는 데 있어 우리 마음이 항상 전문가는 아니라는 것이다. 그러므로, '항상' 공포증을 겪어왔다고 말하는 것은 가능하다. 다만 그 '원인' 이 너무나 일찍 일어나 기억을 못 하는 것일 수도 있다.

원인이 무엇이든, 우리의 몸이 두려움을 표시할 때 우리가 할 수 있는 최상의 방법은, 포용적이고 동정하는 태도를 보임으로써 자신을 돌보는 길을 찾는 것이다. 누군가가 두려워한다면, 우린들 그렇게 해주지 않겠는가? 시시비비를 가리고, 거절하고, 비난할 때가 아니다.

태어날 때의 충격과 대조적으로, 내 설문조사에서 어떤 여성들은 임신했을 때 최초로 공포증을 경험했고 해산 후 더 심해졌다고 응답했다. 일단 어머니가 되면, 여성들은 전에는 알지 못했던 것들, 즉 새로운 책임감과 세상이 안고 있는 잠재적 위험성을 인식하게 된다. 위의 두 가지 인식이 협소하고 밀폐된 공간에 대한 불안과 결합하여 폐소공포증을 낳을 수도 있다.

나는 다른 사람에게서 공포증을 배웠다고 느낀다

> "어머니는 절대 막힌 공간엔 들어가려고 하지 않았어요. 전쟁 때도 공습대피소에 절대 들어가지 않으셨대요. 차라리 밖에 있으려 했대요. 1800년대 말에 증조부께서 유대인 대학살을 피해 폴란드를 탈출해 오셨대요. 아마 그때부터 뭔가 저한테 전해 내려온 것 같아요. 제 공포증에는 그런 오래된 원인이 있는 것 같습니다."

> "저의 아버지도 공포증 때문에 몹시 고생하셨어요. 아버지가 긴장해 있는 것을 보면 저도 겁이 났고 조용해졌던 기억이 나요. 아버지는 어떻게든 그 상황을 빠져나가려 했고, 나중에 거기에 대해서 말하는 것은 금기였죠. 그때는 아버지가 느꼈던 것이 무엇인지 알지 못했지만, 지금은 알죠!"

'제 큰딸이 폐소공포증이에요. 저랑 똑같죠. 그렇지만, 내가 어머니에게서 받은 것처럼 내가 딸에게 같은 '영향을 끼쳤다' 고는 생각지 않아요."

"쇼핑을 하거나 클럽으로 몰려가는 군중을 문제라고 생각한 적은 한 번도 없었어요. 그런데 제 휠체어를 미는 사람들이 겁에 질려 있다는 것을 알게 되었죠. 참 기묘하죠? 정확히 언제부터 나 자신도 그렇게 됐는지는 기억이 안 납니다!"

"한번은 승강기에 발을 들여놓는데 아주 재미있는 경험을 했어요. 갑자기 공포가 엄습해오는 거예요. 지금도 뚜렷이 그때를 기억하고 있죠. '와, 빌어먹을! 이건 엄마 거야! 말도 안 돼! 승강기를 타면서 무서움에 떨다니 말이야. 얏!' 이렇게 한순간에 해결했어요. 거의 신비스럽고 즉각적이면서도 영원한 치유였죠."

"엄마가 폐소공포증이었어요. 직접적으로 영향을 받은 것은 아니었지만, 엄마는 지나치게 보호적이었고 모험을 못하게 했어요. 폐소공포증적 상황들(기차, 승강기 등)을 피해 다녔죠."

어린이들은 직계가족이 느끼고 반응하는 것에 직접적인 영향을 받는다. 좋은 쪽이든 나쁜 쪽이든, 가족의 불안과 대응이 어린이의 세계관을 형성한다. 물론 앞선 세대에게서 배운다는 것은 아주 중요하다. 그렇지 않다면 끊임없이 바퀴를 새롭게 발명해내야 할 테고 불을 피우고, 벌에 쏘이고, 고양이는 할퀸다는 등등을 알아내고자 매번 시행착오를 반복할 것이기 때문이다. 그리고 이왕이면 사물의 좋은 쪽으로 유도할 필요가 있다. 꽃에서는 향기가 나고, 고양이의 털끝은 또 얼마나 부드러운지, 담을 따라 균형을 유지하면서 끝까지 걷는 것이 얼마나 우리의 긍지를 높여주는지(그리고 협소한 공간은 그냥 협소한 공간일 뿐이며, 뜨거운 느낌은 잠시뿐, 시간이 흐르면 금방 사라져버린다는 것도) 배울 필요가 있다.

그러나 현실세계와의 직접적인 접촉을 통해 우리 힘으로 삶에 대해 발견해 내는 것이 무엇보다도 중요하다. 몸소 하지 않는다면, 항상 현실로부터 한 발짝 벗어나 타인의 판단에 나의 삶을 의지해야 할 것이다. 독립적이 되려면, 부모는 자녀로 하여금 스스로 발견할 수 있도록 많은 것을 허락해 주어야 한다. 물론 그러는 동안에도 자녀의 안전에 신경을 써야 하겠지만 말이다.

부모로서 이런 것을 감내한다는 것은 쉽지 않다. 때로는 이빨을 꽉 깨물고 불안을 꾹 참아내야 하는 때도 있을 것이다. 대부분의 부모는 보호와 방치의 어느 선에서 정확한 균형을 유지해야 하는가에 대해 고민할 것이다.

그러므로 어느 쪽이든 한쪽 부모가 공포증을 겪고 있다면, 다음 세 가지 측면에서 부모에게 공포증을 배웠을 가능성이 크다. 첫째, 밀폐된 공간에 대한 부모의 공포증을 목격하면서 무의식적으로 어린 마음에 '폐쇄된 공간 = 위험' 이라는 등식을 성립시켰을 수 있다. ("어쨌건 '고양이가 물면 아프다' 라는 아빠의 말은 맞았잖아!")

둘째, 밀폐된 공간을 싫어하는 부모 때문에 실제로 다른 아이들보다 그런 장소를 덜 방문했을 수 있다. 부모가 안 데려가는데 혼자 갈 수는 없지 않은가? 어쩌면 노골적인 경고를 들었을 수도 있다. "저 동굴엔 들어가지 마라. 바닷물이 밀려오면, 안에 갇힐 수도 있어." 어떤 경고는 사실에 근거한 정확한 것일 수도 있지만, 경고가 부모의 두려움에 근거한다면 잘못된 판단 때문에 탐험이 제한됐을 수도 있다. 자꾸 피하다 보면, "부모님은 몰라도 난 그럭저럭 괜찮았는데 괜히 걱정했네"라고 스스로 자각할 기회도 당연히 상실하게 된다. 우리 마음속에는 현실에 부딪혀 검증되지 않은 신념들이 무럭무럭 자라게 되고, 스스로 알아내기에는 너무나 겁이 나고, 혹 그렇게 하면 부모의 권위에 도전하는 것은 아닐까 하는 생각도 든다.

셋째, 부모의 공포감 자체가 우리의 마음 안에 혼자 견뎌내기 어려운 감정을 만들어 냈을 수도 있다. 이런 감정이 협소한 공간에 연계됐을 수도 있다. 예를 들면, 공포에 떨고 있는 부모가 자녀와 함께 승강기에 같이 탔다고 하자. 아이도 자연 불안해질 것이다. 승강기보다도 겁에 질린 부모 때문에 더 불안하다. 어린 마음에 엄마를 달래본다. 영 효과가 없는 것 같다. 아이의 불인감은 더 심해신다. 자신의 안전을 위해서가 아니라 부모를 사랑하기 때문에 아이는 공포에 떨고 있는 엄마를 돕고 싶다. 그러나 엄마를 도울 수도 없다는 죄책감에 불안감은 가중된다.

지금 성인인데도 그런 불안감을 느끼고 있다면, 아마도 승강기 자체보다도 예전의 경험과 더 관련이 있을지도 모른다. 승강기가 열린다. 또다시 불안이 엄습한다. 도대체 이 불안한 느낌은 어디에서 오는 것일까? 불안에 떨던 엄마에 대한 기억은 이미 사라지고 없다. 다만, 다시는 이 무력하고 통제권 밖에 있는 듯한, 취약한 느낌을 경험하고 싶지 않을 뿐이다.

다른 사람과(종종, 부모) 함께 살게 되면서 공포증을 '배웠다'고 느끼는 사람이 있는가 하면, 공포증을 느끼는 사람들과 함께 혹은 가까이에서 자랐지만 전혀 영향을 받지 않은 사람도 많이 있다. 그러므로 공포증 외에 다른 많은 요인도 작용하는 것 같다. 성격, 탄력성(p.201 참조), 이미 형성된 극복 메커니즘이 차이를 가져올 수 있다(예를 들면, 아이가 어느 정도 자랐을 때 받는 충격은 더 어릴 때의 것과 다를 것이다). 부모와 자녀 간의 관계의 밀접도, 다른 사람들의 지원체계의 유무, 감정이입과 상상력, 혹은 이의 결핍, 출생 순서,

성별, 기타 등등에 따라 그 양상이 변화된다고 본다.

어떤 충격적인 사건이 공포증의 원인이 된 경우

> "특정 사건 때문에 내 공포증이 시작한 거라고 확신해요. 신체적으로나 심리적으로 모두 그 사건에서 기인한 것이지요. 내 본성에 내재된 것은 아니에요."

어떤 이들은 평생 고통을 가져온 이 공포증이 정확히 언제, 어디에서 시작되었는지 추적할 수 있다고 확신한다. 아니, 그렇게 멀리 거슬러 갈 필요도 없다. 비교적 근래에 생긴 어떤 사건이 엄청난 영향을 끼쳤을 수도 있다. 그 사건이 진행되는 동안 어떤 식으로든 물리적으로 갇히는 경험을 했고, 아주 고통스럽고 공포에 질리게 되었다는 것이다.

사건을 겪는 동안과, 혹은 그 후에, 어떻게 충격과 외상을 다루는가에 대해선 저마다 방법이 다르다. 외상을 어떻게 견뎌냈든 간에, 충격의 시간을 '잘' 견뎌냈던, 혹은 '잘못' 견뎌냈던, 후의 대처 방법은 정확히 똑같은 상황의 재연을 피하는 것일 것이다. 그 끔찍한 느낌, 아니 어쩌면 더 심할지도 모르는 느낌을 재경험하게 될까 두려워서다. 그리고 똑같지는 않지만 비슷한 종류의 다른 상황을 발견했을 수도 있다. 그러면 이제 이것들도 피하기 시작한다. 그다음엔 생각하는 것조차 싫어진다. 점점 더 많은 장소와 도전을 회피하면서 우리의 세계는 차차 축소된다.

사건을 겪은 후, 무슨 일이 일어났는지 여기 목소리들을 모아놓았다.

"기차가 지하로 들어갈 때면, 그때 상황이 되살아납니다. 한 번은 기절한 적도 있어요."

"신체적인 무력감이, 갇혔으며 도망갈 수도 없다고 느낄 만큼 확실히 충격을 준 것 같아요."

"문을 여는 장치가 너무 빽빽해서 화장실에서 '갇힌' 적이 있었어요. 비슷한 기억이 여러 번 있어요."

"여덟 살 때쯤 기차를 타고 프랑스를 여행하고 있었어요. 복도에서 놀고 있는데, 기차가 갑자기 터널로 신입했어요. 완전히 깜깜했지요. 그때 충격을 받은 후로 어둠이 무서워졌어요. 그것 자체가 공포증의 원인이 된 것은 아니지만, 공포증에 순응하게끔 저를 '조건 지은' 것 같아요. 그 뒤 30대에 일어난 일인데, 도어가 두 개밖에 없는 승용차의 뒷좌석에 앉아, 다른 한 사람과 함께, 여행용 가방 큰 것 두 개를 싣고 여행을 해야 했어요. 그때 극도의 공황을 느꼈답니다. 그 뒤로 주위 환경에 아주 예민해져서, 밀폐된 공간을 급격히 두려워하게 되었죠. 예를 들면 지하철, 승강기, 기타 등등이요."

"박물관으로 향하는 좁은 통로가 있었어요. 날씨가 무더운 데다가 사람이 많이 몰려들었어요. 통로가 굽어져 있어서 도대체 어디가 끝인지도 알 수 없었죠. 몇 번이나 입구를 찾으려고 했지만 실패했어요."

"언니, 오빠가 날 담요에 둘둘 말아놓았어요. 장난으로 시작한 거였지만 공포감이 시작된 계기가 되었죠."

병원 혹은 치과에서 치료를 받다가 운이 나쁘게도 공포가 시작된 사람들도 있다.

"치과나 병원에서 얼굴에 덮는 (마취한) 마스크가 몹시 싫었어요."

"아주 어렸을 때인데 이를 뽑아야 했어요. 내 얼굴에 가스 마스크를 강제로 씌웠어요. 의식을 잃을 때까지 꼼짝도 못하고 잡혀 있어야 했죠. 정말 끔찍했어요."

"내 여자 형제가 MRI를 찍었는데 정말 끔찍했어요. 그녀는 전에 한 번도 폐소공포증 같은 문제를 겪은 적이 없었어요. 그런데 내 생각에는, 신체적 고통과 병원의 시설, 몸이 빨려 들어가는 끔찍하도록 작은 터널, 이런 것들이 합세해서 공포증으로 발전한 것 같아요. 게다가 불행히도 직원들도 전혀 동정적이지 않았어요. 정말 끔찍했죠."

어떤 이들은 사건 자체보다도 대하는 사람들의 태도가 더 문제였다고 느낀다. 환자를 돌보는 사람들의 불친절이나 사려 없는 행동을 떠올리면서 말이다. 사건 자체만으로도 상처받기 쉬운데, 특히 어린이들의 경우에 그 사건에 대한 어른들의 적대감이나 무감각 때문에 입게 되는 충격이 얼마나 클 것인가는 상상하기 어렵지 않다.

"제가 웨이트리스 일을 하고 있을 땐데, 부주방장의 꼬임에 넘어가 대형 냉장고 안에 들어갔어요. 그리곤 정말 밖에서 잠가버렸답니다.

난 정말 완전히 공포에 질려버렸어요. 어떻게 그런 짓을 할 수 있는지 상상이 안 갑니다."

"내 여자 형제는 어느 정도 공포증이라 할 수는 있었지만, 나만큼 심하지는 않았죠. 몹시 잔인했던 엄마는 우리를 찬장에 가뒀어요. 석탄 저장소에 갇힌 적도 있는데, 너무 무서워서 소리를 지르던 기억이 납니다. 그때가 여덟 살 정도였어요. 그때부터 공포증을 심하게 앓게 되었죠."

"세 살 땐데 내가 못되게 굴었다고 가정부가 커다란 정원용 그물침대 안에 나를 가둬놓곤 했어요. 그리곤 밖에다 방수포를 씌워놓았죠."

충격적인 사건을 겪고 나면 필연적으로 폐소공포증이 생기는 것일까?

그렇지 않다. 외상을 겪은 사람들이 모두 공포증으로 발전하는 것은 아니다. 저마다 다양한 극복 메커니즘과 역량과 지원체계를 갖고 있기 때문이다. 그리고 어떤 사람에게는 효과가 있는 것이 다른 이들에겐 그렇지 않을 수 있다. 조사연구에 의하면, 외상 발생 시 느끼는 스트레스의 정도가 외상 후 스트레스 증후군(PTSD)으로의 진전 가능성을 좌우한다고 한다(즉, 스트레스가 크면 PTSD의 가능성도 커진다). 공포증으로 발전하는 것은, 오로지 두려워하는 것을 피하기 시작하면서부터다. 따라서 어떤 사람이 두려워할 때, 런던 지하철 테러 때 많은 사람이 그렇게 했던 것처럼, 그들을 도와 사건이 일어났던 상황으로 돌아가도록 도와준다면, 공포증으로 발전할 수 있는 마음의 고착(mind-set)이 형성되지 않는다.

충격적인 사건을 겪는 와중에도 강력한 불안감을 느끼지 않는 사람도 있다. 엄청난 지지와 보호 속에 있는 경우이다. 나의 엄마가 그러했다. 2차 세계대전 때 어린 소녀였던 엄마는 '폭격이 일어날 때면' 공습대피소에서 한 시간 반씩이나 지하에 갇혀 있어야 했다. 여느 사람들 같으면 정말 끔찍한 상황이었을 것이다. 전기도 없고, 오로지 먼지만 가득 찬 굴 속에서 오로지 타인에게만 의지한 채 구출되기를 기다려야 했으니 말이다. 정말 두려웠다고 엄마는 기억하고 있지만, 엄마와 함께 있는 어른들은 차분하게 구출되기를 기다렸다 한다. 그 와중에서도 나의 증조할머니는 금방 만들어 놓은 블랙베리-사과 푸딩을 못 먹게 될지도 모른다는 사실에 더 노여워하셨다 한다! (푸딩과 함께) 엄마가 살던 집은 파괴되었지만, 엄마는 엄청난 안도감을 느꼈다. 안도감은 지하에서 느꼈던 공포를 씻어내기에 충분한 것이었다. 그 후 갇히는 경험(승강기 같은 것)을 썩 즐거워하지는 않았지만, 엄마는 확실히 공포증은 아니었다.

외상은 중첩되기도 하고 혹은 (어느 특정한 사건으로 인한 외상의 심도나 정도가 너무 심할 경우) 다른 것은 다 뭉개버리고 홀로 살아남기도 한다. 누구든 어느 시점부터 결정적으로 공포 쪽으로 추가 기우는 '계기' 가 있는 것 같다. 저울의 눈금이 결정적으로 기울어지게 된 이유로는 공포에 짓눌려 도대체 이를 어떻게 다루어야 할지 단순히 몰랐기 때문일 수도 있고, 자신의 능력에 자신감을 잃었거나 극복하는 것을 도와줄 지원체계가 부족했을 수도 있다. 혹은 다루기 어려운 감정을 그저 피하는 것으로만 대처했기 때문일지도 모른다(아래를 보시오).

이유가 무엇이든, '난 반드시 극복하고 말거야' 라고 자신에게 말한다든가 순전히 의지력으로 어떻게 해보는 방법으로는, 지금 바로 유로스타 티켓을 살 수 있을 것 같지 않다. 그렇게 쉽다면, 폐소공포증 자체가 존재하지 않았을 것이다. (그리고 이 책도 쓰이지 않았을 것이다.)

그러나 우리 자신을 포함하여 사람들이 어떻게 놀라운 상황을 극복하는가에 주목한다면, 그 혜택은 엄청나다. 폐소공포증을 경험하는 사람들은 아마도 삶의 다른 부문에서도 두려움과 외상을 겪었으며, 성공적으로 처리했을 가능성이 아주 크다. 왜냐하면 공포라는 점에서는 같기 때문이다. 문제는, '왜 유독 밀폐된 공간에 대한 두려움을 극복하기가 더 어려운가?' 이다.

갇혔다는 공포감은 감정적인 문제인가?

폐소공포증은 맨 처음 밀폐된 공간에서의 트라우마에서 시작됐을지 모르지만, 왜 이런 장소를 피하느냐에는 더 깊은 이유가 숨어 있는 것 같다. 다른 상황에서 힘들었던 느낌을 전이하거나 투사하는 것일 수 있다. 타인에 대해 애착을 느끼는 것과 관련된 문제일 수도 있고, 전반적으로 이 세상이 안전하지 않다는 느낌에 관련된 것일 수도 있다. 즉, 삶에 대처하는 주요한 방법으로 기피를 발전시켰을 수도 있다.

투사

특정 사건에 대한 경험이 너무나 고통스럽고 혼란스러워서 이때 느꼈던 감정을 억누르고 저지하기만 했다면, 억눌린 좌절감, 분노, 비통함, 무력감이나 불안감이 밀폐된 공간이라는 외부세계로 투사될 수 있다. 이미 '약간의' 폐소공포증이 있었다면 더 악화될 것이다. 내부세계에서 '정서적으로 갇혀 있다' 고 느낀다면, 실제 세계에서도 똑같은 경험을 하게 될까 두려워

할 것이다.

> "내 인생의 어떤 중요한 관계가 끝나가던 바로 그 무렵, 인도로 여행을 떠났어요. 그런데 가방을 소매치기당했어요. 가방에는 여권, 카메라, 모든 것이 들어 있었죠. 그때 한 사원 근처에서 엄청난 사람들이 물결처럼 오가는 한가운데서 공황을 경험했고, 집에 돌아오는 내내 숨 막히는 두려움이 계속됐어요. 그때부터 폐소공포증이 시작됐어요. 그렇지만 난 확신합니다. 관계의 상실이 사실은 더 중요한 이유였다는 것을요."

> "20대 후반에 아이를 가졌을 때 폐소공포증이 더 커졌어요. 그렇지만 완전히 문제가 되기 시작한 것은 3년 동안 연거푸 가까운 가족을 잃는 고통을 당하고 나서였어요."

폐소공포증을 앓는 사람들은 다른 상황에 대해서도 똑같은 고통을 겪기도 한다 – 시간 약속, 마감 기한, 심각한 관계, 논쟁, 섹스, 친밀감 기타 등등. 이런 경우는 특정 사건과 관련된 것이기보다 내부세계의 문제와 더 관련이 있는 것 같다.

"정말 심각한 공포증을 느꼈던 그때, 사실 나는 엄마와 정말 불유쾌한 점심을 먹고 있었어요…. 그 후론 지하철을 못 타게 됐지요."

안전과 애착을 느끼지 못하는 경우

아주 갓난아기 때의 가장 중요한 본능의 하나는, 자신을 돌봐주는 어른과 애착 관계를 형성하는 것이다. 아기의 욕구에 잘 맞춰줌으로써 아기가 지나치게 불안해하거나 고통을 받지 않게 하고, 세계에 대한 아기의 흥미와 호기심을 잘 유도하고 즐거움을 함께 나눔으로써 아기와 유대감을 잘 형성하려는 소망을 가진 사랑스러운 어른이 아기를 돌봐준다면, 아기는 자신과 타인과 세상에 대해 안전함을 느끼며 성장할 것이다. 즉, 관계란 유익한 것이며 세상은 좋은 곳이라는 명령체계를 형성할 것이다.

좋을 때나 나쁠 때나, 언제든지 고개를 돌리면 자신을 굳건하게 지원해주는 가족, 친구, 이웃, 동료가 있는 그런 사람이 되어 있을 것이다. 필요하다면 언제든 도움을 요청할 수 있고, 반대의 경우에도 언제든지 타인에게 도움의 손길을 제공한다. 만일 밀폐된 공간에 처한다면, 당신의 지원체계는 직접 하든 혹은 마음의 눈으로 그리든 당신을 도와줄 것이다. 그들과 떨어져 있을 때에도 당신은 그들이 '마음으로 붙잡아' 줄 것을 안다. 2007년, BBC 방송국의 저널리스트였던 알런 존스턴(Alan Johnston)이 납치되었을 때 온 세계의 사람들이 그를 마음속으로 '붙잡아' 주었던 것처럼 말이다. 그들은 절대 당신을 포기하지도, 잊지도 않는다. 만일 어느 곳에서든 갇히는 사태가 벌어진다면, 당신의 긍정적인 인간관계의 명령체계는 당신을 항상 찾으려고 애쓰는 지원 서비스를 기억해낸다. 그리고 한 번도 만난 적은 없지만, 세상에는 당신이 잘되기를 바라는 수많은 사람이 있다는 것을 기억해낼 것이다.

『외상의 치유』라는 책을 펴냄으로써 사람들에게 많은 도움을 준 피터 레빈(Peter Levine)은, 세상에 안전함을 느끼는 사람들의 태도를 한 마디로 표현해 주는 미국 원주민의 전통을 소개함으로써 우리에게 확신을 준다.

"이미 그 곳에 존재하는, 미지의 도움에 감사하며"

그러나 만일, 어떤 이유로든, 아기였을 때 안전한 애착 관계를 형성하지 못했다면, 아기를 돌보아 주었던 어른이 방심하고, 믿을 수도 없고, 의무에 게으르거나 심지어 아기를 학대했다면, 아기는 커서 관계란 결코 믿어선 안 된다는 명령체계를 형성할 수도 있다. 아기는 점점 자라서 스스로와 타인, 삶에 대해 안전함을 느끼지 못하게 될지도 모른다. 어떻게 유대를 맺어야 자신과 타인에게도 만족스럽고 풍요한 관계를 형성할 수 있는지 모를 것이다. 자신만이 자신을 돌봐야 하며, 타인들이 절대 자신을 무너뜨리지 못하도록 통제해야 한다고 느낄 수도 있다. 다른 사람이 옆에 있어도 고립감을 느끼고, 상대와의 소통을 원하면서도 실제로는 피하고, 타인이 자신을 내치기 전에 먼저 타인을 내치려 할 것이다. 안전에 대한 불안감과 고립감은 아마도 통제당하는 것에 대한, 혹은 갇히는 것에 대한 두려움의 명시이며, 이런 두려움이 폐쇄된 장소로 옮겨진 것일 수 있다.

어떤 이들은 사람들에게 거부당하는 끔찍한 경험을 하느니 차라리 피해버리고자 한다. 혼자 있는 것에 대한 뿌리 깊은 불안감은, 애정과 따뜻함과 보호를 바라는 자신의 욕구가 다른 사람들에게는 그리 중요한 것이 아니었다는 인상을 받았던 어린 시절의 경험에서 온 것인지도 모른다. 아마도 다른 사람들에겐 그들의 욕구가 먼저였는지도 모른다. 이런 것이 미래의 관계에 깊은 영향을 미칠 것이다. 어느 선에 이르면 이렇게 믿을 것이다. '눈에서 멀어진다' 는 것은 '마음에서도 멀어지는' 것을 의미하는 거라고. 그래서 다른 사람들과 떨어지면 잊힐 것이고, 아무도 상관하지 않을 거라고. 더구나 살고 죽는 문제에서, 모르는 사람이 자신을 도울 거라는 신념은 갖기 어려울 것이다. 이런 아기가 자라 어른이 되어 밀폐된 공간에 대한 불안을 경험한다면, 이미 오래전에 가졌던 두려움이 더욱 강화될 것이다.

이것은 참으로 끔찍한 전망이다. 어른이 된 후에도 절대로 혼자 있지 않게끔 삶을 이끌어갈 테니 말이다. 협소하고 막힌 공간은 예전의 혼자였던, 외롭고 무력하고 잊혔던 공포를 무의식중에 작동시킬 수도 있다. 승강기 안에 발을 들여놓으면서, 혹은 화장실의 문을 잠글까 말까 머뭇거리면서, 혹은 대형 냉장고 안에 들어가면서, 의식적으로 자신의 어린 시절과 연결시키지는 못할 것이다. 그러나 어린 시절의 두려움은 성인이 된 후에도 느끼는 공포의 물결 속에 여전히 도사리고 있는 것은 아닐까? (나는 종종, 지금 이 순간에도 대도시 거리의, 자동으로 잠기는 공중화장실 안에 누군가가 갇혀 있을지도 모른다고 상상한다. 누가 알겠는가?) 집에서 멀리 나가지도 못하고 자신이 아는 사람하고만 같이 있으려 할 것이다(이쯤 되면 폐소공포증은 거의 광장공포증 수준으로 발전할 수도 있다. 그렇지만 그건 별개의 이야기이다).

> "그때 다이빙하던 상황이 내 생각엔 너무 비인간적이었던 것 같아요. 아는 사람이 아무도 없었고, 내 생각이나 느낌에 아무도 상관 안 했어요. 폐소공포증을 느꼈을 때랑 약간 유사했죠. (다이빙을 하지 않을 때) 사람들한테 에워싸여 있을 때 그랬어요. 특히 군중이 적대적이고 위협적이라고 느낄 때요."

고통을 다루는 방법으로서의 회피

어떤 이들의 양육 방법은, 여러 종류의 수많은 감정적 경험을 처리하는 만병통치약으로 회피의 사용을 가르친다. 부모나 가족이 가장 많이 사용해온

전략은 문제를 공략하는 것이 아니라 회피나 침묵, 인내 같은, 그저 '담요 밑에 다 쓸어담는' 것이었는지도 모른다. 혹은 반대로, 가정에서의 격렬한 정서 노출이 얼마나 고통스럽고 파괴적인 결과를 가져다주는가를 목격한 아이들은 아주 다른 방법으로 행동할 것을 일찍부터 '결심' 하게 됐는지도 모른다. 어느 쪽을 선택하든, 상황이 힘들어지면, 공포증과 연계된 회피가 가장 익숙하게 나오는 반응일 것이다.

어떤 이들은 실제의 밀폐된 공간에서만 공포증을 느낄 뿐만 아니라, 삶에서 어떤 한계적 요소가 담긴 상황에 부닥칠 때에도 일종의 '정서적 공포증' 을 겪으며, 똑같이 회피로 대처한다. 미루는 습관(procrastination)에 관한 작업을 하면서 나는 많은 사람이 어떤 대결이나 마감기한을 앞두고, 또는 중요한 결정을 내리기 직전에, 심지어는 단순히 어떤 일을 시작할 때조차 공포증 비슷한 경험을 한다는 것을 알아냈다.

영화 「네 번의 결혼식과 한 번의 장례식」에서 찰스로 분한 휴 그랜트가 '오리 얼굴' 과 결혼하기 위해 막 교회 안으로 들어서는 장면을 보라. 중요한 결정을 내린 후 얼굴에 나타나는, 정서적 공포증의 완벽한 한 예를 발견하게 될 것이다.

"나는 이따금 '사회적' 공포증을 경험하곤 해요. 무슨 뜻이냐 하면, 사업이나 사교와 관련해서 사람들과 지나치게 긴 시간 함께했거나 긴장을 겪었다는 생각이 들면, 나만의 공간으로 도망치고 싶은 욕구가 솟구치거든요."

"내 미루는 버릇에 관한 건데요. 마감시간에 쫓기거나 독창적이고 우수한 글에 대한 억압이, 피하는 버릇으로 발전한 것 같아요."

이런 과정의 태엽을 도로 감아 피하는 버릇을 멈추고자 한다면, 온갖 종류의 다른 해결 못한 문제들이 수면 위로 떠오르면서, 밀폐된 공간으로 되돌아가는 작업에 '부하' 가 걸릴지도 모른다. 그러나 문제와 고통을 피하는 것보다 어떤 식으로든 해결 방법을 발견하고자 애쓴다면, 폐소공포증을 다루는 데도 긍정적인 도미노 효과를 가져올 것이다.

실제로든 정서적으로든, 밀폐된 공간을 다시 찾기 시작한다면 복잡한 감정들이 떠오를 것이고, 내면의 세계에서 일어나는 것을 해결하기 위한 시간과 공간, 그리고 지원이 따로 필요할 수 있다. '말안장에 다시 앉히는 것' (즉, 협소하고 밀폐된 공간으로 다시 밀어 넣는 것)에만 초점을 맞춘 심리적, 행동주의적 '치료' 는 이런 사람들에겐 별 도움이 되지 못한다.

환경에 관한 예민함인가, 아니면 상상인가?

마지막으로, 폐소공포증을 겪는 사람들은 다른 사람들보다 환경에 대해서 더 예민하거나 상상력이 풍부한 것일까? 그런 가능성에 대해 '예' 라고 대답하는 사람들이 있다.

> "실제적인 사람들은 상상력이 풍부한 사람들처럼 그렇게 쉽게 감정이입이 되는 것 같지 않아요. 그러니까 상상하는 것들을 거들떠보지도 않죠. 그들은 더 물질적인 '진짜' 세계에서 살고 있죠. 좋든 나쁘든, 자신의 상상에 영향을 덜 받을 거예요."

> "어떤 터널은요… 특히 쎄번 터널(*영국 서부와 웨일스를 잇는, 쎄번 강 하구를 횡단하는 수저 철도 터널) 있잖아요… (정말 힘들어요.) 돌이켜보면, 터널에서 한번 아주 고약한 사고를 겪었던 것과 연관이 있는 것 같아요. 꽤 많

은 사상자를 낸 끔찍한 사고였지요. 그 일 이후, 내 상상력은 마구 날뛰고 지하 터널로 여행하는 것의 잠재적 위험성에 대해 눈뜨게 됐지요. 지금도 보세요, 경비절감이라는 이유로 철도마다 사람들을 꽉꽉 채워서 실어 나르고 있잖아요."

폐소공포증의 원인을 어디에 돌리건, 중요한 문제는 우리가 이것을 어떻게 이용하느냐이다. 잠재적 위협에 대한 감수성이 타인보다 예민하다면, 이를 적절히 사용함으로써 실제 위험이 닥치는 드문 경우에 자신과 타인의 안전을 도모할 수 있다(p.115, p.203을 보라. 우리가 진짜로 기여할 수 있는 점을 써놓았다). 강력한 상상력을 발휘해 현실에 응용할 수도 있다. 그러나 위험에만 너무 초점을 맞춘 나머지 아예 없거나 혹은 거의 존재하지도 않는 위협에 매달린다면 늑대와 소년처럼 누구도 귀 기울이지 않는 상황에 도달할 것이다. 또한 위험에 대한 평가와, 상황에 대한 정확한 판단을 내리는 자신의 능력에 대한 자부심과 자기 신뢰도 흔들리게 될 것이다.

폐소공포증은 완전히 비이성적인 것인가?

아주 중요한 질문이다. 폐소공포증 극복을 원한다면 밀폐된 공간에 대해 아무런 반응이 없게 되기를 바라는 것인지, 아니면 다른 무엇을 바라는 것인지, 먼저 자신에게 물어보아야 한다. 협소하고 밀폐된 공간에 대한 '공포증 가까운 불안감'에는 혹시 없어지기를 바라지 않는, 아니, 없어져서는 안 되는 어떤 이성적인 요소가 있는 것은 아닐까?

작은 공간에 대한 두려움은 인간의 이성적인 반응이다

먼저, 공포증의 근간을 이루는 두려움에 대해 고찰해 보자. 작은 공간에 갇혔다는 두려움은 실제에 뿌리를 두고 있다. 결국 우리는 동물이기 때문이다. 산소 공급이 안 되는 밀폐된 환경에 갇히면 우리는 결국 죽을 것이다. 유리병 안에 갇힌 거미, 그물에 걸린 물고기, 수의사에게 보이려고 고양이를 우리에 가두는 것, 얼굴을 가린 모자를 벗으려고 애를 쓰는 아기를 보라. 협소하고 갇힌 공간에 대한 두려움이 지극히 완벽하게 비이성적인 것이라고 말할 수 있는가? 그렇지 않다. 갇힌 공간에서 산소를 잃을지도 모르는 위험에 저항하는 것은 동물적인 반사행동이다. 반사적 대응이 없다면, 오히려 위험에 처하게 될 것이다. 게다가 탁 트인 공간보다 갇힌 곳에서 방어하는 것이 훨씬 더 어렵다. 트인 공간에서는 최소한 잠재적 위협에서 도피라도 할 수 있기 때문이다.

인간은 불안을 느끼거나, 위협에 처해서 여차하면 도망을 치거나 싸우도록 (아니면, 얼어붙든지) 생물학적으로 프로그램되어 있으므로, 밀폐된 공간에서 아예 출구조차 봉쇄돼 있다는 것은 문제를 더욱 복잡하게 만든다. 고양이들은 자발적으로 조그맣고 아늑한 장소로 자신의 몸을 숨긴다. 이때 공간의 적당한 크기는 고양이의 수염이 사방 어디까지 뻗치느냐에 달렸다. 그러나 고양이는 언제라도 자기가 원할 때 피할 수 없거나, 혹은 후퇴가 불가능한 상황에서 누군가가 만지려고 시도하면 즉시 반항한다. 원하지 않는 감금은 고양이로 하여금 '쉭-' 소리를 내게 하고, 긁거나, 무엇이든 가까이 오면 공격하게 한다. 이와 똑같이, 동물인 우리도 위협에 당면하면 아드레날린이 만들어내는 온갖 신체적 신호가 포효하면서 반응하도록 온 힘을 규합한다. 협소하고 막힌 공간에서는, 뭔가 할 수 없다는 절망감이 더욱 커진다. 동물이라면 이런 극도의 비자연스런 상황에서 이빨을 드러내며, 벽을 기어오르고, 성난 소리로 으르렁대며 할 수 있는 한 저항할 것이다. 자연스럽게 욕이 나오고, 미친 듯이 초조해지면서 꽉 막힌 승강기의 문을 열어보려고 애를 쓰거나, 목까지 채워진 꽉 조이는 지퍼를 열어젖히는 것도 같은 행동이다.

마음대로 움직일 수 없고 공기순환도 제대로 안 되는 상황에 직면해서 우리의 몸이 저 깊숙한 원시적 핵심에서부터 대응하는 거라면, 우리의 마음도 이와 똑같이 원시적이고 좀 더 세련된 차원에서 감금당하는 것을 거부한다. 금속으로 만든 요람에 누워있는 아기가, 지진으로 요동치는 상황 가운데서 어린이나 어른보다 훨씬 더 오랫동안 평온하게 있다는 것은 사실이다. 아기는 공포에 잠길 수 없다. 왜냐하면, 곧 죽는다고 '생각' 하기 때문이다. 아기는 공포의 이미지를 그려내거나 표현할 수 있는 말이 없다. 그러나 너무 오랫동안 혼자 방치되어 있으면, 아기는 이에 저항하며 고통으로 질식되기 시작한다. 애착에 대한 내재된 욕구, 타인과의 접촉을 통하여 평안을 얻으려는 욕구가, 말로 표현되기 이전에 이미 두뇌 깊숙한 곳에 프로그램되어 있기 때문이다.

그러나 어른은 잠재적으로 함의되어 있는 위험을 이해한다. 그리고 공포를 느끼고도 도망할 수 없는 상황은 끔찍하다. 신체적이든, 감정적인 것이든, 우리의 느낌이 견딜 수 없는 것이 될까 봐 겁에 질리기 시작한다. 어떤 사고나 공격이 일어날지도 모르고 죽을지도 모른다는 상상이 엄습한다. 그러나 이에 못지않게 걱정스러운 것은 아무런 도움도 없이, 어쩌면 이 고통이 영원히 지속될지도 모른다는 상상이다. 어느 상황이 더 끔찍한지는 잘 모르겠다. 이런 끔찍한 느낌을 다시 겪고 싶지 않은 것은 지극히 당연하다.

산 채로 버려져 매장당하는 것에 대한 두려움은 어느 시대에나, 어느 문화권에서나 동일하다. 2007년, 레바논에서 납치당했던 BBC 방송의

기자 알런 존스턴이 풀려났을 때 그는 혼자 어둠 속에 갇혀 있었던 끔찍한 경험에 대해 토로했다. 바로 그것이었다. 세상은 돌아가는데 홀로 잊혀 생매장 당할지도 모른다는 엄청난 공포. 그는 새반노 받지 못한 채 감금된 모든 포로와 사람들을 기억하고 구출해야 한다고 소리 높여 외쳤다(2007년 7월 4일 자, 런던, 「타임스」지에서).

그러므로 밀폐된 공간에 대한 우리의 혐오와 불신감을 비이성적인 것(사람들은 공포증을 으레 그렇게 생각한다)으로 치부하는 것은, 이런 공간의 잠재적 위험에 대한 동물적이면서도 인간적인 자각의 스위치를 끌 수 있고, 또 꺼야 한다고 암시하는 것과 같다. 나는 이런 발상이 건전치 못하며 부자연스런 것이라고 확신한다. 그리고 사회 전체로 볼 때도, 현대기술의 진보가 피와 살을 가진 인간에게 가져다주는 새로운 감금장치에 대해서 눈 감고 있는 것은 지극히 불건전하다(2부 참조).

그렇다고 모든 좁고 막힌 공간마다 다 갇히고 죽는다는 얘기는 아니다. 비록 끔찍하긴 하지만, 우리가 느끼는 공포증은 치명적이지도 않다. 그러므로 우리는 공포의 이성적인 요소와 공포증 자체를 가려내야 한다.

공포증은 건강하고 도움을 줄 수 있다

물론 일부 밀폐된 상황에서는 잠재적인 위험이 널리 공지되기도 하고, '안테나'를 계속 곧추세우라는 충고를 듣기도 한다. 어느 회의나 공적 회합을 막론하고, 시작하기 전에 반드시 건강 및 안전담당 직원이 등장해, 유사시 탈출 방법을 알려주고 또 직접 확인할 것을 고취한다. 비행기를 타도 '좌석에서 가장 가까운 탈출구'의 위치를 알려주며, 사무실의 비상구는 어디 있는지 훈련을 받고, 기차와 호텔 안에서도 탈출 경로를 직접 확인할 것과,

절대 짐을 아무 데나 두지 말라는 경고를 듣는다.

이런 면에서 우리, 공포증을 겪는 사람들은 종종 훌륭한 모범적 시민이다. 나는 한 친구와 빈번하게 비행기를 같이 타곤 했는데, 그때마다 나는 꼭 안전규칙이 쓰인 카드를 읽었다. 그런데 한번은 내가 너무 신경증적인 것이 아닌가 하는 생각이 들어 이번만큼은 읽지 말아야겠다고 결심했다. 그런데 놀랍게도 친구가 깜짝 놀라 나를 쳐다보는 것이었다.

"왜 카드를 안 읽는 거야? 너만 읽으면 다 되는데 말이야!"

폐소공포증이 있는 사람들은 주어진 환경에 이미 예민해져 있다. 그러니 제일 가까운 출구가 어디라고 알려줄 필요도 없다. 그때쯤이면 이미 사용 가능한 몇 개의 대안을 독자적으로 찾아놓았을 것이기 때문이다(그리고 그 중의 하나는 고장 났다는 것도 이미 파악해 놓았다). 출입문 앞에는 절대 주차하지 않을 것이며, 배가 완전히 정박하기 전까지는 갑판에서 차의 엔진을 켜지도 않을 것이다. 비닐봉지 안에다 머리를 들이밀지도 않을 것이며, 사람이 꽉 찬 승강기에도 타지 않을 것이며, 극장 복도에 앉지도 않을 것이다.

우리는 그냥 행동하지 않는다. 왜냐하면, 미리 앞서서 생각했기 때문에 (때론 너무 앞서서) 어디가 막히고 어디가 위험할지 다 보이기 때문이다.

그러므로 우리에겐 유용한 사회적 기능이 있다. 차량이나 빌딩의 자동잠금장치가 점점 일반화되고, 얼굴 없는 관료제의 비인간적 측면이 가속화된다면, 우리의 예민함은 더욱더 중대한 기여를 할 것이다. 공포감을 알아차리고, 우리를 도망하게 하며, 잠재적 위험에 대응케 하는 아드레날린의 분출은 매우 건설적으로 사용될 수 있다.

공포 자체가 문제는 아니다. 공포는 위험을 깨닫게 하고 자신과 사랑하는 이들을 구출한다. 우리에게 필요한 것은 공포와 관계하는 법을 배움으로써 그것이 출현할 때 무력감이나 절망감에 압도되지 않는 것이다. 대신 공포를 느끼되 그것을 측정하고, 가장 적절한 대응방법을 선택한 뒤 행동으로 옮기는 것을 배우면 된다.

비이성적인 반응이 점점 증가할 때

확실한 안전(100% 보장된 안전은 절대 없지만)을 위해 상황에 주목해야 할 뿐 아니라, 파악한 것에 대해 결정을 내리도록 정확한 측정력을 키울 필요가 있다. 결정적인 위험과 잠재적 위험, 그리고 비교적 안전하기는 하나 썩 유쾌하지는 않은 상황과, 99.999% 안전한 것을 구별할 줄 알아야 한다.

예를 들면, 비행이 위험하다는 것은 사실이지만 통계적으로 볼 때 길을 건너는 것보다도 훨씬 덜 위험하다. 엘리베이터가 멈춰 서서 갇힐 가능성은 하루에 승강기가 오르내리는 횟수에 비교하면 엄청나게 미미한 숫자이고, 그 안에서 다칠 가능성은 더 적다. 기차나 버스, 지하철을 파괴하는 테러리스트들의 공격이 있었지만, 그 숫자는 매일, 그리고 매년 수없이 오가는 횟수에 비하면 현미경으로 보아야 할 만큼 미미한 숫자다. 계단 밑 찬장에 갇히는 바람에 누가 죽었다는 소리를 들은 적이 있는가? 감히 고백하건대, 나는 너무나 두려운 나머지 화장실 문을 잠그고 볼 일을 못 보는 사람이지만, 공중화장실에 갇혀서, 더구나 레스토랑의 화장실에서 다쳤다는 사람에 대한 보도는 들은 적이 없다.

그러므로 전에 경험했던, 혹은 들은 적이 있는 공포의 어떤 면이 새로운 상황에서 갑자기 떠오르기 때문에, 공포의 비이성적인 요소가 더욱 거대하게 촉수를 벌려온다. 우리는 반응을 잘못 읽고 있다. 상황이 위험하기 때문에 두려워한다고 생각하지만, 실제 우리를 공포에 몰아넣는 것은 공포 그 자체다. 중첩된 공포의 수준을 우리는 위험감지기로 받아들인다.

"만일 내가 정말 공포에 질려 있다면, 그것은 틀림없이 나를 두렵게 하는 그 무엇이 정말 위험하기 때문일 거야!"

그리하여 아무런 증거가 없는데도 감금의 '가능성'을 '거의, 십중팔구'로 해석하고, 공포가 심해지면서 '확실함'으로 바꿔버리고는 자신을 보호한다고 대책을 강구하는데, 그 대표적인 것이 바로 회피이다. 판단력은 필요한 것만큼 발달하지 못하고, 혹은 한순간 발달했다가도 후퇴해버린다.

그러나 공포의 힘은 처음부터 막강해서 다음과 같은 세 가지 방식에 의해 유지되고 깊어진다. 첫째, 실제 경험이나 사건, 사고에 관한 뉴스를 일반화하여 필연적으로 또 똑같은 끔찍한 경험을 하게 될 거라고 믿는다. 둘째, 대부분 불유쾌하고 고통스럽긴 했지만 치명적이지는 않았던, 갇혔던 경험에 대해 결과를 왜곡한다. 셋째, 두려워하는 상황을 반복적으로 회피함으로써 결과적으로 그것에 관해 말하거나 생각하는 것조차 회피하며, 죽을 것이라는 이론은 현실세계에서 검증받지 못한 채 건재한다.

공포증을 겪는 우리의 도전은, 밀폐된 장소에 대한 공포의 강력한 실타래를 푸는 것이다. 그렇게 하려면 하나하나 매 상황에 접근해 실제로 취할 점은 무엇이고, 안전에 반대하는 진짜 위험은 무엇인지 체크해 보아야 한다. 그러기 위해선 생각하고 느끼는 능력, 그리고 우리의 몸에 온전히 참여하는 능력을 배우거나 회복시켜야 한다. 그것도 동시에 말이다. 그때 우리는 자신과 타인에 대해서 그런 상황이 발생하면 커다란 도움이 될 수 있다.

공포증이 발생해서 진척되는 과정은 일부러 되는 것도, 의식적인 것도 아니다. 어느 날 아침 잠자리에서 일어나 이렇게 생각하는 사람은 없다.

> "오늘은 뭘 하면 좋을까? 정원 가꾸기를 해볼까? 산책하러 나갈까? 친구한테 가볼까? 아니야, 난 알고 있지. 만일 차가 물속으로 빠지면 탈출도 못하도록 엄청나게 덩치가 큰 남자 두 명이 가로막은, 문이 세 개밖에 없는 차의 뒷좌석에 꼼짝 못하고 갇혀 있는, 끔찍하고 절망적인 상황에 관한 시나리오를 생각해내서 난 오늘 공포에 질려 볼 거야!"

공포영화를 만드는 사람들은 어느 일요일 아침에 이런 종류의 생각을 할지도 모르겠다. 아마도 우리는 모두 이런 재난 영화의 시나리오 작가라는 또 다른 직업을 가질 수도 있겠다! 폐소공포증을 꿈꾸는 사람은 아무도 없다. 또 다른 사람이 그렇게 되기를 바라는 사람도 없다. 이 공포증은 점점 더 커진다. 언제, 그리고 왜 두려움이 시작했는지 정확히 기억하는 사람들도 있지만, 전혀 모르는 사람들도 있다. 모른다는 것에 대해 개의치 않는 사람이 있는가 하면, 어떤 이들은 좌절감에 빠진다. 이유가 무엇이건 우리가 아는 것은, 지금 여기에서, 실제 막힌 공간에 있을 때나 거기에 대해 생각할 때 불안감을 느낀다는 것이고, 이 느낌은 너무나 불유쾌하다는 것이다.

그러나 우리 자신을 가장 잘 도울 수 있는 시점은 지금이고 바로 여기이다. 어디에서 기인한 것인지 정확히 모른다 할지라도, 공포증을 극복해내는 발걸음을 내디딜 수 있다. 이것이야말로 복음이다.

2부

폐소공포증은 점점 심해지는가?

5장

밀폐된 장소의 과거와 현재, 그리고 미래

p.37에서 예를 들었던, 불안감을 자아내는 것 중의 많은 부분이 21세기 기술진보의 산물이다. 전부는 아니지만, 꽤 많은 것들이 전기나 전자 장치에 의해 자동통제되도록 고안된 공간이다. 따라서 우리처럼 좁은 공간을 힘들어하는 사람들에겐 전기가 발명되기 이전의 삶이 훨씬 더 쉬웠을지도 모른다는 생각을 뿌리칠 수 없다. 그러나 다시 한번 생각해보자. 여기 고도로 단순화시킨, 밀폐된 공간에 대해 시대를 넘나드는 번개같은 여행이 있다.

건물들

> "으리으리한 저택이요? 고성이요? 난 못 들어가요. 출구가 어딘지도 모르고 잘못 들어가면 지붕 밑 방이나 좁디좁은 복도를 따라 내려갈 수도 있어요."

"내가 어디서 처음으로 공포증을 경험했는지 아세요? 바로 피라미드에서랍니다. 한번 들어가면 도저히 빠져나오지를 못해요. 간신히 빠져나왔죠."

"나선형으로 휘어져 올라가는 기울어진 피사의 사탑을 오르다가 갑자기 깨달았어요. 여기서 도저히 못 빠져나갈 거라고요. 정말 끔찍했어요."

공포증을 겪는 많은 사람이 고성이나 사원, 교회 그 밖의 역사적 기념물이나 유적지를 피해 다닌다. 협소하거나 밀폐된 공간에 부딪치는 것이 두려워서다. 좁은 통로, 창문도 없는, 고통스럽게 한없이 올라가야 하는 돌로 만든 계단, 끝없이 이어진 지하의 봉안당과 지하묘소는 진짜 장난이 아니다. 이 중에 현대 건물의 안전기준에 부합되거나, 밖으로 나가기 쉽게끔 고안된 출구 같은 것은 거의 없다. 우리 조상 대부분이 이런 곳에 살아보지도 못했고 방문할 기회도 거의 없었을 거라고 믿지만, 그리고 오늘날의 사람들보다 일반적으로 키도 작았겠지만, 이런 환경에서 불안감을 느꼈던 사람들도 분명히 있었을 것이다.

현재 영국에는 거의 남아있는 것이 없지만, 유럽의 시골이나 산골짜기에는 비좁은 집들 사이로 간신히 통로가 나있는, 실내가 몹시 어두운 집들이 아직도 남아있다. 우리의 마을이나 골짜기, 그 후 도시에 지어진 일반적인 집들은 창문도 거의 없는 아주 작은 집들이 대부분이었고, 심미안적 측면보다는 거친 날씨에 대비한 피난처로서의 개념이 우선이었다. 그런 제약된 공간은 가난한 사람들에게 이중 삼중으로 더 힘들었으리라. 침대 공간을 여러 형제 · 자매와 같이 써야 했을 테니 말이다!

그래도 시골에서는, 낮에는 대부분의 시간을 신선한 공기를 마시며

밖에서 지냈을 것이다. 그러나 산업화가 진행되면서 사람들이 도시로 몰려듦에 따라 주거지는 '슬럼화' 되어 갔다. 불안과 공포의 가능성은 극도로 커지고, 매연으로 가득한 하늘은 침침하고, 야외에서의 '한적한 여유' 도 없어지면서 고통은 더욱 가중되었으리라.

불빛도 없었다

과거 어느 시대를 막론하고, 어둠을 무서워하는 사람들은 불빛도 없는 캄캄한 밤에 더욱 공포에 시달렸을 것이다. 예를 들면 2차 세계대전 때 등화관제를 싫어했던 사람은 아주 많았다. 무서움을 달래줄 한 줄기 빛을 얻기 위해서라면, 이들은 무엇이든 하려고 했을 것이다. 그래도 당시에는 '해제' 사이렌이 울리면 재빨리 다시 전기라도 킬 수 있었다.

전기와 가스불이 발명되기 전에는 불이나 촛불, 혹은 호롱불 심지에 의존해야 했다. 불을 밝히는 수단이 없는 사람들은 그야말로 어둠 속에 속수무책으로 있었을 것이다. 어린이와 환자, 감옥의 죄수들에겐 특히 더 고통스러웠을 것이다. 죄수의 경우는 종종 창문도 없는 지하의 협소한 굴속에서(아마도 잊힌 채) 묶여 있었을 것이다.

우리 사회체제는 응징의 수단으로 아직도 감금을 사용한다. 협소한 공간에서 오랜 시간을 견디는 것이 얼마나 힘든지는 누구나 안다. 어떠한 종류를 막론하고 수용된 사람들은 감옥에 갇히는 순간부터 불안과 공포감을 다스리기 위해 갖은 노력을 동원해야 한다. 공포증을 이겨내고자 끊임없이 애쓰는 과정에서 사람들의 사회관과, 혹은 사회에서의 그들의 위치에 관한 견해를 자연스럽게 향상시키는 분위기를 만들 수는 없는지 자문할 시점에 왔다고 생각한다. (추가 참조 p.294)

배

커티 삭(Cutty Sark)을 방문했거나 리들리 스콧이 감독한 웅장한 영화 「마스터 앤 커맨더(Master and Commander)」를 본 사람들은, 높다란 배의 갑판 밑바닥에 숨겨진 기이하고도 끔찍한 폐소공포증적 삶의 분위기를 쉽게 떠올릴 것이다. 사방이 탁 트인 배 위에서 바다를 항해하는 것이 어떤 이들에겐 즐거운 것이겠지만, 해군에 끌려가 수십 개월을 숨 쉴 공간도 없는 배 밑바닥에서 지내야 했던 사람들은 끔찍한 폐소공포증으로 고생했음이 틀림없다. 더욱더 끔찍한 것은 아프리카에서 '수출' 됐던 노예들이 겪었던(필연적으로 폐소공포증을 양산했을) 처참한 상황이었다. 이들은 갑판 밑에 일렬로 빽빽이 강제로 눕히어 오직 코 위로 겨우 숨 쉴 공간만 허용된 채, 쇠사슬에 묶여 거친 바다를 지나가야 했다. 이보다 더 잔인하고 비인간적인 상황은 상상하기조차 어렵다.

작업환경

산업혁명기를 거치는 동안, 수백만의 사람이 소음과 더러움과 위험으로 가득 찬 공장의 작업장에 무더기로 투입되었다. 이들은 온갖 종류의, 동작을 제한하는 기계류와 단조로운 생산 라인에서 일해야 했다. 영국 작가 토머스 하디는 노동자들이 견뎌야 했던 비인간적이고 극도로 위험한 조건에 항거했던 수많은 관찰자 중 한 사람이었다.

현대 기술이 제조업 중심에서 서비스 산업으로 전환되면서 이런 상황이 서구사회에서는 많이 개선되었고, 많은 사람이 고된 작업환경에서 해방되긴 했지만, 많은 개발도상국들이 아직도 비슷한 제약적 환경에 놓여 있다.

채굴이 주 직종인 많은 지역사회에서 소년과 젊은이들은 아버지를 따라 탄광으로 들어가는 것 외에는 별다른 대안이 없었을 것이다. 현대의 환기장치나 승강기에 관련된 기술도 없었던 예전의 터널과 갱도는 훨씬 더 숨이 막히는 공간이었을 것이고, 오늘날보다 훨씬 더 끔찍한 폐소공포증을 불러일으켰을 것이다. 폭발이나 붕괴로 인해 어쩌면 산 채로 묻힐지도 모른다는 공포로 더욱 몸서리쳤을 것이다. 안전에 관한 규정이나 과정이 엄청나게 개선되긴 했지만, 그런 공포가 현실로 나타날 가능성은 여전히 존재한다. 다행스러운 것은 모든 결과가 항상 비극으로만 끝나는 것은 아니라는 것이다. 최근 남아프리카에서 수천 명의 광부가 매몰돼 지하에 갇히고 며칠이 지난 후, 단 한 명도 다치지 않고 전원이 무사히 구출되었다는 소식에 많은 사람이 가슴을 쓸어내렸다.

최근의 역사를 살펴보더라도, 지하로 들어가도록 명령받은 사람들이 있었다. 2차 세계대전 때 수많은 광부가 징집되었는데, 때마침 석탄 공급량이 몹시 달렸던 정부는 5만 명을 소집해 군대 대신 탄광에서 일하도록 명령했다(이들은 당시 노동부 장관이었던 어니스트 베빙의 이름을 따서 '베빙 소년들'이라고 불렸다). 그 중의 한 명이 모리스 피어스였다. 왕립 해병대가 되기를 간절히 원했던 그는, 탄광 의무를 피하려고 심한 폐소공포증을 앓고 있다고 주장하였다. 운이 없었던지, 그가 항소하러 갔을 때 그 외에도 24명의 소년들이 '심각한 폐소공포증'을 호소하고 있었다. 그리하여 "이 책략은 먹혀들지 않았다." 짐작하건대 이 중의 일부는 책략을 부린 것이 아니라 진짜 폐소공포증을 앓았을 것이다. 이들이 다른 곳에 배치되었더라면 좋았을 텐데. 피어스는 2008년에 살아남은 다른 베빙 소년들과 함께 '자랑스러운 뱃지'를 받게 된다. 이들의 공로를 인정한 것이다.

이보다 앞서 1차 세계대전 때도 영국과 연합군은 또 다른 폐소공포증적 환경에서 싸워야 했다. 숙련된 광부들을 투입하여 북부 프랑스와 벨기에의 전장 지하에 수백 마일에 이르는 좁디좁은 터널을 파게 했던 것이다. 통신과 기습 공격의 중요 통로로 사용되었던 이 길을 지나가려고 군인들은 엄청난 용기를 쥐어짜내야 했을 것이다. 끔찍하기로는 참호도 만만치 않았다. 참호를 둘러싼 비참한 환경이야 말할 것도 없고, 어쩌면 생매장당할지도 모른다는 가능성에 몸서리를 쳤다.

생매장의 가능성

생매장의 두려움은 뿌리 깊다. 산사태나 눈사태, 지진과 광산의 매몰, 그리고 폭탄 투하로 인한 사상자들을 찾아내고 구출해내는 고도로 발달한 비상 기계류가 발명되기 전까지 매몰은 곧 죽음을 뜻했다.

19세기에는 의사의 오진 때문에 자칫 생매장당하지나 않을까 하는 두려움에 '생매장 방지협회'라는 웃지 못할 단체까지 결성되기도 했다. 혹시 깨어났을 때를 대비하여 관 안에 사용 가능한 복잡한 비상 장비를 설치해 놓기도 했다(이런 응급도구는 아주 최근인 1995년까지 계속 업그레이드 되어왔다!). 어떤 이들은 한발 더 나아가, 묻기 전에 반드시 자신의 목을 따야 한다고(진짜, 진짜, 죽었다는 것을 확실히 하려고) 유언장에 구체적으로 명시하기도 했다. 이런 두려움이 진짜 근거가 있는 것이었는지 증거(산 자를 묻는 것)를 찾기는 어렵지만, 대역병이 돌던 시기의 기록이 몇 개 남아 있기는 하다. 그러나 다른 많은 공포와 마찬가지로, 극단적으로 드문 이러한 가능성에 대한 불안감이 폐소공포증의 일부분을 차지하고 있다. 현대 의학이 고도로 발달한 이 시점에서도 말이다.

두려운 것에 대해 한창 얘기를 나누던 중 많은 사람이 자연스럽게 이 주제도 언급했지만, 대부분 얼른 화제를 바꿨다. 생각할 수 없을 정도로 너무나 두렵기 때문이었다. 30년 전 나는 어느 친구와 만일 둘 중의 한 명이 먼저 죽으면, 남은 사람이 날카로운 것(우리는 뜨개질바늘로 정했다!)으로 시체를 몰래 푹 찌르기로 약속했다. 그리고 내 영혼 어디엔가 나는 아직도 희망을 품고 있다. 그녀가 그렇게 해…주…기를….

'사망선택 유언'(*식물인간으로 살기보다 죽기를 원한다는 뜻의 유언문서)의 창설에 관한 최근 논란도 이와 관련된 현상이리라. 자신의 육체 속에 '갇히기를' 원하지 않는다고 미리 결정하는 것.

그 밖의 다른 시대의 밀폐된 공간들

그 밖에도, 예전만큼 나쁘지야 않지만 지금까지도 지속되는 두려운 상황이 많이 남아 있다. 예를 들면 줄 서기 같은 것은 정말 오래된 것으로, 아직도 많은 사람이 공포증을 야기시키는 상황으로 지적한다. 당장 생계유지를 위해 갑판이나 공장, 공사현장에서 줄을 서고, 식량배급표를 받고자 줄을 서 있다면, 절박하고 필수적인 측면 때문에 기다림은 더욱더 고역스럽게 느껴질 것이다. 그런 것을 휴가를 맞아 목적지로 떠나는 비행기의 안내 방송을 기다리거나 고속도로에서 기다리는 것과 비교하기는 어렵다. (켄트주의 휘스터블에 가면, 남자들이 굴을 따려고 줄을 서야 했던 '기아 포인트 Starvation Point'라는 곳이 있다. 왜 그런 이름이 생겼는지 이유는 알려져 있지 않다.)

공공건물과 공장들, 그리고 음악 홀 같은 곳의 안전규정이 제대로 마련되지 않아 출구를 찾지 못하는 경우도 많았고, 출구 자체가 별로 없어서 악명 높은 재난 사고를 내기도 했다.

1800년대에는 빵 한 덩어리에도 감옥살이를 해야 했고, 기결수는 노예 기간이 끝나고 이송될 때도 쇠고랑을 여전히 차고 있어야 했다. 수용소의 환자들은 구속복을 입고 감금되었다. 많은 사람이 혐오하는 마스크의 경우, 수술용 마취 가스를 주입시키기 위해 강제로 얼굴 위에 덧씌워졌다. 다이빙용 마스크는 더 끔찍했다. 얼굴에 제대로 씌우려면 나사로 조여야 했고 혼자서는 벗지도 못했다.

전자 시대 이전의 삶을 고도로 압축해서 개관해보면, 한마디로 폐소공포증에서 자유로운 고대의 전원적 이상향과는 거리가 한참 멀다 하겠다. 사실상 현대의 삶이 어느 모로 보나 훨씬 더 낫다. 그렇다고 해서 현대인의 폐소공포증이 전적으로 비이성적이라고 말할 수는 없다. 공포증을 겪는 사람들은 단지 '두려움을 느끼더라도 어찌 됐건 움직여야 하고' '기분을 조절해야 하며' '정신을 바짝 차려' 야 한다. 우리의 두려움은 아무런 의미도 없고 별 중요성도 없다고 치부되어야 할까?

나는 그렇게 생각지 않는다. 불안에 사로잡힐 때 일어나는 반응이 지나치게 부풀린 것일 수도 있음은 인정한다. 이는 우리 모두가 깨닫는 바이다. 그러나 그러한 깨달음은 이성적인 마음이 작동될 때이고, 공포에 사로잡히지 않았을 때이다. 그리고 때로는 불안의 유용한 점을 살리고 싶은 욕구가 생기는 시점까지 도달하기도 해서 우리 자신과 우리를 도와주었던 사람들까지 도와주고 싶은 마음마저 들기도 한다.

그러나 두려움을 극복하는 돌파구를 마련하려면, 아무리 약한 것일지라도 두려움이 어디에 기초하는가를 반드시 알아내야 한다. 기술의 사용과 발전은 우리 삶의 양식에 엄청난 변화를 가져왔지만, 새로운 형태의 감금을 가져온 것도 사실이다. 우리가 느끼는 불안의 핵심에는 사방이 가로막히고 감금된 상황, 특히 전자동으로 이뤄지는 비인간적인 장치에 대해, 근본적으로 거북해 하는 진리가 숨어 있다고 확신한다.

전적으로 '공포증'으로만 치부해 두려움을 맹목적으로 기각하는 것은, 그로부터 입는 외상을 가볍게 여기는 것이며, 아무리 경미한 것일지라도 감금으로 인해 발생할 수 있는 위협을 무시하는 것이다. 아무런 반대나 반성, 우려도 없이 이러한 변화가 무소불위로 계속된다면, 어느 날 우리는 더 많은 통제 불가능한 감금 속에 갇힌 자신을 발견하게 될 것이다. 우리를 둘러싼 환경의 모든 측면과 관련하여, 구조나 설계에 영향력을 행사하는 사람들에게 이런 진실을 말해야 한다. 그것이 바로 폐소공포증을 경험하는 우리가 기여할 수 있는 부분이다.

전자동으로 통제되는 공간에 대한 기고자들의 반응

"나는 최근까지지도 런던의 택시 문이 운행 중에 자동으로 닫힌다는 것을 몰랐어요. 문을 못 열게 되면 창문이 열리나 체크해야 되는데, 창문으로 탈출한다는 건 생각만 해도 정말 끔찍하잖아요? 이 새로운 공포는 정말이지, 완전히 미친 짓이죠. 달리는 차 안에서 뛰어내린다는 생각은 해본 적이 없지만, 가능한지는 알아야겠어요."

"전자로 누르면 열리게 되어 있는 자동 출입문 때문에 이젠 기차로 여행도 못하겠어요."

"자동차 키의 건전지가 다 떨어지는 바람에 차에 갇힌 적이 있어요. 나갈 수가 없었어요. 난 정말 완전히 공포에 질려버렸죠. 아무한테도 연락할 수 없었고, 도대체 어떻게 해야 할지 앞이 캄캄했어요. 도어와 창문을 어떻게든 열어보려고 애를 썼지만 전혀 움직이지 않았죠. 가까스로 남편에게 휴대전화로 전화했어요. 그는 날 진정시키고는 문을 다시 하나하나 열어보라고 말했어요. 나중에 가서야 뒷좌석의 도어 하나가 열려 있다는 것을 알았죠. 정말 끔찍했어요. 난 자동차 키의 배터리가 그렇게 닳아버릴 수 있다는 것도 몰랐어요. 이건 정말 위험하잖아요? 만일 차가 물속으로 빠졌다면 어쩔 뻔했겠어요?"

"호버크라프트(*분출하는 압축 공기를 타고 수면이나 육지를 나는, 탈것)에 타고 있었는데 폭풍 때문에 꼼짝 못하고 갇혀 있었어요. 엄청난 파도가 몰려왔죠. 난 흐느껴 울면서 승무원한테 매달렸답니다. 전혀 모르는 사람이었는데 말이에요."

"글래스고우를 출발한 만원 열차 안에서 한 시간 이상을 갇혔던 적이 있어요. 10시간 걸리는 여행이었죠. 승무원들은 기차에서 내려버렸고, 실내는 열기로 달아올랐는데도 아무런 안내 방송이 없었어요. 마실 물도 없었고, 창문은 열 수 없게 되어 있었습니다. 난 애들을 떼어놓고 훨씬 시원한 일등칸으로 옮겨가야 했어요. 어떤 사람이 날 그리로 데려가 줬어요. 또 어떤 친절하신 분이 도와주겠다면서 애들을 맡아주었지요. 죄의식이고 뭐고 느낄 여유가 전혀 없었답니다. 끔찍한 두려움과 애들을 돌보아야 한다는 본능 사이에서 분열되는 느낌을 받았어요. 정말 힘들었답니다."

"지금은 예전보다 훨씬 더 폐소공포증을 유발하는 상황이 많아진 것 같아요. 기차를 타면 자동문이 있지요. 여객선에는 외부로 나가는 갑판도 없어요. 방은 천정도 낮을뿐더러 창문도 없답니다. 버스는 점점 좌석이 줄어들고 사람만 많이 태우게끔 설계돼 있어요."
"자동출입문이 달린 새로운 수송 수단은 어떤 면에선 더 '안전'할지 모르지만, 저희 공포증 있는 사람들에겐 전혀 도움이 안 된답니다."

공포증을 더욱 악화시키는 주요 변화들

"서로 빽빽하게 닿을 정도로 유인원들을 한곳에 몰아넣고 일련의 경쟁적 개인주의에 입각한 행동을 하도록 몰아넣는다면, 절대 좋은 생각이라고 할 수 없을 것이다. 그런 폐소공포적 환경 속에 쥐를 풀어보라. 이들은… 순식간에 살해 충동에 휘말려 서로 잡아먹을 것이다."

(1997년 런던 「인디펜던트」지에 실린, 리처드 로저스의 '좁은 지구 속의 도시들(Cities for a Small Planet)'이란 기사를 스테판 베일리 씨가 보내옴)

자신만의 공간, 동작의 자유로움이 제한을 받는다면, 그리고 상황에 대한 통제권이 없고 자신이 아는 사람들과 절연되어 있다고 느낀다면, 이 모든 것이 공포증을 가져올 수 있다.

우리가 함께 살아가는 데 있어, 다음의 변화들은 그러한 요인이 더욱 증가할 수 있음을 시사한다.

1. 도시로의 유입과 실내에 머무는 시간

점점 더 많은 인구가 도시나 도시화한 지역에 살고 있고, 이런 현상은 점점 더 우리를 대지에서 멀어지게 한다. 대다수 사람이 하루의 대부분을 실내에서 지낸다. 옛날 사람들은 집을 단지 쉬는 곳으로 간주하고 대부분의 낮 시간을 밖에서 지냈다. 이것이 지난 200여 년 동안 발생한 중요한 변화 가운데 하나이다. 진화론적 관점에서 볼 때, 동물인 인간이 낮의 대부분을 갇혀 지내는 '새로운' 환경에 신체적으로나 신경학적으로 완전히 적응했다고 추정할 근거는 전혀 없다.

2. 수많은 사람으로 북적대기, 이질성, 개인의 표현의 자유

시내와 도시, 도로와 기차는 점점 더 많은 사람으로 북적대고 공간을 차지하기 위한 경쟁도 치열해진다. 이 모든 것이 더 많은 두려움을 낳는다(그런데 현대인들은 체구도 더 크지 않은가! 똑같은 공간이 예전보다 더 비좁게 느껴질 것이다). 지나치게 스트레스를 받지 않고 이러한 고도의 밀집된 생활과 일, 그리고 여행을 성공적으로 이끌어나가려면 존중과 자제가 요구된다. 자신을 '우리'라는 집단 속의 작은 부분으로 간주한다면, '나'가 강조되는 사회보다 복잡하고 밀폐된 공간에 더 쉽게 적응할 수 있을 것이다.

비교적 최근까지만 해도 공동의 가치가 존중되는 시스템이었던 일본에서 자기 규제와 일사불란한 동작, 고도로 구조화된 예의 바른 행동과 같은 사회적 관습이, 극히 동질적인 인구로 구성된 사회에서 매우 존경을 받았다. 이러한 행태가 수많은 사람으로 하여금 좁고 길게 뻗은 섬이라는 거주지에서, 극도의 빽빽함 속에서도 생활하고, 일하고, 함께 여행하게 했다. 결국 일본은 매일 실어나르는 사람의 숫자에 관한 한, 상상을 초월하는 지하철 시스템을 운영하는 나라, 분재와 캡슐 호텔의 나라가 아니던가?

그러나 이종 집단으로 이루어진 우리 사회는, 역사적으로 개인의 표현의 자유라는 욕구에 훨씬 더 애착을 가지고 있다. 모순되게 들릴지 모르지만, 우리는 표현의 자유에 대한 타인의 권리도 똑같이 존중한다. 영국의 인구가 증가하면서 구성원들도 다양해졌으며, 개인의 가치나 우선권, 기대와 요구도 매우 다양하다. 필연적으로, 가치나 욕구가 표현되는 방법과, 공간을 비롯한 자원을 누가 어떻게 사용할 것인가에 대해서도 많은 불일치가 있을 수밖에 없다.

3. 자유에 대한 기대감

지난 60여 년 동안, 우리는 초 기동성이라는 기대를 안고 살게끔 배워왔다. 어디로 어떻게 가는가를 마음대로 결정하고, 필요하고 원하는 것은 무엇이든지 '가서 집으면' 되었다. 점차 사람들은 삶이란(모든 전자기술에 관한 것을 포함하여) 항상 작동해야 하고, 절대 부서지지 않으며, 항상 진보하며, 생각의 속도나 광대역 통신망만큼 빠르게 (어느 것이 더 빠르든 간에) 움직이는 거라고 기대하게 되었다. 생산적이고, 역동적이고, 창조적이고, 어딘가에 속해있지 않으면, 자신의 존재에 대해, 혹은 존재하는지조차 의문을 품는다.

어떤 것을 선택하든 무제한으로 공급되어야 하며, 잠재적 가능성은 무엇이든 반드시 이루어져야 한다고 부추기는 그런 사회에 우리는 살고 있다. 따라서 우리가 '충분히 깊이 파고' 들어가기만 한다면, 정말 진심으로 '나는 그럴 자격이 있어' 라고 믿기만 한다면, 장애물이란 없다고 믿는다. 그러니 실제로든 은유로든, 어느 단계에서나 그저 밀폐된 공간을 기대하지 않으면 되는 것이다.

가만히 있으면서 기다리고, 아무것도 하지 않은 채 공간을 뚫어지게 응시하는 것은 상대적으로 가치가 없는 것처럼 보인다. 그러므로 빈둥대겠다는 기대감으로, 밀폐된 공간에 천천히 걸어 들어가는 사람은 없다. 우리는 재빨리 들어가서 재빨리 나오기를 기대한다. 비인도적인 것에 참을 수가 없어 그런 것인지는 모르지만, 버튼을 누르는 순간 문이 열리지 않으면 우리는 거의 미친 듯이 버튼을 눌러댄다. 교통이 정체된 것을 아는 순간, 시간이 얼마나 걸리건 머릿속은 재빨리 다른 길을 생각해낸다.

그러므로 감금상태에 있게 되면, 혹은 꼼짝없이 갇혔다고 상상하게 되면 무궁무진하게 뻗어나가고자 하는 개인주의의 모든 애프터-이미지(After-Image)(*보고 있던 것이 없어진 후에도 눈은 여전히 그것을 보고 있을 때, 망막 후-이미지라고도 함)는 갈 곳을 몰라 하다가, 결국은 오로지 자신에게로 꽂혀 좌절감과 분노, 혼란의 소용돌이를 만들어 낸다. 불안감은 증폭된다. 비행기 진로가 막히면 엔진의 추진력은 어떻게 될까? 사소한 운전 실수에도 순식간에 서로 으르렁거리고 욕을 퍼붓는, '교통체증으로 인한 운전자의 격노'(Road Rage)가 터진다. 실제 상황 때문에 분노가 발생하는 경우는 드물다. 그저 거기에 쏟아 내놓고 보는 것이다. 무엇이든 내 맘대로 할 수 있다고 '되어 있는' 사회에서, 그렇지 않은 상황을 피하고자 하는 것은 당연하지 않은가?

'느리게 살기' 운동이나 오일 대란에도 불구하고, 삶의 가속화나 자유롭게 움직이고자 하는 욕구의 증가(안전에 대한 욕구의 정반대 편에 있는) 외의 다른 삶을 그려보는 것은 여전히 힘이 든다.

4. 공격에 대한 두려움의 증가와 안전의 욕구

동시에 안전에 대한 욕구도 점점 증가하고 있다. 정부 또한, 범죄자나 테러리스트들의 실재하는, 혹은 잠재적인 위협에서 우리를 보호하고자 안전에 대한 부담을 우리에게 부과한다. 영국인들은 세계 어느 나라 사람들보다도 더 많이 카메라에 노출되고 에워싸여 있다. 실제 조사 결과가 아닌데도 우리는 범죄가 증가하고 있다고 믿으며, 모든 위험을 막아주고 모호한 의도를 가진 사람을 차단해주는 시스템을 희구한다. 점점 더 많은 전자장치가 우리의 신원을 확인하고 수용 여부를 판단한다. 그 과정에서 우리는 효과적으로 자신을 집과 차, 차단된 지역사회와 사무실에 가둬놓는다. 플라스틱으로 만든, 절대 깨지지 않는 안전유리와 단단한 출입문 뒤에 숨어서 말이다. 전자 장치가 우리를 보호할지는 모르지만, 우리를 한계상황에 몰아넣고 소외시킬 수도 있다

나는 한번은 남부 프랑스의 한 작은 마을에서, 한 노인이 자동차단장치가 된 은행 입구에 걸려 오도 가도 못하는 것을 목격한 적이 있다. 자동검색 시스템이 금속으로 된 그의 엉덩이를 무기로 오인했기 때문이었다. 직원과 고객을 보호하기 위해 은행이 도입한 시스템이 무엇이건, 우선적 고려 대상과 고객을 포용하는 방향으로 고안되었어야 옳았다. 고객을 내차고 불편을 주기 위해서가 아니라면 말이다. 자유를 수호하기 위해 자신의 한쪽 다리를 희생한 (그는 온 마을 사람들에게 그렇게 말했다) 전쟁 영웅이 수십 년간 이용해 온 은행에 포로로 잡히는 상황이라면, 안전과 자유 사이의 균형이 무언가 크게 잘못돼 있음이 틀림없다. 보호에 지나치게 주안점을 둔 나머지, 인간적인 접촉은 점점 줄어들고 있다. 서로 알고 지내고, 인정하며, 욕구와 개인적인 관심사가 고려되며, 이용할 가치가 있는 소중한 서비스들, 혹은 덜 중요할지는 모르지만 살 만한 삶 자체가 점차 사라지고 있다. 이러한 불균형이 밀폐된 공간을 양산하고 공포증을 유발하며, 외상의 가능성을 크게 하는 것은 아닐까?

5. 전자동 전자장치에 의해 통제되는 공간들

오늘날 우리가 사용하는 많은 공간은 우리의 통제권을 벗어난 수단에 의해 에워싸여 있는데, 이는 전자나 전기 기술이 발달함에 따라 엄청난 변화가 이루어진 분야다. 영국에서는 1950년대까지만 하더라도 대부분의 노동자는 걸어서, 혹은 문도 안 닫힌 버스나 기차에 매달려 일하러 갔으며, 창문과 출입문은 직접 손으로 열어야 했다. 도시에 살지 않는 사람들은 일상생활에서 엘리베이터를 이용할 필요가 전혀 없었다. 높은 빌딩 꼭대기에 있는 집이나 사무실에 가려고 엘리베이터에 의존해야 한다는 것은 극히 드문 상황이었다. 비행기를 타는 경우도 드물었다. 어느 곳이나 빌딩과 차의 출입문은 금속으로 만든 단단한 열쇠로 직접 열고 잠갔다.

이와 대조적으로, 오늘날의 대다수 도시 노동자들은 점점 더 많이 자동으로 통제되는 출입문(대부분의 창문도 마찬가지다)에 갇혀 기차나 버스, 지하철, 승용차, 택시로 출퇴근하고 있다. 많은 사람이 점점 더 자주 비행기를 이용한다. 작업장으로 가려면 승강기를 타야 하고, 심지어는 자신의 집까지 가고 오는 데도 이용해야 한다. 많은 집과 아파트가 전자장치에 의해 통제되는 보안 게이트 뒤에 숨어 있다. 심지어는 가정용 '중앙잠금장치' 도 나와 있다. 호텔의 출입문도 점차 자동 시스템으로 바뀌고 있으며, 난공불락의 이중유리문에 의해 방들은 완전히 봉해져 있다. 특수시설에만 제한되었던, 손가락 지문이나 목소리 감식에 의해 운영되는 출입문이나 승강기도 점차 일반적인 것으로 받아들여지고 있다. 점점 더 많은 사람이 전에는 듣도 보도 못했던, 비인간적인 갇힌 삶을 어쩔 수 없이 받아들이고 있다.

그런 것들이 왜 문제가 되냐고? 만일 전력 공급이 중단되면 자동으로 통제되는 출입문은 열리지도 않을 것이며, 당신은 안에 갇히게 된다. 구급차가 와도 소용이 없다. 빠른 속도로 달리는 기차 안에서 사고가 발생해도 탈출할 수가 없다. 예전 같으면 창문을 열고 기차 위로 올라갈 텐데 말이다. 승강기가 당신의 목소리를 인식하지 못하거나 종이에 베인 손가락 지문을 읽지 못한다면, 승강기 밖으로 나가지도 못할 것이 아닌가? 사실상 미스터 Y인데도 컴퓨터가 당신을 미스터 X로 인지해 상부에 그렇게 보고한다면(독일인 친구 한 명이 신분증을 제시할 때 그런 경험을 한 적이 있었다) 자신이 말하는 바로 그 사람이라는 것을 자신이 어떻게 증명한단 말인가?

예전에는 차단된 공간을 탈출하는 데, 주로 완력이나 상황을 파악하는 지식, 그리고 관계에 의지하면 되었다. 오늘날의 건물 구조가 그런 것은 전혀 먹히지 않으니 초인적인 힘에나 의존해야 할 것 같다. 그러나 영국의 인구는 점차 노령화되어가고 힘이나 기동성은 떨어지고 있다. 기술이 발전해감에 따라 평범한 사람들의 지식과, 승용차 · 기차 · 비행기 · 승강기나 전자장치에 의해 통제되는 출입문을 설계하는 디자이너들의 지식 간의 괴리는 엄청나게 벌어지고 있다.

6. 소외감

컴퓨터가 신원을 증명하는 거리감과 더불어 점점 익명화와 비인간화로 치닫는 이 사회에서, 더는 우리 자신을 개인이라고 인식하기는 어려울 것 같다. 일상적 삶이 빤히 보이고, 가족과 지역사회가 더욱 밀접하고, 이동도 심하지 않고, 한곳에 오래 안주했을 때는 고립되어 갇힌다 해도 어디에 있는 누군가가 반드시 자신을 그리워할 것을 확신할 수 있었다. 한 가지 분명한 예외는 수년간 외국으로 떠도는 군인이나 선원이었다. 이들의 경우, 목숨을 잃으면 일일이 국가에 보고되지 않았다. 그러나 탄광 마을에서 채굴하다가 사고가 나면, 광부의 아내들은 채굴장 입구에서 누가 들어가 있고 누가 나왔는지 정확히 알 수 있었다. 모든 남자가 빠짐없이 기록되었기 때문이었다. 2차 세계대전 때도, 군인들 사이에는, 만일 폭탄이 터져 매몰된다 할지라도 상사와 구조팀뿐만 아니라 이웃과 친구가 자신을 수색해낼 거라는 엄청난 확신이 있었다.

최근에 일어난 사고들을 살펴보면 한 가지 확실한 것이 있는데, 어떤 종류를 막론하고, 특히 대형사고의 경우, 대중은 대체로 관대함과 용기를 가지고 서로서로 돕고자 행동한다. 특히 공격을 당한 곳이 자신의 '집'이라고 느낄 때 더욱 그러하다. 이와 마찬가지로 자기 보존을 위해 본능적으로 도망가는 집단 공황의 수많은 실례가 있지만, 우리 모두 자신에게 가장 소중한 사람을 타인보다 먼저 구하려 한다는 것도 의심할 바 없는 사실이라 하겠다.

앞으로 어느 것이 더 우세해질까? 그 어느 때보다도 점점 더 많은 사람이 이웃과 결별하여 나 홀로 살아가고, 가족과 친구로 촘촘하게 연결된 네트워크보다는 낯선 타인에 둘러싸여 살아갈 가능성이 더 큰 이 시기에 말이다. 우리가 느끼는 폐소공포증의 일부는 점점 더 증가해가는 격리와 고립감에 대한 두려움이나, 혹은 실제 그것들의 경험을 반영하는 것은 아닐까?

6장

탄광의 카나리아

: 폐소공포증과 포용적 디자인

비좁고 막힌 공간에 대한 두려움은 감금의 가능성에 대한 인간의 뿌리 깊은 반응이다. 동굴로부터 진화한 시점에서(높은 천정과 널찍한 공간이었기를 바란다) 21세기 첨단기술로 이루어진 삶에 이르기까지, 두려움은 언제나 인간과 함께해왔다. 역사의 위대한 행진을 견디어낸 대부분의 인간 반응은, 그만큼 살아남을 만한 가치가 있기 때문이었다. 그러므로 폐소공포증 또한 인류 보존을 위해 비슷한 보호적 기능을 한다고 상상하는 것은 전혀 무리가 아니다.

나는 폐소공포증을 겪는 사람들이 모든 사람을 위한 환경개선에 정말 중요한 역할을 한다고 확신한다. 위험과 불편에 대한 우리의 예민함은, 그것이 빌딩이건 수송수단이건 의학기구건 간에, 인간을 담는 공간의 설계나 제작에 관여하는 모든 사람에게 인간적 차원을 우선으로 고려하는 것이 얼마나 중요한지 상기시킨다.

인간은 공중에 떠돌아다니는 고립된 원자가 아니다. 우리는 지구촌 공동체의 일원이다. 철학자 하이데거는 우리의 사적인 느낌들이 전체로서의 사회에 대한 그 무엇을 드러낸다고 말했다. 폐소공포증은 개인적인 불쾌감도 아니요, 우리 안의 어떤 잘못도 아니다. 내가 이렇게 느끼고 있다면, 다른 사람들도 우리가 상상하는 것보다 훨씬 더 다양한 방법으로 그러하다. 잠재적 위험이나 불편함에 대한 정당한 우려와, 두려움에 대한 두려움을 가려내고 잘 관리한다면, 환경에 대한 우리의 감수성과 상상력을 개선의 목소리로 이용할 수 있다.

이렇게 생각해볼 때, 우리의 역할은 최근인 1990년대에도 탄광에 데리고 들어갔던 카나리아 새와 비슷할지도 모른다.

지하 깊은 곳에서 통풍은 어려운 문제였고 깨끗한 공기의 공급은 아주 중요했다. 광부들은 메탄과 일산화탄소의 증가로 인한 위험에 끊임없이 노출되었다. 자칫하면 독가스나 폭발로 이어질 수 있기 때문이었다. 카나리아는 가스의 위협에 아주 민감하다. 공기에 포함된 아주 적은 양의 독가스에도 이 작고 예쁜 노란 새는 동요하고, 지저귀는 것을 멈추고 눈에 띄게 고통스러워한다. 독가스에 조금 더 노출되면, 바닥에 풀썩 떨어져 의식을 잃고 즉사한다.

그러므로 광부들은 이 경보장치를 이용해, 너무 늦어 의식을 잃거나 폭발로 이어지기 전에 즉시 탄광을 빠져나올 수 있었다. 그들의 생명을 구해준 카나리아도 같이 데리고 나왔느냐고? (폐소공포증의 기미가 있거나, 혹은 동정심을 느끼는 사람이라면 누구든지 항상 첫 번째로 하는 질문이었다.) 탄광 노동자 전국노조의 총무인 키친 씨는 당연히 그랬다고 나를 안심시켜 주었다.

공포증을 경험하는 사람들이 '노래를 멈추거나' '눈에 띄게 고통스러워 할 때' 이것을 경고로 받아들일 수 있다. 기술문명의 요구에만 초점을 맞추는 이 사회가 더 빠른 속도라는 환영에 볼모로 잡히면서, 우리의 경고는 완전 자동으로 통제되는 시스템이 주는 황홀감과, 동작의 자유라는 희생 위에 세워진 불균형적인 안전에 대한 우선권 부여로 점점 더 그 빛이 바래고 있다. 이렇게 되면 피와 살을 가진 진짜 인간이 원하는 것이 무엇인지, 무엇을 견뎌내고 즐거워하는지에 대한 안목도 사라질지 모른다.

각각 다른 세기에 이루어진 두 개이 모범적인 예를 들이보자. 첫 번째는 런던 지하철 건설에 관한 것이다. 전기로 작동되는 기차의 도래는, 기술자들로 하여금 사상 최초로 런던 지하에 깊은 터널을 파고 철로를 깔게 했다(예전의 지하철은 증기 기관차였고 지표면에서 훨씬 가까운 곳에 레일을 깔았다). 이 깊은 곳에 설치된 노선의 하나가 사우스 앤 센트럴(South and Central) 노선이었는데, 지금은 사라지고 없다. 당시 이 새로운 기차 모델에는 세 가지의 중요한 설계 요소가 있었는데, 현대의 그것과 비교하면 거의 지옥과 같았다.

첫째, 출입문의 구조가 오로지 밖에서만 열리게끔 제작되어서, 출입문 간격에 맞추어 '문지기'가 지하 플랫폼에 대기하고 있다가 기차가 도착하면 문을 열고 승객들을 나오게 했다. 둘째는, 당시만 해도 전기가 아직 생소한 것이어서 정전이 잦았다. 기차가 역 중간에 멈춰 서면, 승객들은 깜깜한 어둠 속에 갇혀 있어야 했다. 마지막으로, 거의 믿어지지 않겠지만 당시 기차를 설계한 제작자는 기차에 창문을 달 생각을 하지 않았다. '어차피 밖에 볼 것도 없다'는 것이었다. 두말하면 잔소리지만, 새로운 시스템이 제공해준 놀라운 속도(달릴 때만)에도 불구하고, 이 노선은 전혀 인기가 없었고 후에 디자인이 개선되었다.

두 번째 예는 최근의 것이다. 맨 처음에 나온 MRI 스캐너(자석 공명 이미지)는 분명히 이 기계가 돕고자 했던 인간의 감정보다는 새로운 기술의 과시에만 급급했던 게 틀림없다.

초기의 스캐너는 좁다란 튜브처럼 만들어졌는데, 사람이 한 명 겨우 들어갈 만한 구멍이 뚫려 있었고 한쪽은 막혔는데, 벽을 파서 안으로 설치된 것도 있었다. 런던에는, 납골당에 설치된 곳도 있었다! 런던 '직립 MRI 센터'의 운영담당 국장인 비키 씨에 따르면, 소음도 엄청나게 심했고 몹시 어두침침했다고 한다. 환자들은 컨베이어 벨트에 묶인 상태로 스캐너 안에 들어가야 했는데, 머리가 먼저 들어가는 경우도 있었고(머리는 찍지 않는데도 불구하고), 장시간을 완전히 꼼짝달싹 못하는 상태에서 드러누워 있어야 했으며, 밖은 전혀 볼 수 없었다 한다.

조사연구에 따르면, 5~15%의 환자가 검사를 다 끝마치지 못한 상태에서 스캐너를 거부했으며, 30%에 달하는 환자가 몹시 불쾌했다고 응답했을 뿐만 아니라, 일부 환자는 폐소공포증을 이곳에서 처음 경험했다고 한다. 검사 과정이 외상의 결과까지 낳은 것이다. 유감스럽게도 직원의 무감각이 스트레스를 가중시키기도 했다. 보고에 의하면, 이들은 고통스러워하는 환자들을 '괴상하다' 거나 '까다로운 고객' 이라고 표현하며, 고객의 불안감과 공포를 일축했다.

환자가 기계에 들어가기를 거부하거나 스캔을 하기에 충분한 시간 동안 기계 안에 머무르지 못할 때, 귀중한(그리고 값비싼) 스캐너와 직원의 시간은 아무것도 아닌 것이 되고 만다. 애초에 의학적 서비스를 찾아 병원에 온 환자는 이제 다른 방법을 요구할 것이며, 어쩌면 MRI보다 효과가 작은 의료 수단에 의지하게 될지도 모르고, 결과적으로 빠르고 정확한 진단을 놓치게 될 수 있다.

다행히 병원의료진과 설계자들은 문제의 초점이 두려워하는 환자에게 있는 게 아니라, 억압적인 검사 과정에 있음을 깨달았다. 구식의 초기 스캐너는 엄청나게 업데이트되고 개선되었을 뿐만 아니라, (양쪽으로 열리게 되어 있고 입구도 넓어졌으며, 의료진을 볼 수 있는 거울이 장착되었을 뿐만 아니라 소음도 줄었다) 완전히 새로운 디자인의 두 기계가 개발되었다. 하나는 햄버거처럼 두 쪽으로 나있는 개방형이다(이 안에서 환자는 우아함은 느끼기는 어렵겠다, 편안하지만 햄버거 속이 된 느낌?). 두 번째는, 직립형이다. 앉거나 서 있을 수도 있고 DVD를 감상할 수도 있으며, 옆의 친구를 쳐다볼 수도 있다. 자전거에 앉아있는 것과 아주 비슷하다.

나는 이 새로운 스캐너야말로 기술문명의 '명령'(비록 도움을 주는 것이기는 하지만)에 대한, 인간의 감수성의 승리라고 간주한다. 이들은 존엄성과 존경심, 그리고 통제권을 환자에게 돌려주었다. (스캐너에 관한 더 많은 정보를 원한다면 p.218을 참조하라.)

스캐너의 디자인이 개선된 것은 최소한, 부분적으로는 공포증을 느끼는 환자들의 '거부율'을 줄이기 위한 필요성 때문이었다. 지하철에 창문과 제대로 된 출입문이 장착된 것도 추측하건대, 많은 사람이 지하철을 이용하게 함으로써, '사우스 앤 센트럴' 노선에 투자한 투자가들의 수익을 만회해주려는 목적 때문이었을 것이다. 그러나 디자인의 개선은 공포증에 관계없이 모든 사람에게 유익함을 가져다주었다. 걱정하는 모든 이에게 훨씬 약한 스트레스를 선사한 것이다.

시대를 넘나드는 위의 두 가지 예는 '건축 및 빌딩환경위원회'가 '포용적 디자인'이라 묘사한, 설계의 주요 원칙 가운데 많은 것을 충족시킨다. 위 위원회는 건축과 도시 디자인, 공공장소에 대한 영국 정부의 자문기관으로, 정책입안자들로 하여금 일반 시민으로부터 더 많이 환영받는 공간을 만들게 하고, 또 대중이 빌딩이나 공간에 대해 더 많은 요구를 하도록 고취하는 것을 목표로 한다.

이 위원회에 따르면, '포용적 디자인'(모든 이들을 위한 디자인, 혹은 보편적 디자인이라 불리기도 함)이란 건축의 세계에서 사람을 디자인 과정의 중심에 두며, 웰빙과 사회적 응집을 촉진한다. 다양성과 차이를 깨닫고, 특정인에게 불리한 '장애적 장벽'을 만들지 않는다. 또한 접근성이란 단지 물리적인 도면에 관한 것이 아니라, 공간을 사용하기 전에 사람들로 하여금 자신감을 느끼게 하는, '지적'이고도 '정서적'인 측면에 관한 것이기도 하다. 포용적 디자인은 선택의 기회를 제공한다. 다양한 사람들의 요구들, 즉 새로운 아이디어나 충고를 받아들인 후 행동으로 옮긴다면 소위 '탁월한 해결' 이라고 위원회가 부르는, 모든 사람에게 혜택이 돌아가는 디자인이 발견될 것이라 믿는다. '포용적 디자인' 은 시설물을 사용하는 여러 방법에 융통성을 제공하며, 모든 사람에게 편안하고 쾌적한 환경을 창조한다.

위원회가 빌딩과 공간에 초점을 맞춘다면, 왕립예술대학의 '헬렌 함린(Helen Hamlyn) 연구소' 는 모든 생산품과 서비스를 설계하는 디자이너들이 이 포용적 디자인의 원칙을 준수해야 한다고 주장한다. 여기에는 인간을 담는 모든 공간이 포함된다.

그러므로 공포증을 경험하는 사람들의 정당한 저항으로 인해, 그리고 이에 주목했던 디자이너들 덕분에 사람들은 더 안전하고 편안하며, 접근성이 용이해졌다고 느끼며, 자연히 공포증이 유발될 가능성도 줄었다. 두 분야에서는, '포용적 디자인' 이란 사고에 근거하여 아직도 더 많은 개선의 여지가 있다는 전제하에 개발이 이루어지고 있다.

'포용적 디자인' 이란 '모든 사람에게 들어맞는 한 가지 사이즈' 식의 우둔함이라든가 가장 낮은 수준의 공통분모로 축소하는 걸 절대 의미하지 않는다. 예를 들면, KKE 건축회사의 빈센트 커크(Vincent Kirk) 씨는 말기 환자들을 위한 호스피스 시설을 설계하는데, 이곳에는 모든 창문이 환자의 침대 높이와 같아, 환자는 자연풍경이 그대로 연결되도록 고안된 정원의 아름다운 경치를 누워서 감상할 수 있다. 이러한 혁신은 서서 일하는 직원과 방문객들을 배제한 것으로 볼 수도 있으나(이들을 위한 정상적인 높이의 창문도 제공되어 있다), 시설의 주인공인 환자들에게 많은 것을 해준다.

이 창문은 방의 공간을 밖에까지 연장함으로써, 제한돼 있다거나 갇혀 있다는 느낌을 누그러뜨린다. 자연을 바라볼 수 있게 하여 스트레스를 줄이고 삶에 대한 관심을 진작시키는 긍정적 효과가 있다(p.144의 자연환경의 유익함을 보라). 그리고 이것 못지않게 중요한 것은, 건강한 직원들에게 없는 (혹은 이들에게 정말 필요한) 역량을 아픈 환자들에게 선사한다. 즉, 세계에 대한 독특한 관조를 유지하는 환자의 감수성(예를 들면 일기예보라든가 여러 가지 새로운 애깃거리들)이 증가함으로써, 의료진에게 덜 의존하게 된다. 이런 환자들은 점차 마음의 평정을 되찾고, 호기심을 갖게 되며, 한결 느긋해짐으로써 환자 자신의 안녕과 돌보는 직원들 모두에게 유익함을 가져다준다.

갇힌 공간에 대한 창의적이고도 상상력이 풍부한 수평적 사고(lateral thinking)(*상식, 기존 관념에 근거하지 않는 사고방식)는 모든 사람에게 유익하다. 이런 사고방식은 의료시설뿐만 아니라 모든 장르로 확산되어야 한다.

최종적으로, 공포증을 느끼는 사람들이 고통스러워하는 두 가지 상황을 들여나보자. 하나는 '불편함'에 더 가깝고, 다른 하나는 진짜 잠재적 위험의 소지가 높은 것이다. 두 분야 모두 디자인의 진보가 내재된 여러 문제를 해결해왔지만, 결과적으로는 새로운 문젯거리를 일으키고 잠재적 소외의 가능성을 낳았다.

화장실은 대부분의 디자이너나 건축가에겐 의심의 여지없이 사소한 분야이다. 그리고 형편없는 디자인으로 인한 고통에도 불구하고 대부분 별 생각 없이 피하기만 한다. 그러나 전자동으로 통제되는 화장실 시스템은 전 세계적으로 환영받지 못하고 있다. 다음은 어떻게 하면 좀 더 편하게 화장실을 이용할 수 있을까에 대한 자신의 의견을, 이 책을 위해 보내온 것이다.

공포증을 느끼는 사람들은 이런 화장실을 원한다

- 문명의 세계와 가까운 곳에 있기를… 지하실의 뒤쪽, 아무도 없

는 긴 복도를 따라 내려가야 하는 곳, 계단 밑에 처박힌 화장실은 생각만 해도 끔찍하다.

- 화장실 문의 꼭대기나 양옆의 공간이 조금이라도 터져 있기를! 더 나은 것은, 체면을 살리기에 충분할 만큼 문이나 벽이 높은 칸막이 화장실이다.
- 잠금장치는, 직접 빗장을 옆으로 밀어서 열고 닫게끔 노출되어 있을 것, 잠금장치가 안으로 함몰되어 안 보이도록 되어 있는 것(예를 들면, 손잡이를 옆으로 틀어서 열고 닫는 문)은 갇혔을 때 어떻게 해볼 도리가 없다.
- 거울, 아무리 작은 것이라도 화장실을 크게 보이게 한다.
- 직접 손으로 열 수 있고 잠글 수 있는 기차 화장실
- 자동으로 통제되는 공중화장실을 제거하고 다른 것으로 바꿔 달라!

기계적인 탈출을 못하게 '막는' 기차 화장실에 대한 요구는 언제부터 시작된 것일까? 그렇다. 넓은 공간이 필요한 휠체어 사용자들이 좀 더 쉽게 잠금장치에 다가가게 하도록 배려하면서다. 그러나 직접 잠그거나 열 수 있는 물리적 시스템이 대안으로 마련되지 않는다면, 많은 사람이 전자동 시스템에 불안할 것이며 긴 여행을 편안하게 즐기기는 어려울 것이다.

다른 하나는, 고도로 발달한 승용차의 디자인에 관한 우려이다. 공포증세가 있는 사람들은 손으로 열 수 없는 창문이 달린 중앙잠금장치가 된 차로 여행하면서 빈번히 우려에 휩싸인다. 재난 발생 때 탈출과 연관된 불안은 절대 비이성적이라 할 수 없다. 2003년 네덜란드의 교통안전위원회는 차가 물에 빠졌을 때의 탈출 문제에 관한 안전 연구에서, 드물게 발생하는 위 상황에 대비하여 대부분의 사람들이 기본 지식이 거의 없음을 발

견했다. 더 심각한 것은, 비상상황에서 어느 창문을 가장 깨기 쉬운지조차 모르고 있었다.

운전자의 안전이나, 침입에 대비하는 분야에 관해선 기다란 발전이 있었다. 그럼에도 이 보고에 의하면, 자동차의 기술발전(강력하게 장착된 전자동으로 작동되는 창문, 도난방지 시스템과 안락한 잠금장치 등)이 차를 난공불락의 요새로 만듦과 동시에 재난 때의 탈출도, 밖에서의 접근도 어렵게 만든다. 이 보고에 의하면, 어떤 차의 사용설명서는 실제로 '중앙잠금장치가 되어 있는 차의 운전은 비상시 외부의 도움을 방해할 수도 있다' 고 명시하고 있다고 한다.

또한, 이 사용설명서는 운전면허 시험에 나오는 탈출 정보에 대해서도 의문을 표시하고 있다. 네덜란드 시민이 타는 승합차와 정부기관용 수송수단에 손쉽게 닿을 수 있는 거리에 반드시 '구조용 해머' 를 갖추도록 로비 중이지만, 조사에 의하면 기존의 해머로는 이 새롭고 강력한 유리창을 깨기는 역부족이라며, '적당한 해결책이 나오기 전까지는, 소비자가 이 위험에 대해서 경각심을 가질 필요가 있다' 고 권고하고 있다는 것이다.

달리는 차가 물에 빠질 확률은 영국이 네덜란드보다 훨씬 낮지만, 우리가 타는 차도 점점 같은 방향으로 나아가고 있다. 수동으로 열 수 있는 창문은 이제 옛말이 되어가고 있다. 내가 이 책을 쓸 당시(2007년), 차 안에서 탈출하는 방법에 관한 질문은 영국 내 운전면허 시험에 포함되어 있지 않았다. 차 안에 반드시 '구조용 해머' 를 장착하도록 하는 법도 없었고 제안 중인 법안도 없었다.

안전에만 초점을 맞춰 설계된 해결책이 또 다른 문제점을 낳은 것이다. '탁월한 해결책' 이 나와 양날의 문제점을 다 해결할 수 있어야겠다.

폐소공포증을 느끼는 많은 사람은 대개, 자신들이 어려워하거나 실제 위험을 감지하는 밀폐된 공간에 대해 불만족이나 우려를 표명할 권리가 없다고 생각한다. 다음이 그 전형적 예이다.

> "내 목소리를 내는 것에 대해 한 번도 생각해본 적이 없었어요. 왜냐하면, 난 항상 내가 문제라고 생각했거든요."

우리는 '권리'를 가지고 있다. 우리뿐만 아니라 다른 사람들도 불안을 불러일으키는 공간의 디자인이나 구조 및 규모를 발견할 것이 틀림없기 때문이다. 우리의 동요에는 충분한 이유가 있다. 우리의 시선을 끄는 장소는 과거 누군가가 상처를 받았거나 위험한 곳이었을지도 모른다. MRI를 거부했던 환자, 페딩톤 노선에서의 충돌 사고 후 좀 더 접근 가능한 창문과 출입문을 만들도록 요구했던 지하철 승객들, 그리고 네덜란드 교통당국이 그러했듯이 말이다. 협소한 곳에 대한 두려움을 병적인 것으로 여겨, 단순한 '심리적 건강장애' 라든가, 어떤 개인의 유약함으로 일축해서는 안 된다.

이따금 부적절하긴 하지만, 고도로 발달된 우리의 위험측정 능력 이면에는 절대적으로 정당한 우려가 깔려 있을 수 있다. 그러므로 지하철에 사람들을 양떼처럼 밀어 넣거나, 30분 정도 타고 가면서 앉을 것을 기대해선 안 된다는 말에 우리는 저항할 수 있다. 비행장에서 이미 사람들로 꽉 찬 승강기 안에 올라타도록 요구될 때, 에스컬레이터나 계단을 이용하게 해달라고 요구해야 한다. 수동으로 창문을 열 수 있고, 직접 차를 잠글 수 있는 열쇠를 제공하는 모델을 만드는 차 제조회사를 지지할 수도 있다. 페리 회사가 승객으로 하여금 승무원도 없는 승용차 갑판장에서 대기하게 할 때는 불만을 제기할 수 있다. 출구 표시가 충분히 되어 있지 않은 백화점,

거울도 없는 승강기와 어두침침한 복도로 기분을 으스스하게 만드는 병원에 대해서도 개선을 요구할 수 있다. 버스나 지하철, 기차 회사에 얼마나 자주, 혹은 언제 승객에게 안내 방송을 하는지 규약집을 의무적으로 비치하라고 요구할 수 있다.

상황 개선을 위해, 우리가 할 수 있는 것에 대해 궁리하고 목소리를 낸다면, 모든 사람이 좀 더 편안하고 안전하고 좋아진 환경을 누릴 가능성도 확장된다.

물론, 확실한 것을 보장하라고 요구할 수는 없다. 사고와 재난은 일어나고, 사람들도 여전히 다친다. 비행하기를 원한다면 공중으로 떠야 하는데, 창문을 열어달라고 할 수는 없다. 프랑스로 아주 빠른 시간 안에 여행하길 바란다면, 기차가 지하와 해저로 갈 것이라는 것도 받아들여야 한다. 비행기나 기차, 혹은 승강기 안에서 나는 모든 소리가 모두 즉각적인 재난을 알리는 것은 아니다. 승강기나 기차의 출입문이 안 열린다고 해서 영원히 갇히는 것도 아니다. 그리고 대다수 사람이, 같이 탄 다른 승객들에게 관대하거나 혹은 무관심하며, 상처를 주는 일도 없다.

공포증을 느끼는 사람들이 '공포에 찬' 반응과 정당한 불안감을 구별해내는 방법을 배우면 배울수록, 점점 더 많은 사람이 정말 위험하거나 혹은 누구에게나 잠재적 외상의 가능성이 있는 밀폐된 공간에 주목하게 될 것이다. 이런 식으로 우리는 모두를 위해 더 안전하고, 더 열려 있고, 더 쾌적한 환경을 창조하는 데 기여할 수 있다. 그리고 인간 카나리아로서 우리는 계속 노래할 것이다.

3부

나만의 탈출방법 발견하기

7장

무엇이 도움이 되나?

왜 공포증을 극복하고 싶은가? 이 질문이 이상하게 들릴지 모르지만, 개인적 동기를 명백히 밝힌다면 극복에 도움이 될 것이다. 상황이 어려워질 때 목적을 기억해내면 버티는 데 힘이 될 것이다. 자신의 선언을 액자에 담아 적극적으로 대처해보자. 예를 들면 이렇게.

- 왜냐하면, 나는 엄청난 불안감 없이, 내가 하고 싶고, 할 필요가 있는 것들을 자유롭게 하고 싶기 때문이다.
- 왜냐하면, 나는 내가 불안감을 달래거나 견뎌낼 수 있는지 알고 싶기 때문이다.
- 왜냐하면, 나는 내 직업으로 돌아가고 싶기 때문이다. 혹은,
- 왜냐하면, 나는 직업을 바꾸고 싶기 때문이다.
- 왜냐하면, 나는 가족과 친구들이 사는 곳에 자유롭게 가서 만나고 싶기 때문이다.
- 왜냐하면, 나는 내 자녀가 고통에 짓눌리지 않고 그것을 극복해내는 모델로 나를 삼게 하고 싶기 때문이다,
- 왜냐하면… ???

그렇다면, 공포증을 극복하거나 회복된 것을 어떻게 알 수 있을까?

공포증을 이겨냈다는 것을 '증명' 하기 위해 물속 깊숙한 곳에 있는 광산으로 들어가거나 우주 캡슐을 타고 달나라로 떠날 필요는 없다. 또한 '성공' 이나 '회복' 이라는 단어가 어떤 상황에서건 다시는 밀폐된 공간을 두려워하지 않음을 우리 스스로 믿는다는 것도 현실적이지 않다.

첫째, 누구에게건, 무엇이건, 증명할 필요가 없다는 것을 명심하자. 우리의 성공이란 지극히 겸손하면서도 미묘하다. 성공이란 '두려움에 대한 두려움' 을 우리가 줄일 수 있다는 것을 아는 것이며, 두려움 자체를 극복할 수 있다는 자신감을 의미한다. 단순히 택시나 기차, 버스를 타는 것일 수도 있다. 예전에 그랬던 것처럼 말이다. 친구를 방문하거나 휴가를 떠날 때 부닥치게 되는 화장실, 승강기, 터널을 사용할 수 있는 자신감일 수도 있다. 어느 곳이든 원하는 곳으로 쇼핑을 가고, 보안장치나 회전문이 달린 자신의 은행 문도 밀고 들어간다. 혹은, 행운을 비는 손가락 꼬기를 비행기 안에서 내내 하지 않고도(심지어는 다리도 꼰다!) 비행기를 탈 수 있는 것이다. 그것은 삶의 사소한 부분일 수도 있고, 자신이 사랑하는 직업으로 복귀하는, 근본적인 것일 수도 있다. 혹은, 직장을 옮기고 싶어도 여행과 새로운 작업환경에 대한 두려움 때문에 못했던 것을 이제는 할 수 있다는 것을 뜻한다.

둘째는, 이 책에서 누누이 논의한 것처럼 두려움을 완전히 없애는 것이 초점이 아니다. 두려움은 우리에게 필요하다. 두려움에 수반되는 모든 생리적 변화가, 우리가 살고 있는 세계의 위험성에 대해 경각심을 일으키고 적절한 행동을 취하도록 도와준다. 셋째는, 어느 누구도 공포의 정체를 완전히 파악할 수 없고, 어떤 사고나 재난이 우리 삶에 일어날지 알 수 없다. 그러므로 완벽한 안전의 절대적 보장이란 없다. 슬픈 일이지만, 요청한다고 손에 들어올 리도 없다.

공포증으로부터의 '회복' 이란, '하고 싶은 것을 하고 가고 싶은 곳을 갈 수 있다' 고 자유롭게 느끼며 자신하는 것이다. 두려움의 가능성이나 밀폐된 공간에서 부닥칠지도 모르는 진짜 위협을 더는 피하지 않는 것이다. 위협에 직면해 행복을 생각하고 느끼면서 공포에 휩쓸렸던 예전보다 훨씬 더 균형감을 유지할 수 있다는 것을 아는 것이다.

그러므로 선택권은 내게 있다는 것이 핵심이다. 만일 공포증으로 삶의 선택이 점점 제한되고, 두려움 때문에 하고 싶은 것과 가고 싶은 곳이 계속 가로막힌다면, 제한된 삶 속에서 계속 살기를 원하는가? 아니면, 그것을 밀어내고 삶의 공간을 확장시킬 것인가? 심각한 결정인 동시에 모순적이기도 하다. 계속 피해왔던 밀폐된 공간에 들어가거나 통과하기를 선택함으로써, 우리의 공포가 빚어낸 제한선 밖으로 과감히 밀고 나가는 위험을 무릅쓰기로 한 것이니 말이다.

공포증에 대처하겠다고 일단 결심하면, 다양한 대안이 서로 손짓한다. 무엇이 도움될까? 각자가 다 다르다. 다음 장에서는, 이 책에 글을 보내준 기고자들과 저자를 도와주었던 다양한 범주의 해결책이 선보인다. 어떤 대안을 선택하든 '푸딩의 가치는 먹는 데 있다'. 그러므로 중요한 질문은 다음과 같은 것이다. 내가 선택한 대안이 나로 하여금, 내가 그토록 피해왔던 폐쇄된 공간으로 다시 들어가거나 사용하도록 도와줄 것인가?

선택이 작동하는가를 알아보려면 밀폐된 공간으로 돌아가 직접 확인하는 수밖에 없다. 여기에는 몇 가지 확신이 필요하다. 자신을 잘 돌볼 수 있다는 확신을 가져라. 그리고 무슨 일을 당하든 온 힘을 다해 대처할 것도 확신하라. 상황이 나빠질 때, 절대 스스로 포기하지 않을 것임을 확신하라. 친구와 타인을 포함한 다른 사람들이 우리의 안녕을 바라고 있으며, 필요할 때면 언제든지 우리를 도울 거라는 것도 확신하라. 우리의 삶에서 우리가 타인과 연결되어 있다고 믿으면 믿을수록, 어떤 방법을 선택하든 더 많은 도움을 받을 수 있다. 어떤 전략을 선택하든(자신을 달래는 방법을 배우든, 불안감을 점차 참아내는 것이든, 치료사나 친구의 도움을 받든, 좀 더 수평적이고 창조적인 테크놀러지를 이용하든) 첫 번째 실험에 들어가기 전에 새로운 자원으로 자신을 무장할 필요가 있다. 언제든지, 매 순간, 자신의 경험을 나은 방향으로 변화시킬 수 있음을 명심하라. 선택권이 내게 있음을 명심하라. 가장 깊숙한 곳에 존재하는 가장 현명한 자기들을 개발하면, 이런 변화와 선택이 잘 이루어지도록 도와줄 것이다.

자비로운 내면의 목격자, 혹은 '슬기로운 자기'를 개발한다

> "한번 공포에 휩싸이면 난 더 이상 생각하는 것이 불가능해진다. 두뇌는 헝클어진다. 내 안에서 나를 움직이는 것은 오로지 동물적인, '이곳을 빠져나가야 해!' 하는 느낌뿐이다."

공포증을 느끼는 사람들이 흔히 겪는 무력감은, 밀물처럼 밀려오는 공포와 경악에 질식되는 느낌이다. 동시에, 갇혔다는 느낌이 드는 순간 사고는 정지된다. 이것이 군중 패닉으로 이어지는데, "다른 사람들이 공포로 정신을 잃는 동안 단 한 사람이라도 똑바로 정신을 차릴 수 있었을 때", 군중 패닉을 종종 방지할 수 있었다.

생각할 수 없다는 것은 정말 끔찍하다. 그런 경험을 해보지 못한 사람들로선 상상조차 어려울 것이다. 남과 자신을 돌보고, 주어진 상황에 대처하려면 생각할 수 있어야 한다. 성인으로서, 생각할 수 없다고 믿는 것 자체가 끔찍한 전망이다. 필요할 때 언제든지 무사히 빠져나갈 수 있는, 문제 해결의 도구와 전략이 없다는 생각이 드는, 그런 취약한 상황에 자신을 갖다놓을 사람은 없다. 갇힌 상황은 바로 이러한 취약함을 떠올린다. 그러므로, 다시 상처를 받을지도 모르는 상황을 피하게 되는 것이다.

여기 폐소공포증이나 다른 불안감을 겪은 적이 없는 사람의 말을 한 번 들어 보자. 이 사람은 무례하게 보이고 싶지는 않지만, 분명히 당혹스러워하고 심지어는 조급해 보이기도 한다.

> "이렇게 말하면, 정말 잔인하게 들릴 거라는 걸 잘 알고 있어요. 그리고 정말 힘들어하는 사람에게 이런 말을 한 적은 없어요. 그렇지만… 정신 차리라고 자신에게 말하면 되는 문제 아닌가요?"

위의 언급은 분명히, 우리가 자신에게 말을 걸며, 우리 안에는 제각기 다른 목적을 지닌 '부분들'이 존재한다는 공통적 이해에 근거한다. 많은 사람이 이것을 경험한다. ("이젠 정말 일어나야 해," "음, 그렇지만 조금만 더 누워 있고 싶어, 정말 편안하거든." "좋아, 그렇지만 딱 5분간이야!") 한 부분은 좀 더 논리적이고, 사고하며, 조직적이고, 인지하고, 아마도 더 권위적인 부분으로서 또 다른 자기에게 할 것을 명령한다. 여기에는 두 번째 자기의 협조가 필요하다. 그러나 두 번째 자기는 첫 번째만큼 조직적이지 못하며, 불안감을 느끼는 부분이다. 다른 사람의 불안감에 난감해하는 사람들이 "정신 차리라고 단지 말하면 되는 것 아닌가요?"라고 하는 것은, '느끼는 자기'가 '생각하는 자기'의 명령을 잘 따를 것이고, 그러면 모든 것이 다 잘될 것 아니냐는 믿음에 근거한다.

완전한 공포에 휩싸이는 순간, 공포증을 느끼는 사람들은 다음과 같은 경험을 흔히 하는 것 같다. 먼저, '자기'에게 침착하라거나, "정신 차려!"라고 말하지만, 아무 일도 일어나지 않는 경우이다. 정신을 차리고 싶고, 실제 애를 쓰지만, '감정적인 자기'는 명령받은 것을 할 수도 없고 하려고 하지도 않는다. 아마도 걱정하기에 너무 바쁜 나머지 지시를 듣지 못하거나, 혹은 지시를 따르기엔 너무 위험하다고 느끼는지도 모른다. 혹은 두려움에 너무 압도된 나머지, '생각하는 자기'가 조금이라도 어떤 현명한 목소리를 낼 거라고 미처 깨닫지 못하는지도 모른다. 핵심은 논리와 감정이 '제각기 다른 목소리'를 낸다는 것이다. 그리고 상황이 악화될 때는 통역이 진짜 절실해진다.

그러므로 자조(self-help) 전략을 수행하든 치료를 받든, 폐소공포증을 앓는 우리가 할 수 있는 가장 중요한 것은 '나'와 나의 '자기' 간에, '생각하는 자기'와 '느끼는 자기' 간에, 즉 우리의 분신인 여러 다른 자기들 간에 서로 사랑하는 건설적인 유대가 강화되도록 힘쓰는 것이다. 이렇게 되려면, 제3의 자기를 개발할 필요가 있다, '서로 다른 두 자기'의 얘기를 들어주고, 상호 간에 존중과 이해가 이루어지도록 돕는 내부의 증인, 통역, 혹은 중재자가 바로 그것이다. '슬기로운 자기'는 안전한 집인 우리의 몸 안에서, 우리의 감정과 생각이 서로 닿고 연결되도록 '목소리를 낼' 수 있어야 한다.

이러한 존중과 상호연결이 없다면 우리는 자신의 위험측정 능력을 믿지 않으려 하고. 마음을 진정시키게끔 허락하지도 않을 것이다. 사람들이 우리를 걱정하고 진정하기를 바란다는 생각을 허락하지도 않을 것이며, 지금 심장이 요동치는 것이 곧 심장마비가 일어나는 것을 뜻하는 것은 아니라고, 이성적인 자기가 아무리 말을 해도 곧이듣지 않을 것이다. 공포의 사다리(hierarchy of fear)에서, 전에 불안감이 저하했던 단계에도 간 적이 있었다는 사실도 절대 상기하려 들지 않을 것이다. 그러니 소중한 경험은 백지로 돌아가고, 모든 것이 마치 처음으로 되돌아간 것처럼 느낀다.

'슬기로운 자기'는 현실 세계에서 다음과 같은 행동을 선택할 필요가 있다.

- 밀폐된 공간에서뿐만 아니라 언제든지 자신을 믿고 따르도록 자기신뢰감을 강화시킨다.
- 위험을 과소평가도, 과대평가도 하지 않는다.
- 자신의 능력을 너무 과소평가하지 않는다. 적정 수준에서 다룰 수 있는 스트레스의 정도에 따라 자신감을 갖는다.
- 자신을 돌보고 존중하는 능력을 향상시키는 데 최우선을 둔다.
- 자신을 지원하는 능력, 그리고 우리를 지원해주는 다른 사람을 향해 팔을 뻗을 수 있도록 허용한다.
- 지금 이 순간, 바로 여기에서, 실제 일어나는 일에 반응하며, 이 순간을 살도록 자신을 해방한다.

이런 식으로 폐소공포증을 다루는 것은 바로 전천후의 탄력적인 인간으로 자신을 개발하는 것이다. 브루노 베텔하임(Bruno Bettelheim)이 '정통한 마음(informed hearts)'(어떤 도전에도 견뎌낼 수 있도록 정신과 마음을 규합시키는 능력)이라고 표현했던 인간처럼 행동해야 한다.

폐소공포증을 다루는 어떤 길을 따라가든, 그 길에는 다양하고도 많은 전략이 펼쳐져 있다.

나만의 전략 선택하기

1	자가 보조 방법을 취하고 싶다면–
	이 책을 읽는 동안 계속해서 많은 전략을 발견할 것이다! 일부는 아래에 소개될 치유기법의 근거가 되는 이론에서 추출한 것이며, 또 어떤 것들은 이 책을 만드는 데 자신의 의견을 보내준 사람들과, 저자 자신, 다른 사람들에게 효과가 있었던 여러 기법이다(p.139 참조).
	'전국공포증환우회' 에서는 회원 소식지를 통해 정기적으로 새로운 치유법에 대한 풍부한 정보를 제공해주며, 저가의 다양한 치유 코스를 알려주기도 한다. 위 협회에 가입하면, 다른 사람들에겐 어떤 방법이 효과가 있는지에 대한 정보도 얻을 수 있다.

2	자신의 공포증이 어떤 특정한 충격 때문에 생긴 것으로 생각하거나 확신한다면, 그리고 그것에 대한 치유를 먼저 하고 싶다면–
	최면요법(p.271), 안구운동(EMDR)(p.269), 정서적 자유기법(EFT)(p.265), 혹은 사고장場 요법(TFT)(p.279)을 시도해본다. 외상후 스트레스 장애(PTSD)(증세에 대해선 부록 B를 참조)라고 생각한다면, 다음과 같은 사실을 염두에 두어야 한다. 많은 전문가가 이 증세의 경우, 공포요인에의 노출은 아주 천천히, 그리고 조심스럽게 다루어져야 한다고 생각한다. 따라서 자신을 잘 살핀 다음, 전문가의 도움을 받기를 권한다.

3	단기간에 폐소공포증의 증세를 완화시키거나 멈추게 하고 싶다면-
	주치의의 도움을 받아 약을 복용할 수도 있다(p.273).
	혹은 구조치유법(p.274)을 시도해본다.

4	'말안장에 다시 앉기' 방법을 시도하고 싶다면, 즉 공포에 정면 대응해 폐쇄된 공간으로 다시 돌아가고자 한다면-
	노출/탈민감화 치유법을 시도한다(p.266). (그리고 아래의 인지행동치료CBT를 보라)

5	폐쇄된 장소에 대한 두려움이 자신의 문제 일부를 드러내는 것으로 생각한다면, 두려워하는 상황에 대해 전문가의 동행이 필요하다고 생각된다면-
	인지행동치료(CBT)를 시도해본다(p.257).

6	도움을 받아 자신만의 해결책이나 전략을 실행해보고 싶다면-
	간략 치유법에 초점을 맞춘 해결 방법(p.278)을 시도해본다. 컴퓨터 보조 치유법(p.260)도 시도해보라.

7	자신의 공포증에 어떤 깊은 뜻이 숨어 있다고 생각한다면, 그리고 앞으로 일어날지도 모르는 일에 대한 어떤 통찰력을 얻고 싶다면-
	정신역동치유법(p.274)이나 재생치유법(p.276)을 참조하라.

8장

자가치유 전략

공포증 극복을 위해 자가치유 전략을 이용하기로 했다면, 자기 돌보기에 대해서도 같이 생각해야 한다. 먼저 수치의를 찾아가 신체적 건강에 관한 문제점 유무를 체크하고, 친구와 가족, 직장동료의 지원 여부도 확인한다. 가장 중요한 것은, 도피하기 쉬운 상황을 충분히 다뤄 봄으로써 자신감이 형성되기 전까지는, 돌아오지 못할 상황으로 자신을 절대 밀어 넣지 않는 것이다. 누구에게나 잘 맞는 단 하나의 완벽한 전략이나 비법은 없다. 효과적인 방법을 찾는 데 도움을 줄, 자신의 판단력을 신뢰하라.

그렇다면 어떤 도움이냐고? 간단히 말해서 가장 많은 사람이 선호하는 전략이다 – 제발 여기서 빨리 빠져나갈 수만 있다면!

물론이다. 대부분의 두려움은, 일단 갇힌 곳을 벗어나기만 하면 급격히 감소한다. 비록 떨리는 느낌은 조금 더 오래가지만. 이것은 매우 좋은 뉴스다. 이 사실은 갇혔다고 느낄 때 사용할 가치가 있다. 절대 끝날 것 같지 않은 이 끔찍한 느낌/생각에 도전한다. 이와 유사한 것이, 주사를 맞을 때 엄마가 어린아이를 달래는 말이다. "괜찮아, 금방 끝나, 곧 아무렇지도 않아질 거야." 다른 말로 표현하면, "이것 또한 지나가리라."

이 장에서는 간단한 회피의 방법으로, 여러 가지 해결책을 소개한다.

이 전략들은 삶의 신체적, 심리적/인지적, 정서적 국면에 초점을 맞추며, 관계나 창의성(다음 페이지에 소개됨)을 통해 지원을 발견한다. 10장에 가면 더 많은 아이디어를 만난다.

자가치유 전략들

- 위험 측정과 자기 신뢰(p.151)
- 도전을 단계별로 쪼개기(p.154)
- 호흡법(p.141)
- 친구들(p.177)
- 안심 꾸러미(p.184)
- 창의적인 표현(p.184)
- 호기심(p.160)
- 성공일기 쓰기(p.155)
- 주의 분산(p.185)
- 운동과 몸만들기(p.143)
- 영화와 TV보기 - 건설적으로 환상을 이용(p.193)
- 자유로움(p.199)
- 웃음과 유머(p.162)
- 깨어 있기(p.200)
- 영양 섭취(p.146)
- 신체적인 접촉(p.181)
- 계획 세우기(p.156)
- 긍정적 경험(p.164)
- 연습(p.167)
- 항의와 적극적인 주장(p.168)
- 휴식(느긋해지기)(p.147)
- 탄력성(p.201)
- 보상과 축하, 기여감 느끼기(p.203)
- 역할(p.206)
- 일상적인 일(p.148)
- 안전 기지(p.182)
- 자기 달래기(p.169)
- 수면(p.149)
- 조금 더 오래 머물기(p.170)
- 지원 네트워크(p.183)
- 휴식시간 갖기(p.170)
- 사고 대체와 중지에 대한 고려(p.159)
- 시각화 훈련(p.208)
- 침착한 목소리(p.171)

신체적 전략

호흡법

"신체적 흥분을 달래려면 천천히 호흡한다. 마음은 백지상태를 유지하고자 노력하며, 부정적인 생각이 끼어들지 못하게 한다."

"제대로 호흡함으로써 격앙된 감정을 안정시킨다."

불안해지면 호흡수가 증가하고 불규칙해진다. 이 시점에서 깊은 호흡은 별 도움이 안 된다. 잘못하면 호흡항진(*조절이 안 될 정도로 숨을 빨리 쉬는 것)의 위험성이 있고, 공포를 더 끌어올릴 수 있다. 또한 깊은 호흡을 하다가 대기 중에 호흡하지 말아야 할 것이 섞여 들어갈 수도 있다. 호흡에 관련된 문제들은 흔히 대재앙(심장발작 같은)으로 오인되기 쉽지만, 대부분 단순히 불편할 뿐이고, 아주 재빠르게 해결할 수 있다.

호흡을 통제하거나 깊게 하려고 하지 말고, 코를 통해 들어오고 나가는 공기에 집중하면서, 천천히, 그리고 꾸준히 호흡한다. 통제라니! 꽉 다문 입술이라든가, 엄격함이 연상되지 않는가? 이런 것은 평정과 안정된 상태의 느긋한 자각으로 돌아가는 데 별 도움이 되지 않는다. 숨을 멈추는 순간을 늘려본다거나 숨과 숨 사이의 간격을 벌리는 데 주의하는 것이, 오로지 숨을 들이마시는 데 집중하는 것보다 효과적이다. 그렇게 하면 횡격막이 느긋해지면서 자연스런 호흡이 돌아온다.

종이 봉지 안에 대고 호흡하는 것도 숨을 고르게 하는 데 도움이 된다(주의 : 비닐 백이 아님). 내쉬는 숨을 보관함으로써 종이 봉지 안의 이산화탄소량이 증가하는데, 이를 들이마시면 이산화탄소가 혈류로 이동되면서 기분이 느긋해진다. 얼굴이 따뜻해지는 것도 기분을 좋게 해준다. 무엇인가 실질적인 것을 하고 있다는 자각이 도움을 준다.

긍정적 시각화(p.208)를 연습하거나 실험을 계획할 때, 혹은 밀폐된 공간으로의 복귀를 앞두고 느긋해지고 싶을 때, 천천히 호흡하는 연습을 해보자. '신체호흡법' 을 배워보는 것도 좋다.

신체호흡법

양 어깨의 힘을 빼고, 양손을 배 아래에 놓는다. 목표는 공기를 아래쪽으로 끌어당기기다. 공기가 폐를 거쳐 횡격막을 지나 위 속으로 흘러들어 간다고 상상한다. 한껏 배를 부풀리면서 양손을 눌렀다 놨다 한다. 어깨를 들어 올려선 안 되고 힘을 뺀 상태로 있어야 한다. 처음에 하기 어렵다면, 숨을 내쉴 때 뱃속의 공기를 방출하는 것처럼 손으로 배를 세게 누른다. 그 다음에 공기가 들어올 때 배를 한껏 들어 올린다. 길게 천천히 되풀이하면서 호흡을 잠깐 멈추고 '후-' 소리와 함께 내쉰다. 다시 잠깐 멈췄다가 다음 호흡을 하면, 깊은 안도감이 느껴진다.

이런 식으로 신체 호흡에 익숙해지면, 창의적 시각화훈련(p.208)이나 긍정적 확신으로 들어간다. 최면요법에서 하는 것처럼, 몸이 따뜻하고 편안하면 더 깊숙하고 더 우호적인 의식의 단계로 진입할 수 있다. 이런 호흡을 따라가다 보면 발가락부터 두개골까지 자신의 전체를 '방문' 할 수도 있다. 자신의 신체에 고여 있는 긴장을 발견해 제거해버린다. 느긋해지기 참조(p.147), 혹은 깨어 있기 참조(p.200).

틱낫한(Thich Nhat Hahn)과 레이첼 뉴만(Rachel Neuman)은, 다음과 같

은 일련의 호흡과 사고의 과정을 권한다.

1	숨을 들이마신다.	생각한다 - 나는 내 기분을 잘 안다.
2	숨을 내쉰다.	생각한다 - 나는 고요해지고 긴장이 풀린다.
3	숨을 들이마신다.	생각한다 - 내가 살아있음을 안다.
4	숨을 내쉰다.	생각한다 - 삶에 미소를 보낸다.

이 과정의 매력적인 점은, 네 번째 줄을 읽을 때면 미소가 저절로 나온다는 것이다. 미소는 긍정적인 호르몬과 행복했던 느낌, 기억을 떠올리게 한다. 그것만으로 이미 충분한 가치가 있다.

운동과 몸만들기

활동과 운동을 통해 신체적으로 건강해지면, 공포증으로 고생하는 사람들도 많은 혜택을 받을 수 있다. 운동을 함으로써 심장병과 뇌졸중의 가능성이 줄어들고 혈압과 근육의 긴장을 낮출 수 있다. 또한 건강한 근육과 뼈, 관절을 만들 수 있다. 엘리베이터가 층 사이에 멈추어섰을 때, 정말 느끼고 싶지 않은 좌절감과 공격욕을 상쾌하게 날려준다. 스스로 강건하고, 낙관적이며, 탄력적이라는 느낌을 증가시킬 수 있다.

운동은 좋지 않은 스트레스 호르몬이 생성되는 시스템을 제거하며, 우울증과 불안감을 줄이는 효과가 있는 것으로 알려진 화학물질을 내놓는다. 수면과 평안을 촉진하며, 결과적으로 명료하게 생각하게 한다. 밀폐된 공간이나 혹은 어느 곳에서든 사고나 재난을 당할 때, 심각한 외상(혹은 PTSD)을 입을 가능성은 당시 얼마나 불안했고 절망에 떨었는지와 관련이 있다 한다. 그러므로 그런 상황에 직면하기 전에, 어떤 것이든 그런 감정을 누그러뜨리는 데 도움이 되는 것을 미리 해놓으면 좋을 것이다. 신체적 활동은 재미도 있고 사교적으로 만들 뿐만 아니라 풍요로운 느낌을 증진시키며, 결과적으로 타인에 대한 연대감, 나아가 세계에 대한 연대감을 공고하게 한다. 새로운 운동에 착수하기 전에 의사의 진단을 받아볼 것을 권유하며, 충분한 준비운동과 마무리 운동의 중요성도 잊지 말기를 바란다.

어떤 운동이든 도움이 되나, 활동적인 야외 운동도 고려해볼 가치가 있다. 팀을 짜서 하는 스포츠, 정원 가꾸기, 사이클링, 걷기, 승마, 지오캐싱(geocaching)(*GPS를 이용해 야외에서 참가자들이 보물찾기하는 것), 자연보존 운동 등이 있다. 에섹스 대학의 줄스 프리티(Jules Pretty) 박사와 동료들은 이를 '녹색 운동' 이라는 신조어로 표현했다.

이들의 조사에 따르면, 야외 활동은 운동의 효과와 맞물려 운동의 본성에 기인한 상승효과를 가져온다. 그리하여 체육관 같이 오로지 실내에서만 하는 운동에 비해 혈압을 낮추며 자기 존중감을 상승시킨다고 한다. 게다가 야외에서 운동하면 밀폐된 공간에서 해방되어 자신이 좋아하는 공간에 머무르는 데서 오는 즐거움이 추가된다. 유사시에 대비해 재빨리 마음속으로 접근할 수 있는 감각기관의 청사진을 형성시킨다.

신체적 힘과 스피드는 자신감을 불어넣어 주며, 자연스럽게 스스로와 타인을 돌보는 능력을 향상시킨다. 야외운동의 또 한 가지 장점은 햇볕에의 노출이다. 계절성 정서장애(Seasonal Affective Disorder)로 고생하는 사람들에게 햇볕을 쏘이게 해준 결과, 특히 오전에 특정 횟수 이상을 쬐었을 때 큰 효과를 봤다고 한다. 폐소공포증적 반응 안에 이 SAD적인 측면이 있다면, 한 바가지의 햇빛으로 폐소공포증을 한 방 먹이자.

건강하다고 해서 폐소공포증이나 외상을 겪지 말라는 법은 없다. 소파에 누워 온종일 움직이지 않는 사람이나 스포츠맨 모두 심각한 증세를 나타냈다.

그럼에도 건강과 행복감의 증진은 우리를 강하게 하고 여유 있게 만들어, 불쑥 다가오는 공포증의 공격에 과감히 응전하게 한다.

육상 선수, 테니스 선수, 스포츠 선수들이 중요한 경기를 앞두고 자신을 어떻게 단련하는가 보라. 절대 기분이 자신을 좌지우지 못하도록 하지 않는가? '자신의 영혼을 고취시키는 데' 집중하지 않던가? 과거의 업적을 떠올리며 준비하느라 쏟아부었던 온갖 훈련을 기억하지 않겠는가? 준비동작과 함께 순간 여유로워지는 느낌을, 확실하게 일상적인 것으로 굳히려고 끊임없이 훈련과 연습에 몰입하지 않는가? 이들이 집중하는 것은 '영역zone' 으로 자신을 몰입시키는 것인데, 이는 스스로 유도해낸 거의 최면 같은 상태를 뜻한다. 세계는 이제 손안의 임무로 축소된다. 이들은 미리 앞을 내다본다. 아주 자세한 상황 하나하나, 달리기의 한 걸음까지, 자신이 드디어 성공하는 모습과 도전을 눈앞에 그려낸다.

그리고 일단 경기가 시작되면 어떤 실수에도 개의치 않는다. 실수나 실패에 연연해 순간을 놓치게 되면, 후회라는 마음의 가시에 찔려 목표를 손안에 쥔 것 같은 충만한 의식을 향한 집중은 흐트러지고 만다. 성공하려면 그냥 가게 두어야 한다. 어떤 종목에서든 최고의 선수들은 승리하는 모습을 눈앞에 선명히 그려낸다. 승리하는 순간 느끼게 될 육체의 긴장감, 팽팽함, 정서적 심리적 기쁨을 생생하게 그려낸다. 팀의 일원이라면, 서로 격려하고 동기부여를 한다. 서로에게 긍정적인 감정을 흐르게 함으로써 자신뿐만 아니라 서로 고무시킨다. 에너지가 넘치는 팀 응원의 대표적인 예는 뉴질랜드의 올블랙스(All Blacks) 럭비팀이다. 이들은 하카(Haka)(*뉴질랜드 럭비 선수들이 경기를 시작하기 전에 벌이는 전승 춤)를 춤으로써(동작과 표정, 외침을 통해) 서로에게 열정을 불어넣어 주며, 멈출 줄 모르는 힘을 자랑한다.

MRI에 들어가야 하나 말아야 하나를 고민할 때, 혹은 지하주차장으로 차를 몰고 들어가야 하거나 비행기를 탈 때, 하카를 하고 싶은 마음은 안 생길지도 모른다. 그러나 우리는 할 수 있다. 신체와 얼굴 근육을 사용한다든가 특유의 목소리를 내는 방법으로 자신만의 방법을 고안해서 연습하자. 힘차고 리드미컬하게 움직이면서, 정신을 고취하는 멋진 응원가를 크게 불러보자. 보폭을 한껏 넓혀서 걸으면 신체와 두뇌의 균형이 잡히고, 춤을 추든 쿵쿵 걷든 손바닥을 치든 전체 몸을 움직이면, 호흡이 깊어져 신체 구석구석에 산소를 공급시켜 전신에 짜릿짜릿한 에너지가 흐른다. 우리의 '적'이 지금 들어가야 하는 저 작은 공간이든, 머릿속에서 웅얼거리는 두려움의 목소리든 무찌를 수 있다고 확신시켜라. 우리가 대가로 얻는 것은 영혼과 몸을 가득 채우는 깊은 만족감과 긍지, 침착함과 자신감이다.

영양섭취

공포증을 극복하려고 노력 중이라면, 도움이 되는 음식에 대해서도 생각해봐야 한다. 당신의 어머니가 얘기한대로, 아침을 먹어라! 단백질과 서서히 에너지를 방출하는 탄수화물이 포함된 가벼운 아침식사를 매일 잊지 않는다면, 설탕이 많이 들어간 패스트푸드나 음료보다 훨씬 더 신체를 건강히 지탱해주고 두뇌에 영양을 공급해준다. 패스트푸드는 일시적으로 기분을 '고조' 시키는 효과는 있을지 모르나, 혈액 내의 당분 수치가 떨어지면 곧 기분을 우울하게 하고 저하시킨다. 이런 상태야말로 우리가 지하로 들어가거나 승강기가 갑자기 멈출 때 부닥치고 싶지 않은 최악의 감정이 아니던가? 그러므로 초콜릿은 실험이 끝난 후의 보상으로 남겨놓아라. 이와 마찬가지로, 강한 커피나 지나친 알코올로 자신을 고취하는 것도 역효과를 낼 수 있다. 둘 다 신체적, 감정적 상태를 해침으로써, 초조함과 과민반응, 혼돈을 초래할 수 있다. 또한 위를 불안하게 만들어 메스껍거나 쉽게 흥분상태에 이르게 할 수 있다.

무엇보다도 계속 수분을 공급해줘야 한다. 이따금 갈증을 느끼는 것은 수분 부족의 때늦은 신호이다. 초조하고 집중이 안 되거나 긴장감, 심지어는 약한 불안감조차 거슬러 올라가보면 수분 부족에서 기인할 수 있다. 적당한 물을 마시고 나면 정신이 맑아지고 여유 있는 마음을 갖게 된다. 폐소공포증의 영향을 직접적으로 느끼는 것은 바로 우리의 신체다. 무엇이든지 신체의 안정과 웰빙을 지속하게 하는 것이 중요하다.

느긋해지기

근육의 긴장을 푸는 아주 간단한 방법이 있다. 근육의 특정 부위, 예를 들어 손이라면, 먼저 쭉 편다 - 그 자리에서 정지한다. 몇 초 동안 정지한 다음 - 긴장을 푼다. 혹은 (주먹을 쥔 모습으로) 긴장 한 다음 - 정지한다. 몇 초간 정지한 다음 - 긴장을 푼다. 근육의 긴장이 풀리면, 긴장 때문에 멈추어 고여 있던 혈액이 썰물처럼 내려간다. 마치 몰려 있던 통나무에 막혔던 강물이 다시 흐르는 것과 같다. 이제 당신의 손은 전보다 훨씬 편안해 보인다.

체계적으로 신체를 풀어주는 과정을 신체의 모든 부분에 적용시킨다 - 먼저 발가락부터 시작해, 발등으로 옮겨가고, 뒤꿈치를 거쳐 발목으로, 다음에는 발 전체로 옮겨간다. 그 다음엔 종아리– 얼굴과 머리를 포함하여 신체의 상반신으로 옮겨간다. 중간에 하품이 나온다면, 그만큼 편안하고 많은 공기를 흡입하고 있다는 증거다. 이런 식으로 신체와 마음을 함께 움직이면서 눈을 감으면, 훨씬 느긋해진다.

두 번째 방법은, 팔의 윗부분과 아랫부분, 손까지 차례대로 쓰다듬으며 내려온다. 주무를 때마다 손가락 끝으로부터 긴장감이 빠져나간다고 상상하라. 스트레스가 완화되면서 편해질 것이다. 단호하면서도 천천히, 위에서 아래로 이동하는 것이 중요하다. 쓰다듬는 손이 같이 편안함을 느끼도록 해보라.

요가와 명상, 깨어 있기 연습, 음악, 그림, 자연의 소리에 귀를 기울이며 야외에서 조용한 시간을 보내면서 자신을 단순하게 만들기 등은 우리를 모두 아름답고 신비스런 휴식의 세계로 인도한다. 조금 활동적인 예를 든다면 테니스, 축구, 언덕 걷기, 보트 타기, 친구나 가족, 동물과 몸싸움하기 등 리스트는 한이 없다. 각자 선호하는 것이 다를 것이다.

중요한 것은, 어떤 것이 내게 맞는지 발견하고 바쁜 삶 속에서 틈틈이 규칙적으로 연습하는 것이다. 그럼으로써 느긋해지는 것의 풍요로움을 충분히 경험하여 신체가 같이 동참하고 만끽하게 한다. 이런 식으로, 스트레스로 가득 찬 경험 때문에 더는 상처받는 것을 줄이고 긴장에 접하는 순간 곧 휴식 상태의 깊은 감각적 이미지를 형성한다.

마지막으로, 마사지도 도움이 된다. 마사지는 돌봄을 받는 느낌이 들 뿐만 아니라 아주 깊은 편안함을 경험케 한다. 폐소공포증은 깊게 물린 것과 같아, 취약함과 상처와 두려움의 기억으로 신체를 고통스럽게 만든다. 사랑으로 가득 찬 부드러운 손길은 아픈 상처를 치유하고, 다시금 신체의 즐거움에 우리를 연결한다.

일상적인 삶

최초의 어떤 충격으로 공포증이 발생했다면, 최대한 빨리 일상의 삶으로 복귀하는 것이 공포를 극복하는 가장 좋은 방법인 것으로 밝혀졌다. 불과 얼마 전에 시작한 공포를 해결하려고 애쓰는 사람이 있는가 하면, 어떤 이들은 평생을 씨름하기도 한다. 일상의 삶은 바로 이 시점에서, 어려운 감정에 대면하느라 잠재적으로 요동치는 가운데 어떤 균형감을 제공해줌으로써, 치유에 도움을 준다.

다시 말하면, 공포증은 휴가나 크리스마스 때보다 몇 주간의 빽빽한 스케줄이 당신을 기다리고 있을 때, 혹은 이사나 직장의 이동 같은, 중요하지만 스트레스 받는 일을 해야 할 때, 더 치유될 가능성이 있다.

수면

수면의 회복력은 정말 대단하다. 폐쇄된 장소로 다시 돌아가는 실험을 하고 있다면, 충분한 수면과 휴식을 취한 후에 시작하라. 며칠 밤을 늦게 자거나 연달아 새벽같이 일어난 뒤, 집중이 잘되지 않는 상태에서 실험을 시도한다는 것은 정말 좋지 않은 생각이다. 상당히 먼 거리를 여행하고 나서 시곗바늘을 뒤로 돌리거나 앞으로 돌려야 하는, 즉 시차로 인한 피로를 느낄 때,

심지어 최근에 그냥 비행기를 타고 난 후에도 시도하지 마라.

물론, 여러 가지 이유로 말미암아 이미 컨디션이 좋지 않은 상태에서, 이따금 막힌 공간에 도전할 수도 있다. 그리고 점차 극복하는 것을 배울 수도 있다. 그러나 그런 식으로 자신을 괴롭힐 필요는 없다!

실험을 끝내고 나면 몹시 피곤함을 느낄 것이다. 아마도, 벌써 다음 번의 대담한 모험을 짜느라 의기충천해 있을지도 모른다. 휴식을 통해 일련의 행동 과정을 마치는 것은 지극히 당연하다. 사실, 스스로 해낸 업적에 기분이 좋다면 피로감마저 상쾌하게 느껴질 것이다. 불안감이나 우울함에

서 오는 납덩이 같은 피곤함이 아니라 온몸으로 쏟아지는 유쾌한 졸음 같은 것 말이다.

거꾸로, 초조한 나머지 잠을 못 이룰 수도 있다. 외상의 원인이 되었던 폐소공포증이나 다른 문제에서 기인한 불안감이 폐소공포증으로 도치되어 나타날 때에도, 갑자기 과거의 어떤 기억이 불현듯 떠오르거나 뜻하지 않은 감정 혹은 새로운 생각을 경험할 수 있다. 여태껏 피해왔던 장소나 공간으로 되돌아간다는 것은 당신의 영혼을 '휘저어 놓을' 수도 있다. 지오프 톰슨(Geoff Thompson)은 이를 일종의 '여파 효과(aftermath effect)' 라고 부른다.

만일 이런 일이 발생하면 자신에게 부드럽게 대하라. 자신의 안전기지(p.182)으로 가거나 가고 있다고 상상하라. 몸을 따뜻하게 한 뒤, 당신을 아끼는 사람들과 대화하라. 마음속에 떠오르는 생각을 옮겨 적음으로써 분주한 두뇌의 생각을 진정시키고 억제한다. 그리고 후에 조용히 바라보거나 그림으로 그려본다. 그저 편안히 휴식(p.147)하고, 자신을 아기 달래듯 위로(p.169)하며, 호흡기법(p.141)을 시도한다. 자신을 돌보라. 내가 안전한 곳에 있고 필요하면 언제든지 도움받을 수 있다는 것을 기억하라. 폐소공포증을 이기는 작업을 하는 동안 불면증으로 발전한다면, 너무 빨리 가고 있다는 증거다. 속도를 늦추라. 지원 시스템을 구축하는 데 더 힘쓰고, 현실세계의 행복한 기억으로 자신을 더 충전하라. 다음번 실행에 언제 돌입하면 좋을지 당신은 알 수 있다. 자신의 직관력을 신뢰하라.

심리적/인지적 전략

위험도 측정과 자기 신뢰

위험측정 능력을 발전시키려면, 폐쇄된 장소나 막힌 공간에 들어갈 때 '내가 두려워하는 일이 일어날 것이다' 라는 것이 무엇인지 분명히 밝힐 필요가 있다. 공포증을 경험하는 사람들의 마음 맨 밑바닥에 깔린 공포는 보통 밀폐된 장소가 치명적이다. 그 이유는 실제 위험에 부닥쳤을 때 자신을 방어하지 못할 거라는 무력감, 혹은 너무나 두려운 나머지 심장마비나 천식이 재발할 거라는 공포감이다. 그보다 좀 나은 것은, 어떤 식으로든 공포감을 견뎌내지 못할 것이라는 느낌이다.

그러나 일단 무엇이 두려운지 명확해지면 각각의 결과에 대한 예측이 가능해지고, 두려움을 감당할 충분한 내적, 외적 자원을 확보하고 있는지도 알 수 있다.

이 자리를 빌려, 3가지의 기억법 : 요인분석하기, 익숙하게 만들기, 이성적으로 바라보기(FFR: Factorise, Familarise, Rationalise)를 가르쳐 준 기고자에게 감사드린다. 이 과정은 정보를 수색하고, 연구하고, 관찰하는 능력을 사용하게 한다. 요인분석하기는 걱정하는 상황을 각 측면으로 나누어 분별하는 것을 뜻한다. 익숙해진다는 것은 각 측면에 대해 알아내고 이해한다는 뜻이다. 세세한 부분까지 충분히 알고 이해할 때, 이성적이 된다–즉, 환상과 나란히 상황에 대한 사실과 논리를 세워놓고, 내재된 위험과 자신이 원하는 것에 대한 이성적 결론에 도달한다. 예를 들어, 세차장에 들어가기를 원한다면 :

1. 세차 기계가 잘못되어 진짜 신체적인 위협을 입힐 정도가 되려면, 어느 정도로 망가져야 하는 걸까? 이걸 한번 알아내 보자. (FFR을 사용한다.)

2. 스트레스 때문에 호흡이 힘들어지고 심장이 멈출 정도가 되려면, 어느 정도까지 진전되어야 하는 걸까? (혹시, 건강상의 문제가 있는 건 아닌지 의사를 만나본다.)

3. 무슨 일이 일어나건 무엇을 느끼건 내가 극복하도록 도와줄, 내가 가진 자원은 무엇일까? 어떤 지원을 받을 수 있는가?

여기에서 얻는 정보는, 준비를 끝내고 상황에 어떻게 접근해야 가장 좋을지를 알아내는 데 훌륭한 안내자가 된다. 물론 막상 불안이 엄습해오면 온갖 다짐들은 순식간에 사라지고, 이성적이 되기란 정말 어려울지도 모른다. 겁에 질린 마음에 의학적 논리를 들이댄다고 순식간에 공포가 해결되지는 않을 것이다. 그러므로 서서히 진행하는 것이 중요하다. 작은 위험부터 먼저 시작해, 진짜 세계의 구체적인 경험을 통해 생각과 느낌 사이에 다리를 하나하나 쌓아 올려야 한다. 자신의 불안을 동정심으로 바라볼수록, 현명하게 위험을 평가하는 능력도 커진다.

자기신뢰

이 책을 만들고자 자료를 수집하면서 내가 깨달은 것은, 자꾸만 뒤로 미루는 습관이 자신에 대한 근본적인 신뢰를 망가뜨리며, 자신감과 자존심을 파괴한다는 것이었다.

요컨대, 친구나 동료가 당신과 약속한 일을 계속해서 미룬다면, 그들의 능력에 대한 신뢰감은 물론이고 관계 또한 침식될 것이다. 이와 유사하게, 당신이 스스로에 대한 약속을 깨뜨리면 저 깊은 내면에서는 더 이상, 자신이 하겠다고 말한 것을 실행할지 믿지 못하며 자신이 한 말과 의도조차 스스로 신뢰하지 못한다.

한 친구가 계속 당신을 실망시킨다고 가정해보라. 어떤 설득을 한들, 한번 깨진 신뢰가 즉시 회복되겠는가? 자신과도 마찬가지다. 신뢰를 회복하려면, 정말 한 번도 지키지 못했던 믿음을 진실로 다시 쌓고 싶다면, 아주, 아주 극미한 발걸음부터 떼어놓아야 한다. 각각의 작은 의지를 따라 조금씩 현실 세계에서 구체적이고 손에 잡히는 행동이 이루어질 때, 비로소 의지는 믿을 만한 것으로 된다. 아주, 아주 작은 것부터 시작하라는 이유는 너무 많은 것을 한꺼번에 이루려는 욕심으로, 겁을 먹게 되지나 않을까 하는 우려 때문이기도 하지만, 이성과 감정의 두 자기 사이에 신뢰감을 형성하려는, 혹은 다시 쌓으려는 목적 때문이기도 하다.

우선, 이성의 자기가 진짜 올바르게 위험을 평가할 수 있고, 사실과 가상을 잘 분간할 수 있다는 믿음을 가져라. 이는, 우리가 진짜 위험을 잘 알아채지만 그에 못지않게 실제 가능성이 아주 희박한 곳에서 틀림없이 사고가 일어날 거라고 예견하는 경향도 있음을 인정하는 것이다. 예를 들면, 자동잠금장치가 장착된 차를 타고 여행하는 것이 100% 안전하다고 주장하는 것은 말도 안 되지만, 그렇다고 해서 이제 곧 차가 사고에 휘말릴 거라고 공포에 휩싸이는 것도 말이 안 된다. 내가 탄 비행기는 절대 추락하지 않고, 세차기는 절대 고장 나지 않으며, 폭탄을 든 사람이 내 기차에 타지도 않을 거라고 자신에게 약속하라는 것이 아니다. 다만, 세상의 모든 일이 필연적으로 일어나게 돼 있다고 자신을 설득하라. 요점은 스스로 거짓약속을 하지 않는 것이다. 겁에 질린 자기는 끊임없이 증거를 요구하지만, 안심시키고 인도하는 자기는 현실적이며 믿음직한 동반자이다.

"무서운 일들이 절대 일어나지 않을 거야"라고 말한다면 그것은 가능성이지만, 거의 십중팔구 전적으로 안전하고 잘 지내고 상처에서 자유로울 것을 아는 것은 개연성이다. 비록 이따금 불편하고, 예상했던 것보다 약간 더 겁이 나는 경우는 더러 있겠지만 말이다. 그러나 스스로에 대한 신뢰감을 발전시키려면 진실의 낱알 하나하나를 가려내고 인지하며, 방향과 판단을 내릴 때 어떤 다른 선행 요인은 없는가 살펴야 한다. 이 기법은 우리가 피하고 싶은 막힌 공간에서뿐만 아니라, 일상생활에서도 연마를 요구하는 부분이다.

자기신뢰를 재구축하는 과정은 절대 재빨리 이루어지지 않으며, 엄청난 참을성과 측은지심, 사랑을 요구한다. 우리는 부드러워질 필요가 있다. 이것이 바로, 말하는 내용뿐만 아니라 자신에게 말을 건네는 방법에 대해서도 주의를 기울여야 하는 이유다.

도전을 단계별로 쪼갠다

공포증을 극복하기 위한 도전은 그 어떤 것이든 먼저 단계별로 쪼갠다. 이 책 전체에 예들이 나와 있다. 이따금 약간의 상상력과 수평적 사고를 필요로 할 것이다. 밀폐된 공간에 발을 들여놓기 전에, 먼저 삶의 다른 영역에서 탄력성을 기를 필요도 있다(사교적 유대감이나, 지원, 건강 회복, 문제해결 능력에 대한 자신감 등등… p.201를 보라). 이것은 절대 회피가 아니다. 다만, 준비단계에서 나의 자원을 재정비함으로써 더는 상처받지 않도록 조심하는 것뿐이다.

다음 단계에서 무엇을 하고, 올바른 방향으로 한 단계 더 나아가려면 어떤 것을 해야 하는지 결정하는 사람은 자신뿐이다. 시도가 너무 컸다면, 자신의 반응을 보고 즉시 알 것이다. 다음 단계에 대해 심사숙고하고 생각해 보는 것 자체가 이미 커다란 발전임을 깨닫는 것도 도움이 된다. 예전 같으면, 한 무리의 친구들과 극장에 가자는 제의를 생각조차 할 수 없었을 것이다. 그런데 지금은 최소한 토론할 수는 있지 않은가? 이것이 한 단계이다. 절대 과소평가하지 마라. 변화를 깊이 명심하라.

지원사격용으로, 축약어인 SMART를 사용하는 것도 좋다. 도전을 단계별로 작게(small), 측정 가능하게(measurable), 달성 가능한(achivable) 크기로, 현실적으로(realistic) 쪼갠 다음, 특정 시간의 틀(time-frame) 안에서 완성한다. 예를 들면, 자동 출입문이 장착된 버스를 타는 것이 목표라고 가정해보자. 일단 버스 한 대를 골라 한 시간 안에 한 정류장을 통과하기로 했다면, 한 단계 통과! 된 것이다. 편안한 기분이 되기까지 아직도 수많은 버스를 타야 하겠지만, 일단 얼음을 깨면 더 이상 미개척지는 아니다.

정해진 시간에, 계획을 짜서, 정확히 단계별로 행동으로 옮기는 것이 부담스러운 사람들도 있다. 자신이 옳다고 느끼는 순간에 행동을 취함으로써 자신을 놀라게 하는 방법을 선택해도 좋다. 어느 쪽을 따라가든, 실제 세계에서의 구체적이고 단단한 경험을 기억 저장고에 쌓는다면, 우리의 두뇌는 예전의 인상들(발자국을 옮겨놓기가 너무 무섭다거나, 불가능하다고 느꼈던)을 수정할 것이다.

성공일기 쓰기

다음번 도전에 직면하게 되면, 이미 이룩해놓은 과거의 성취를 쉽게 잊어버릴 수 있다. 불안의 사다리에서 한 단계 더 올라가야 한다는 부담감에, 마치 처음으로 돌아가는 것처럼 가슴이 철렁 내려앉을지도 모른다.

옛날이나 지금이나, 새로운 계획의 시작이라는 점에서는 동일하다. 시작은 온갖 것을 떠오르게 하지만, 결과만은 불투명하다. 공포를 극복하는 것만 그런 것은 아니다. 많은 계획의 시작도 똑같다. 빈 종이나 텅 빈 화면을 앞에 놓고 고민하는 수많은 작가도 똑같은 공포를 느낀다! 또한, 당신은 전에 시작했던 그 사람이 아니다. 시작 과정을 겪긴 하지만 초보자는 아닌 것이다.

이런 것을 상기시키는 좋은 방법은 '성공일기'를 작성하는 것이다. 다양한 실험 기록은 공들여 쌓아올린 노력의 구체적인 증거일 뿐만 아니라, 이미 이룩해 놓은 용기와 성공을 상기시킨다. 아무리 사소한 것이라도 과거의 성취를 회상하면 엄청난 용기가 날 뿐만 아니라, 불굴의 끈기와 융통성, 탄력성을 가진 자로서의 이미지를 강화시켜준다. (아래를 보라)

게다가 자신이 밀폐된 장소 외의 상황에서도 이미 융통성 있게 어려움을 잘 헤쳐나온 것도 기억하게 해준다. 어느 사건이든 예전의 상황으로 돌아가 자신과 타인을 어떻게 도왔는가를 생각해보라. 그리고 일기에 적으라. 그때 느꼈던 평정과 고요함을 기록하고 재빠른 재치와 활력, 상상력을 옮겨놓아라. 이런 기억을 다시 찾아보고 음미하는 것은 미래의 성공 가능성을 최대한 확대한다.

계획 세우기

"그 상황을 피하고자 무엇인가 독립적으로 할 수 있다면, 그때는 행동으로 옮기기 전에 먼저 머릿속으로 계획을 세우겠어. 이 상황에서 도망칠 수 없다면, 그냥 머릿속으로 피신해 편안하게 휴식을 취함으로써 절대 공포가 나를 잡아먹지 못하게 하겠어."

목표를 향한 실험의 준비를 하면, 작은 계획도 멀리 갈 수 있다.

마음의 준비 - 어떤 마음가짐을 가져야 하나 ?

내부적 전망 - 과거의 성공했던 경험을 떠올린다. 공포증을 극복해야만 하는 이유, 내가 기대하는 것들, 실험을 성공적으로 끝마쳤을 때 경험하게 될 기분들, 긍정적 시각화, 내가 잘 해 나기고 있는지, 이것 또한 지나갈 거야.

외부적 전망 - 내가 속한 환경을 충분히 머릿속에 그린다. 그것이 어떻게 설계되었고, 내가 개선할 점은 무엇인지, 다른 사람들은 어떻게 보이는지, 그들은 무엇을 입고, 누구를 떠올리게 하는지, 선물을 준다면 어떤 것이 좋을지, 나의 도움을 원한다면 어떻게 도와줄지, 그들이 날 어떻게 돕기를 원하는지.

신체적인 준비 - 자신을 확실한 근거 위에 공고히 세운다.

마음의 고요함과 평정을 되찾으려면 먼저 신체적으로 준비하라. 우선 호흡에 집중해서 코를 통해 들어오고 나가는 숨을 부드럽게 바라본다. 두 발을 동시에 혹은 한 발씩 번갈아, 바닥에 대고 강하게 누른다. 혹은, 두 손을 마주 대고 강하게 서로 누른다. 긴장과 휴식을 번갈아 하며, 근육을 리드미컬하게 움직여 아드레날린을 나오게 하거나, 반대로 이완시킨다.

정서적 준비 - 자신을 위한 긍정적인 감정을 떠올린다.

나만의 안전한 장소와 지원 네트워크의 사랑스러운 얼굴들, 미소를 눈에 그린다(p.182 참조). 필요하다면 다른 사람들과 접촉하도록 자신에게 허용한 뒤, 무엇을 어떻게 말할지 상상해본다. 여기 한 기고자의 생각을 소개한다.

> "도움이 필요하다면, 먼저 내가 침착해질 때까지 기다리겠어요. 그래야 침착하게 질문할 수 있을 테니까요. 그러면 공포에 질려서가 아니라 친절하게 요청을 할 수 있겠죠."

도피 계획

공포를 끝장내는 순간까지 절대 물러서면 안 된다고 주장하는 학파가 아닌 한, 도망갈 계획을 세운다고 해서 나쁠 것은 없다. 예를 들면 (승강기를 타고 3층까지 갈 거야. 하지만, 2층만 통과하고 내릴 수도 있어. 세차장에 들어가도록 노력해보겠어. 그런데 정 할 수 없다면, 과정을 좀 더 조사하고 연구를 해보겠어 등) 탈출 경로를 지나치게 사용하는 것은 아닌지, 너무 도피 위주로 가는 것은 아닌지 당신은 안다. 또한 도피 계획이 일보 전진을 위한 이보 후퇴인지 아닌지도 당신은 안다. 그러니, 차이를 분별할 줄 아는 자신의 직관력을 신뢰하라.

갇혔을 때를 대비한 계획 세우기

'만일 갇힌다면 어떻게 하지?' 하는 생각 자체가 불안감을 일으킬 수도 있다. 반면에 대안을 검토하고 효과적으로 계획을 수행해나가는 자신의 모습을 그리면, 실제 상황에서도 자연스럽게 떠올릴 수 있다. 갇혔을 때 자신을 신체적으로나 정서적으로 잘 돌볼 수 있다는 자신감이 강할수록 불안을 느낄 가능성은 줄어든다. 승강기 안에 갇히는 것이 좋은 휴식이 될 것이라는 리즈 헤이워드의 생각(p.218)까지 도달하긴 어렵겠지만, 여러 가지 전략에 대해 생각하다 보면, 자신이 엄청나게 다양한 기법과 관심, 극복에 필요한 자원을 지닌 유능하고 강한 사람이라는 메시지를 받는다. 절대 불안해지지 않는다는 약속을 스스로 하느니 자신의 풍부한 자원에 집중하라.

사고의 대체와 중지

불안감이 꼬리를 물고 뭉게뭉게 피어오르기 시작하면 평정의 목소리가 끼어들기가 어렵게 된다. 밀폐된 상황이나 장소 바깥에서 생각이나 시선을 다른 데로 돌리는 연습을 하면, 실제 상황에 부닥쳤을 때 얼른 주의를 분산시킴으로써 자신의 능력에 대해 무한한 자신감을 갖게 된다. 깨어 있기(p.200) 연습이나, 생각의 대체 혹은 중지, 그 무엇이든 괜찮다.

걱정을 멈추라고 자신에게 말하는 것이 얼마나 힘든지 우리는 너무나 잘 안다. 걱정을 억누르다가 잘못하면 더 심각해지거나 더 빈번해질 수도 있다. 몇 가지 대안이 있다. 관심을 다른 데로 돌리는 것이다. 진짜 더 재미있는 것으로 시선을 돌릴 수 있다. 내가 하고 있는 생각이 침착함과 평정을 찾는 데 도움이 되는지, 더 건설적인 생각은 없는지 자문할 수도 있다.

경계해야 할 것은, 추측과 일반화, 흑 아니면 백이라는 극단적인 생각, 내부의 비판적 파괴 공작원, 완벽해지고자 하는 욕동 등이다. 선택의 견지에서 생각해보자고 자신을 설득하자(불안해지지 않는 쪽을 선택하겠어. 그래도 난 죽지 않을 거야). 이는 성취 불가능한, 절체절명의 생각과 대치된다(난 절대 불안해지면 안 돼 !). '사태가 나빠질 것이 확실해' 라는 가정을 하기 전에, 진짜 구체적이고 확정적인 증거가 있는지 적극적으로 살펴보자. 긍정적인 사실과 가능성을 규합하여 부정적인 생각과 대항하자. 손목에 고무줄을 매고 불안하고 초조한 생각이 떠오를 때마다, '차단' 의 뜻으로, 고무줄을 세게 '튕겨' 줄 수도 있다(어떤 면에선 일종의 처벌같이 보일 수도 있다. 개인적으로는, 불안을 고통으로 다스리는 방법에 찬성하지는 않지만, 부정적 강화의 방법으로 요긴하게 사용하는 사람들도 있다).

정서적 전략

호기심

호기심은 우리 주위에 존재하는 것에 주목하도록 자신을 허락하는 기능이며, 우리의 관심을 촉발하는 것을 따라가 집중하게 한다. 호기심은 대개 안전할 때 발동한다. 엄마나 아빠가 근처에 있다고 확신할 때, 어린이들은 일어나 공원을 탐색한다. 역설적이지만, 우리의 호기심을 자극하는 것에 집중하면, 안전함을 느끼는 데 도움이 된다.

호기심은 개방적이고 탐구하는 자세로서, 열린 마음과 실험적 사고 혹은 태도라는 특징을 지닌다.

"나는 궁금하다, 무엇이/다른 무엇/어떻게/왜/어디에서/누가/언제/만일……?????"

이는 잽싸게 결론을 내리거나 판단하는 태도와 대치된다. 호기심은 우리를 둘러싼 환경에 대한 지식을 증가시키고 조화롭게 한다. 새로운 관심으로 우리를 살아 움직이게 한다. 비교하고 대조하게 하며, 시선이 안 가던 곳에 눈길을 끌고, 시선을 끄는 것에 주목하게 한다.

호기심에 사로잡힘은 두뇌의 '탐색 체계'의 발동을 의미한다. 물론 초긴장 상태에 있을 때도, 불안한 가운데 재빨리 주위를 탐색할 것이다. 그리고 끔찍하게 잘못되어가고 있다는 실마리를 찾아내어 두려움을 정당화시키고, 거기에 안주할 것이다. 잘못된 결론에 재빨리 뛰어들기보다, 우리가 주목하는 것에 호기심을 갖도록 허락함으로써 냉정한 반성과 분별력을 기를 수 있다. 호기심은 우리의 눈과 귀, 감각기관을 사용하며, 황망한 마음보다는 평정의 자세를 유지할 때 가능해진다. 호기심은 불안의 에너지를 즐거움의 에너지로 변형시키며, 적극적으로 이 세상과 연루하게 한다. 호기심은 새로운 목적을 위한 아이디어를 제공하며, 이를 수행해 나가는 기쁨을 촉진한다.

예를 들면, 영국동굴협회 훈련 담당관인, 이드리스 윌리엄스(Idris Williams)는, 동굴에 대해 불안감을 느끼긴 하지만 두려움에 도전하고픈 사람들을 데리고 지하 환경으로 간단한 여행을 안내하면서 흥미를 갖게끔 유도한다. 그는 이들을 열중하게 하여 공포증까지 잊게 한다. 조금씩 강도를 높여 밀폐된 장소를 방문하는 프로그램을 따라가노라면, 인내심/경험도 쌓여간다. 호기심에 의해 자극된 에너지는 새로운 지식을 배우고 습득하는 데 사용되고, 두려움보다는 만족감으로 여행하게 하며, 더 많은 탐색과 모험의 길로 안내한다.

물론 호기심에도 제한은 있다. 털로 뒤덮인 거대한 매머드의 피부가 얼마나 촘촘한지 궁금해 (혹은 역사적으로 더 정확한, 종으로서의 생존을 위협하는 현상에 정신이 팔려) 너무 오랫동안 머물렀다면, 인류는 오늘날까지 살아남지 못했을 것이다! 어쨌든 호기심은 상상과 실제를 구별하는 능력을 키워주는, 또 하나의 중요한 도구임이 틀림없다.

이와 똑같은 태도를 우리 자신과 반응에 대해 견지할 수 있다. 예를 들면,

'이 케이블카를 타면 기분이 어떨지 궁금한데…' 라고 생각하는 것이

'난 분명히 겁에 질릴 거야!' 보다는 낫다. (자기 달성적 예언 성격이 강하기 때문에)

'그리고 끔찍할 거야!' (그렇지 않을 수도 있다.)

혹은, '난 절대 겁에 질리지 않을 거야.' (이것 또한 사실이 아닌 것으로 판명될 수 있다.)

호기심과 궁금증은 활기를 불어넣고 가능성과 신선함, 놀라움, 배움의 세계로 안내한다. 이는 폐소공포증의 막힘과 좌절, 갇힌 느낌과는 정반대이다.

웃음과 유머

2005년 런던 지하철 폭파라는 무서운 사건을 겪었을 때, 많은 네티즌이 사람들의 사기를 진작시키기 위해 부지런히 유머를 실어 날랐다. 이는 마치 2차 세계대전 때 많은 사람에게 즐겨 회자되었던 저 유명한 공습

(Blitz)(*1940년 9월 7일부터 9월 30일까지, 독일군에 의해 주야간으로 이어진 런던 대공습을 말함)때의 정신을 상기시킨다. 물론 이들 유머 속에는 어두운 국면이 포함되어 있었을지 몰라도 목적은 같은 것이었다.

작은 독방에서 수년간 갇혀 있었던 브리안 키난(Brian Keenan)은 『악마의 손길(An Evil Cradling)』(Vintage 1993)에서, 악조건에서도 건조한 아이러니와 날카로운 재치를 위시하여 박장대소와 기이한 것에 이르기까지, 비밀스런 웃음을 함께 나눔으로써 얼마나 큰 기쁨과 긴장 풀기를 할 수 있었는지를 이야기한다.

박장대소는 스트레스를 낮추고, 면역체계를 강화시키며, 근육을 이완하고, 기분을 좋게하는 호르몬을 방출한다. 이런 긍정적인 효과는 배가 아프도록 웃은 후에 더 오래간다. 삶을 너무 심각하게 받아들이거나 현재의 상황에 너무 큰 의미를 부여하고 통제하려 할 때 자연스러움은 사라지고, 밀폐된 공간에 갇힐 때 나오는 감정들이 생겨난다. 즉, 고립무원의 세계에 자신을 가둬놓게 된다. 유머는 시야를 되찾아 주고, 우리 모두가 속기 쉽고 어리석은 존재임을 상기시켜주며, 타인과 연결하며, 혼자가 아님을 상기시킨다. 웃고 나면 조금 더 깊게 호흡할 수 있고 느긋해진다. 자신감과 강함, 깊은 동정심으로 세상과 대항하게 한다. 유머는 아드레날린을 흥미진진한 감정으로 전환하며, 불안감과 마찬가지로 전염성도 강하다. 이따금 우리는 왜 웃는지도 모르면서 웃는 사람들의 기쁨에 즐겁게 동참한다. 함께 웃음을 나누던 즐거운 추억이 미소를 머금게 하며, 아무리 힘들 지언정 현재를 밝게 비춰준다.

한마디로, 유머와 웃음은 우리에게 유익하다. 공포증과 정반대다. 그러므로 매일매일 웃음거리를 찾아보자.

긍정적인 경험들

우리는 이것들이 정말 많이 필요하다! 진짜 세계의 흥분과 즐거움, 흥미진진한 경험들을 우리의 몸과 마음 깊숙이 담아놓고 언제든지 꺼내 써보자. 윌리엄 블룸(William Bloom)은 그의 놀랄 만큼 훌륭한 저서인 『안전한 느낌』(Piatkus 2002)에서, 이렇게 말한다. 즐거웠던 기억에 접근한다는 것은 즐거워할 만한 경험을 반드시 만들어야 한다는 것이고, 그리고 그것을 꼭 기억해야만 하는 것이라고…. 당연한 소리 아니냐고 할지 모르지만, 불행히도 우리는 바쁘고 해야 할 일도 많은 이 세상에서 많은 소중한 것을 놓치고 살아가는 것 같다. 자, 그러니 무언가 좋고, 사랑스럽고, 진기하고, 친절하고, 환호작약하고, 기가 막히게 좋은 일이 생기는 경험을 해보자. 아니 작은 것이라도 좋으니 평범한 생활보다 조금만 더 멋진 것, 상상에서가 아닌, 이 진짜 세계에서 일어나는 것을 놓치지 말자.

> 길을 멈추고, 지금 이 순간을 즐기고 음미하자. 모든 감각을 총동원하여 지금 일어나는 것에 주의를 기울이자. 무엇을 보고, 듣고, 냄새 맡고, 맛을 보고, 만질 수 있는가? 지금 같이 있는 사람은 누구인가? 지금은 하루 중 어느 때인가? 태양은 지금 어디에 떠 있는가? 달은 어디에 있는가? 빛의 가치는 무엇인가? 지금 나는 얼마나 추운가? 혹은 얼마나 따뜻한가? 이 순간의 풍요함과 아름다움을 기록하라.

나의 아버지는 위의 일들을 해내도록 식구들을 독려하는, 위대한 문구 하나를 알고 있었다. 어린 시절 휴가를 떠날 때면, 아버지는 데번(Devon)(*잉글랜드 남서부의 주)의 아름다운 시골로 차를 몰고 가 콘월의 깎아지른 듯한 절벽의 꼭대기에 서서, 끝도 없이 펼쳐진 황금빛의 대서양 저편으로 태양이지는 것을 바라보게 했다. 한번은 '유럽에서 두 번째로 긴, 공중에 떠 있는 케이블카'(우리는 이 문구도 가족 기록부에 적었다!)를 타고 올라가 숨이 막히게 아름다운 알프스 산의 경치를 바라본 적도 있었다. 그때마다 이비지는 우리에게 "몽땅 들이마셔!"라고 명령하곤 했다. 그리고 우리는 그렇게 했다.

당시 보았던 경치가 세세하게 기억나지는 않지만, 그때의 느낌과 탁 트인 전경, 하늘과 바다와 해변과 언덕, 나무들, 소금 내 나던 공기, 얼굴을 따뜻하게 비추어주던 햇볕을 기억한다…. 그런 즐거운 추억이 현재의 나를 풍요롭게 하고, 어디에 있건 기억하고 싶을 때 되살아난다.

우리 몸의 주요한 화학 작용에서, 기분 좋은 느낌에 관여하는 것이 도파민이다. 두뇌에 도파민이 잘 흐르면 몸에 활력을 느끼고, 정신이 반짝나며, 기쁨과 행복감, 동기 부여와 호기심, 배우고사 하는 욕구와 흥분을 경험한다. 우리는 '살아있고' 그것을 느낀다. 세상은 멋진 세계로 우리를 초대한다. 세상이 우리를 환영하는 것처럼 느끼며, 뛰어들고 싶어진다. 도파민이 없으면 무기력해지며, 우유부단해지고, 호기심의 상실과 함께 비참함을 느끼며, 우울증에 이른다. 세상은 쪼그라들고, 어두워지고, 공허해진다. 공포증을 겪는 사람들은 이미 이 세계를 '쪼그라져 버린' 위험스런 측면에서 경험하고 있다. 우리는 침울함 때문에 문제가 더 가중되기를 원하지 않는다. 그렇다면 어떻게 '기분 좋게' 만드는 호르몬을 분출시킬 수 있을까?

아주 간단한 방법은 우리가 얼마나 '축복받은 존재인가를 헤아리는 것'이다. 우리가 처한 환경에 관계없이 우리는 모두 축복받은 존재들이다. 마음의 눈으로 축복받은 것들을 수색해내면, 기쁨을 느끼는 두뇌 센터는 활발해져 '기분 좋게' 만드는 호르몬의 방출을 유도할 것이다.

축복은 보는 것 같은, 아주 간단한(그리고 아주 놀라운) 것일 수도 있다.

색깔을 분간하고, 듣고, 움직이고, 친구의 얼굴을 기억하고, 보고, 또 쓰다듬는다. 행복했던 순간들을 기억하고, 아름다웠던 대화의 시간과 경치들, 부드러움과 따뜻함, 긍지와 기쁨, 성공과 재미, 황홀했던 순간들, 그리고 이 모든 것에 감사하는 것, 사랑하고 행복하게 하는 모든 것들을 다시 찾아보자, 그리고 음미하자.

이 모든 것들의 명세표를 만들어 밀폐된 공간에 들어갈 때 갖고 가자. 이 명세서를 집에서 가장 환한 곳, 햇빛이 잘 들어오는 곳에 붙이자. 그리고 친구와 가족에게, 그들이 좋아하는 말이 무엇인지 물어서 덧붙이자. 다음번 폐쇄 공간에 들어갈 때, 그 장소와 햇빛, 내가 아는 훌륭한 사람들을 그려보자. 그리고 실제의 내가 속해 있는 환경으로 돌아와, 명세서에 더 붙일 것이 없는지 생각해보자.

『악마의 손길』의 저자, 브리안 키난이 하루는 급식으로 과일을 받았다. 그는 이 상황에 대해 가슴이 뭉클해지는 묘사를 한다. 그는 그것을 도저히 먹을 수가 없었다. 삭막한 감옥이라는 환경에 어울리지 않는, 믿을 수 없을 정도로 아름다운 과일의 황홀함에 소름이 끼칠 만큼 영감을 받았던 것이다. 망쳐지지 않은 삶의 고귀한 그 무엇을 대변하는 것이기에 가능한 한 오랫동안 그것을 간직하고 음미하고 싶었다.

'내가 받은 축복이 얼마나 작은 것인가?' 는 상관없다. 마음속에, 종이 위에, 대화 속에, 노래에, 좋아하는 모든 것이 눈에 들어오기 시작한다. 점점 더 많은 것이 눈에 들어오고 발견될수록 긍정적인 감정도 더 많이 흐른다.

이 전략의 위대한 기쁨은 이것이 모두 공짜이며, 어느 곳이든 이동 가능하고, 순식간에 실행할 수 있고, 추가적 지원도 필요 없다는 데 있다.

어디에서나, 아무 때나, 몇 초 만에, 혹은 몇 시간이고 사용 가능하다. 과거의 아름다웠던 경험에 다가가게 할 뿐만 아니라, 지금 이 순간의 더 큰 즐거움을 위해 몸과 두뇌를 준비시킨다. 축복을 깨닫게 되면, 이 세상은 더는 위협이 아니라 나를 맞이하고 환영하는 것으로 경험된다. 합법적인 것치고는 매우 좋지 않은가!

두려움을 다루는 연습

삶에서 모험을 할 때마다 우리는 두려움이나 불안으로 인한 아드레날린이 솟구치는 것을 경험한다. 다행스럽게도, 우리가 경험하는 두려움은 그냥 두려움이다. 우리가 밀폐된 공간에서 느끼는 두려움이나 불안감은, 다른 상황이나 종류에서 느끼는 두려움과 완전히 똑같다. 이는 정말 기쁜 소식이다. 왜냐하면 폐소공포증과 전혀 관계가 없는 상황에서 인내력을 기르거나 자신을 달래는 방법 등으로 두려움을 다루는 연습을 하면, 폐소공포증에 대해서도 탄력성을 개발하는 것이 되기 때문이다.

공포에 직면해서 우리는 도망가거나 위협에 대항해 싸우기를 원한다. 그도 저도 안 되면 얼어붙는다. 세 가지 충동에 저항하는 힘만 기른다면, 이 느낌들을 '억제하고' 계속 사고할 수 있다면 가장 적절한 대응 방법도 선택할 수 있다. 우리가 생각하는 것처럼 그렇게 힘들게 고생하지 않아도 된다. 온 세상이 우리의 연습 장소니까.

항의와 자기주장

어떤 건물이나 서비스가, 그들의 밀폐된 공간에서 당신이 느끼는 어려움을 수용하지 않으려 한다면, 다음의 작은 저항의 행동을 기억하라.

> "폐소공포증이 있다고 말한 뒤, (사람이 많이 몰리는 기다란 복도를 피하기 위해) 다른 출구로 나갈 수 있느냐고 카운터에 묻자, 안 된다고 했다. 말도 안 된다고 생각한 나는 그녀가 다른 손님을 받는 사이에 그냥 다른 출구로 빠져나왔다."

> "공항에는, 우리가 보통 이용하는 훌륭한 에스컬레이터가 있음에도 불구하고, 사람들로 꽉 찬 승강기만 가동하고 있었다. 난 이미 비행기를 타야 하는 부담감에 불안했는데 이를 가중시킬 필요는 없다고 생각했다. 그래서 이렇게 물었다, '만일 당신이 폐소공포증이라면 어떻게 하겠어요?' 그는 멍청하게 나를 쳐다보더니 통과하게 해주었다. 그러니, 승강기만 이용하게 돼 있지는 않았던 것이다. 난 내가 적극적으로 주장을 한 것에 몹시 기분이 좋았다."

이따금 대안이 없을 수도 있다. 스쿠버다이빙을 하고 싶으면 마스크를 써야 한다. 그리고 정말 짜증나긴 하지만, 영불해협의 터널은 여전히 지하로 다닐 것이다. 그러나 필요 이상으로 인간을 집어넣거나 짐짝처럼 통과시키는 시스템에 과감히 대항함으로써 적극적인 변화를 가져올 수 있다. 그리고 혜택은 모든 사람에게 간다. 느낌을 과감히 말하고, 정당성을 인정받고, 새로운 방법을 모색할 때, 우리는 새로운 가능성의 세계를 연다. 우리뿐만 아니라 모든 사람을 위해서 말이다.

또한, 자신을 위해 행동으로 옮길 태세가 되어 있고 절대 이해할 수 없는 상황으로 자신을 몰고 가지 않겠다는 분명한 메시지를, 겁먹은 내면의 자기에게 선사하자. 모욕적인 다인에게 자신의 부모가 과감히 대항하는 것을 목격한 어린아이처럼, 겁먹은 자기는 이 메시지를 얼싸안을 것이다. 자신이 존중받았다고 느끼고, 어느 때보다도 훨씬 더 큰 든든함과 안전함을 느낄 것이다.

스스로 달래기

우리는 달래는 법을 안다. 어떻게 해야 진정시킬 수 있는지 잘 안다. 다른 사람을 잘 달랜다면 자신도 잘 달랠 수 있다. 팔을 만져주고, 머리를 쓰다듬어주고, 길게, 서서히, 위에서 아래로 만져준다. 어린이나 어른을 달랠 때, 우리는 이렇게 말한다. "있잖아, 그래, 있잖아," 이렇게 연거푸 말하지, 그냥 단 한 번 "있잖아"로 그치지 않는다. 우리는 본능적으로, 반복의 중요성이 얼마나 큰가를 이해한다. 그리고 반복하는 사이마다 억양을 낮게 한다. 문자 그대로, 낮은 목소리로 얘기함으로써 흥분했던 초조함을 누그러뜨리고 높은 톤을 평온하게 만든다. 본능적으로 톤을 부드럽게 하며 조용히 말한다.

이런 식으로 자신에게 해보자. 똑같이 사랑스러운 어조로, 팔을 쓰다듬고 달랜다(인간의 목소리, 내면의 목소리의 위력에 대해선 p.171을 참조하라).

윌리엄 블룸은 저서 『안전한 느낌』에서 이 과정을 '내면적 친절함'을 기르는 훈련이라고 표현한다. 자신의 고통을 수용하고, 달래며, 충분히 인정한다. '마음이 육체에게 자애로운 부모가 되어준다.' 이러한 과정을 생각하는 것만으로 벌써 마음이 평온해진다.

조금 더 오래 머무르기…

"영웅이란 어떻게 일분을 더 버텨야 하는지 아는 사람이다."

노르웨이의 격언에서

두려움을 견디는 것을 배울 때 우리는 자신에게 관대해질 필요가 있다. 불안감이란 일종의 야만적인 감정이다. 불안감의 효과를 무로 만드는 데 전략을 구사할 필요는 없다. 치과의 의자에 앉아 1분만 더 버틴다면, 1분만 더 오랫동안 헬멧을 쓰고, 호흡기를 떼버리지 않는다면, 한 걸음만 더 창문도 없는 복도로 발을 내디딘다면, 1분만 더 자신을 달랠 수 있다면, 그것이야말로 현실의, 뚜렷한, '그 누구도 빼앗아갈 수 없는' 성과이다. '난 너무 속도가 느린 것 같아' 라든가, '지금쯤 훨씬 더 나아졌어야 하는데' '난 더 용감해져야 해' 라는 식으로 자신의 성과를 저해하지 말자. 당신은 지금 잘 해나가고 있다.

휴식시간 갖기

어떤 치료법에서는, 자신이 해내고 있는 성과와 진도를 정기적으로 평가하기를 요구한다.

> "나는 매번 얼마나 개선되었는지 점수로 환산해서 평가를 해야 했는데 정말 힘들었다. 몇 주 동안 너무 피곤하고 바빠서 숙제를 못해갔다. 내가 회피한 거라고는 생각지 않는다. 현실이 그랬으니까."

힘들게 느껴지는 단계를 지금 헤쳐나가고 있다고 생각하면, 점점 더 커져만 가는 도전에 계속해서 맹렬히 돌진해야만 할 것 같은 느낌이 들기 쉽다. 전제군주처럼 말이다. 매번 자신을 밀어붙일 필요는 정말 없다. 일단 회피를 다루는 궤도에 진입하면, 죽자사자 줄기차게 걸어갈 필요는 없다. 이따금 자신에게 휴식을 허용하라. 다른 사람에게 세차를 부탁할 수도 있고, 승강기 대신 계단을 오를 수 있다(어쨌든 건강에도 좋지 않은가?). 혹은 다른 사람에게 지하에 있는 가방을 갖다 달라고 부탁할 수도 있다.

이따금 그냥 스트레스가 쌓이거나, 다른 이유로 정서적으로 격앙될 때도 있고, 호르몬이 안 좋은 상태일 수도 있다. 무리를 한 탓일 수도 있고, 뇌를 일관되게 안정시키는 음식을 충분히 먹지 않았는지도 모른다. 가끔은, 어려움을 극복하려고 안간힘을 쓰느라 질려버렸을 수도 있다. 이 시점이야말로 균형을 되살리는 데 온 힘을 다하고 자신에게 가장 친절할 때다.

이보 전진을 위한 일보 후퇴인지, 아예 피하자는 건지 당신은 구별할 수 있다. 자신을 신뢰하라. 자연스럽게 진행해 나가는 중에 휴식을 허락하라. 순전히 의지력으로 자신을 몰아붙이는 것은 치유의 효과를 전혀 가져오지 못한다.

차분한 목소리, 이성의 목소리

한번은 어느 날, 굉음도 요란하게 11월의 하늘로 이륙 준비를 하는 비행기 안에서였다. 그 날 따라 요동이 아주 심했다. 내 뒷좌석에서 한 남자가 어린 딸에게 이륙 과정의 여러 단계를 설명해주는 소리가 들렸다.

> "자, 이제 조종사가 엔진을 움직여 비행기를 앞으로 당기면, 자, 바로 이 굉장한 소음이 나는 거란다. 한번 같이 세어보자꾸나… 자, 이

제 위로 올라간다, 비행기 바퀴가 안으로 접혀서 들어가지. 지금 소리가 들리잖니? 자, 이제 날개를 보려무나. 조종사 아저씨가 어떻게 회전을 시작하는지…"

그 목소리에 집중하면서 나는 간신히 공포를 제어할 수 있었다. 비행기가 기울고, 덜커덩하고 움직이며, 양옆으로 요동을 쳐도, 최소한 비행기에 대해 아는 어떤 사람이 절대 불운한 일이 일어나고 있는 게 아니라고 생각한다는 사실이 나를 안심시켰다. (똑같이 요동치고 있던 내 마음은, 대재난 일보 직전이라고 느꼈다.) 혹은, 백번 양보하여 똑같이 불안할지라도, 그는 딸에게 설명하는 자신의 목소리에서 불안감을 감출 만한 침착성을 지니고 있었다.

이런 사람 근처에 앉아서 운이 좋았다는 생각이 들었다. 비행기가 도착하고 출입국 관리소에서 줄 서 있을 때, 나는 그에게 다가가 고맙다는 인사를 했다. 놀랍게도, 줄지어 서 있던 다른 사람들도 고개를 끄덕이며 내 인사에 동의하는 것이었다. 그들 역시 그의 말을 듣고 있었다. 그렇게 그의 도움을 받은 것이다. 그는 무심코, 불안의 바다 한가운데에서 좌석번호 16D 주위로 고요함이라는 작은 섬을 창조해냈다.

어린 딸은 아버지의 목소리를, 생각하는 자기의 일부로 만들면서 성장하리라. 그녀는 그것을 내면화할 것이고, 비행기를 탈 때마다 안전함과 자신감을 느끼는 것이 아버지 덕이라는 사실도 거의 잊어버릴 것이다. 우리에게 그런 비슷한 목소리가 없더라도, 혹은 목소리에 대한 우리의 신뢰가 뒤틀리고 부서진다 할지라도, 도움이 되는 목소리를 평생 내면화하도록 배울 수 있다. 이성적 자기를 계속해서 업데이트하며, 이성적 자기가 감정적인 자기를 위해 더 신뢰성 있고 조용하고 확신에 찬 지원을 제공하도록 할 수 있다. 그 남자에 대한 나의 기억은 그 후에도 오랫동안 지속되었다.

이것이 인간의 목소리가 갖는 힘이다. 그러나 그 목소리가 어떤 내용을 담고 있는가는 별개의 문제다. 또 다른 예를 들어보자. 내 옆에 앉아 있던 한 친구는 비행기가 요동칠 때마다, 자리에서 펄쩍펄쩍 뛰다가 미친 듯이 웃으며 "이젠 전부 다 죽을 거야!"라고 말했다. 전혀 노움이 안 되는 말이었다(비록 나를 웃기려고 한 말이었지만). 그러므로 아무 목소리나 의미가 있다고 할 수는 없다. 어떤 특정한 어조를 띠어야 하고, 권위를 가지고 침착하게 정보를 전달해야 한다. 자신에게 말을 건넬 때, 바로 이런 어조로 말하는 법을 배우자. 그리고 도움이 되는 내용을 말 속에 담자.

내면의 목소리를 발달시킨다

> "우리가 공포에서 빠져나오기 시작한 것은 서로에게 말을 붙이면서, 그리고 운전사가 우리에게 말을 걸기 시작하면서부터였다. 우리는 서로 진정시키면서 운전사의 말에 귀를 기울였다. 그리고 뒷사람들에게 그의 메시지를 전달했다(내용은, 비록 전기선이 나갔지만 승객들을 안전하게 터널 밖으로 안내하겠다는 것이었다)."
>
> 레이첼 노스(Rachel North), 『터널을 빠져나와(Out Of the Tunnel)』(Friday Books 2007)
>
> (2005년 7월 7일, 런던 지하철 테러 때, 킹스크로스 역에서 승객들이 어떻게 서로 진정시켰는지에 해당하는 부분에서 발췌함)

몹시 공포에 질리거나 흥분했을 때 아기들은 즉시 부모가 달려와 따뜻한 품 안에 안아주며 고통에서 건져주기를 기대한다. 보통은 엄마가 그런 사람이 되는데, 따뜻한 포옹과 조용한 목소리는 사람을 안심시키는 엄청나게 큰 힘이 담겨 있다. 단순히 안아주고 어르는 말을 했을 뿐인데 아기는 안정된다. 너무나 어려서 불안의 이유도, 달래는 말의 뜻도 모르지만 말이다.

엄마가 거기 있는 한, 아기는 더 이상 자신이 거대한 바다 위를 떠다니는 극히 작은 먼지 같은 존재라고 느끼지 않는다. 우리를 안아 줄 때, 그녀의 팔과 목소리는 우리의 불안을 '견제' 한다. 다시 말하면, 절대 끝날 것 같지 않은 공포의 격류에 우리의 작은 몸이 휘말린다 할지라도, 공포의 파도와 걱정이라는 세찬 바람에 끄떡도 하지 않는 그 무엇, 그 어떤 사람이 나의 외부에 있음을 발견한다. 엄마는 그 어떤 공포보다도 더 크다. 우리에게 그녀가 필요하다는 것은 하등 이상할 것이 없다. 그녀가 거기 있을 때, 당연히 우리는 평안을 찾는다.

이런 식으로 사랑하는 사람이 불안을 달래주는 경험을 계속하면, 단지 목소리만 들어도 불안을 잠재울 수 있다(물론, 조용히 달래는 손길의 위력도 크지만). 엄마의 믿음직한 모습이 거기 없을 때도 목소리가 대체해 준다. 엄마의 팔처럼 안아주고 진정시켜준다. 그러므로 악몽에서 깨어났을 때 엄마가 뛰어와 우리를 어르며 진정시키지 않아도, 엄마의 방에서 들리는 목소리에 다시 잠이 든다.

이와 마찬가지로 다른 사람들도 엄마처럼, 아니 엄마보다 더 효과적으로 우리에게 안전감과 자신감을 선물해준다. 집에서 멀리 떨어져 있어도 안전함을 느끼고, 이 세상을 향하여 나아간다. 같이 있기만 해도 안전한 느낌이 드는 그런 사람을 알아보는 법을 배운다. 또한 자신의 목소리를 사용해 불안감을 달래는 법도 배운다.

이런 능력을 강화함으로써 공포의 한 복판에서도 자신을 신뢰할 수 있다(특히 자신의 목소리 외에 어느 누구의 목소리도 들리지 않을 때). 긴장의 순간에 마치 '마술' 처럼 믿음직스런 목소리가 나타나, 용기를 주고 평안케 하고 조용하고 침착하고 친절하게 우리를 달래줄 거라는 상상은 비현실적이다. 그러나 평소에, 즉 공포심을 느끼지 않을 때 이런 어조의 화법으로 자신에게 말을 건네는 연습을 한다면, 바로 그런 것이야말로 우리에게 필요한 것이 된다.

물론 사람들은 다양한 상황에서 다양한 방법으로 자신에게 말을 건다. 자기와의 대화는 우리가 거하는 내면의 세계에 대한 단서를 제공해주며, 우리의 세계관과 살아가는 방법에도 자연스럽게 영향을 미친다.

자신에게 말을 건넬 때, 어떤 목소리로 말을 하는가?

친절하게? 실질적으로? 궁금해하며? 강압적으로, 판단을 내리며, 비난하는 식인가?

도움을 주려 하며, 따뜻하게, 신나게 말하는가? 느긋한가, 아니면 반대로 불안에 떠는 목소리로 말하는가?

엄격한가, 아니면 재미있게 말하는가? 회의적인가, 아니면 희망적으로 말하는가?

엉망진창으로 말하는가, 아니면 질서정연하게 말하는가? 낙담스럽게, 아니면 원기를 북돋아주는가?

멀리서 들리는 듯 말하는가, 아니면 아주 가까이서 친근하게 말하는가? 비아냥거리며 혹독하게 말하는가, 아니면 사랑스럽게 힘내라고 말하는가?

일주일간, 자신의 내면의 목소리에 귀를 기울여보고, 여러 다른 경험에 부닥치면서 어떻게 변하는가 주의를 기울여보라. 특히, 점점 불안해질 때의 변화에 주목하라.

불안할 때, 혹은 불안이 지나간 후, 자신에게 어떻게 말하는지에 주목하고 적으라. 사용하는 말을 적고 어조에 대해 묘사해보라(위에 예들을 제시해 놓았다).

써 놓은 것들을 보라.

자신이 말하는 것들이 상황에 도움이 되는가? 어조는 어떤가?

도와주고 용기를 북돋아주고 싶은 사람에게 말할 때, 똑같은 말과 어조를 사용하겠는가? 가장 친한 친구에게도 똑같이 할 수 있겠는가?

자신에게 공격적으로 미친 듯이 말한다는 생각이 든다면, 다른 말로 바꿔볼 생각이 있는가? 조금 더 친절한 언어와 화법으로 바꿔보겠는가?

위에 써놓은 글 옆에다 자신이 듣고 싶은 내용과 화법의 말을 써보라.

여기서 가장 중요한 단어는 '소중히 한다' 이다.

자신을 소중히 한다면, 어떤 식으로 자신에게 말을 걸겠는가?

평소에 자신에게 어떻게 말을 건네는가를 살펴보면, 갇혔을 때 내면의 목소리와 어떤 식으로 말을 하는지 알 수 있다. 매사에 판단을 내리고 비판의 목소리를 높이며, 세상의 무서운 것에 대해서만 이야기하며 삶을 몰고 가는 사람들은, 상황이 긴박해질 때 진정으로 필요한 목소리에 접하기 어렵다. 감정적인 자기는, 무엇이 안전한가에 대해서 정확한 판단을 내리는 비판적이고도 이성적인 자기를 별로 신뢰하지 않는다. 그가 좋아하는 것은 도움을 주려 하고 용기를 북돋아주는 이성적 자기이다.

그러므로 어떤 자가보조 전략과 치료방법을 선택하든, 자신을 신뢰하는 능력을 개발하고 사랑스러운 방법으로 자신에게 말을 걸라. 그렇게 해야 오래간다. 그런 힘을 기를수록 불편한 감정을 잘 다스리게 되고, 편안한 자각의 위치로 돌아오며, 맑은 판단력의 기초 위에서 훌륭한 결정을 내리게 된다. 사소하지만 오래가는 내면의 목소리에 귀를 기울이라. 공포심은 점차 사라질 것이다.

관계

친구들

공포증을 홀로 견딘다는 생각만 해도 정말 외롭다. 그러므로 폐쇄된 공간으로 돌아가는 것을 도와줄 친구가 있다면, 정말 든든할 것이다. 그런데 여기 두 종류의 친구가 있다.

제1형 | 공포증을 앓고 있는 사람, 그리고 극복하고자 하는 사람

이런 사람이라면 당신을 이해해줄 것이다 ! 자신도 똑같은 공포증을 앓고 있기 때문에 실험의 과정에 대해 좋은 의견을 내줄 수도 있고, 불안을 하찮게 여기지도 않는다. 마음으로 공감해주는 사람과 두려움과 경험을 공유한다면, 우리가 가끔 느끼곤 하는, '공포증 환자' 라는 수치심도 덜어준다. 예를 들면 '전국공포증환우회' 회원들은 혼자가 아니라는 사실에서 힘을 얻으며, 극복해내는 길을 함께 발견하고자 한다.

이런 부류의 친구들은 공포에 직면해 얼마 만한 용기가 필요한지 잘 안다. 이들은 당신을 격려하고, 아무리 사소한 것일지라도 당신이 이룩해낸 성과에 관심을 두며, 성공을 축하해준다. 그리고 당신도 똑같이 그들을 지원할 것이다. 자신의 쓰라린 경험이 공감과 동정심을 개발시켰기 때문이다. 예전의 공포가 타인의 발전을 향한 긍정적 기여로 바뀐 셈이다.

이상적으로만 된다면, 서로 힘을 합쳐 어려운 일도 함께 헤쳐나갈 수 있다. 한 친구와 함께 '마음, 몸, 그리고 영혼'이란 제목의 행사에 참석한 적이 있었다. 나는 이곳에서 수련회를 이끌고 있었다. 우리는 '감히' 승강기에 도전하기로 했다. 매우 작지만 거울이 달린 승강기였다. 우리는 서로 얼굴을 마주 보고 손을 잡고, 내려가는 내내 큰소리로 노래를 불렀다. 다행히 승강기 안에는 우리뿐이었다!

이 기억은 다른 승강기를 탈 때나 다른 상황에서도 도움이 되었다. 우리에겐, 만일 승강기에 갇힌다면 누구랑 같이 갇히고 싶은가에 관한, 끊임없이 이어지는 대화가 있다(그녀에겐 미안하지만, 제임스 본드 역을 맡았던 다니엘 크레이그는 이미 내 승강기에 갇혔다).

"승강기 안에서 누구랑 같이 있고 싶으세요?" 같은 게임은(p.215을 보라) 그것 자체로 이미 훌륭한, 재미있는 웃음을 제공하지만, 즐거운 시나리오와 함께 승강기를 친숙하게 한다. 공포증을 극복하는 방법이나 전략이 꼭 심각하거나 힘들게 진행될 이유는 없다.

그러나… 다른 측면도 있다. 공포증을 느끼는 사람과 공포증에 대해 얘기를 하다 보면, 전에는 존재하지 않았던 더 큰 불안을 일으킬 수 있다. 내가 이 사실을 깨달은 것은 영불해협에서 일어났던 일을 사람들에게 얘기할 때였다. 그리고 내가 듣는 사람에 대해 더 충분히 고려해야 했었음을 깨달았다. 대화가 오로지 불안감만 더 조성할 뿐이며 극복하는 데 필요한, 함께 무엇을 해보는 동기부여가 되지 않는다면, 멈춰야 한다. 이야기로 인해 새로운 상처를 받거나 걱정거리를 하나 더 추가할 필요는 없다.

또 한 가지, 다른 사람을 지원하다가 끝날 뿐 자신의 인내력을 기르는 데는 별 도움이 안 될 수 있다. 물론 누군가를 돌보는 것이 훌륭한 주의

분산이 될 수도 있다! 그러나 불필요한 불안감만 가중될 뿐, 자신은 전혀 동기부여가 되지 않은 채 끝날 수 있다.

세 번째, 서로 부지불식간에 호응하다 보니 과보호와 지나친 조심성으로 변질할 수 있다. 서로 기피하는 항목을 공모하다가, 자신의 불안감을 '일반화' 한다. "너도 그렇게 느끼는 것을 보니, 그건 진짜임이 틀림없어!"

불안에 대처해 아주 조금이라도 용감하게 무엇인가를 성취하고자 할 때, 좋은 친구라면 용기를 북돋아 줄 것이다. 가능한 온갖 불리한 점에 대해 경고하는 것이 아니라….

노골적으로 말을 하지는 않지만, 이곳 세계에도 질투심이 존재한다. 공포심을 극복하는 문제에서조차 서로 경쟁심이 발동한다니! 그러므로 서로 북돋아주는 친구란 함께 성공적으로 발선해 나가는 데 목적이 있고, 위협에 대한 피난처를 서로에게 제공하는 데 있지 않음을, 조약을 만들어 서로 약속하자.

제2형 | 공포를 모르지만, 기꺼이 도와주고자 하는 친구

이 친구의 가장 좋은 점은, 내가 겁먹는 것에 대해 전혀 겁먹지 않을 거라는 것이다! 자연히, 내가 이들을 돌봐줄 필요도 없다(목욕탕에 거미가 나타난다면 혹 모를까).

이런 친구들은 기꺼이 당신이 생각을 가다듬도록 지탱해주고, 달래주고, 느긋하게 해주고, 시선이나 마음을 딴 데로 돌릴 수 있도록 도와준다. 이런 모든 것들이, 피하기만 했던 경험을 선사해주고 독립으로 가는 길을 닦아준다. 가장 좋은 친구는 나의 불안이 모두 비이성적인 것은 아님을 인정하고, 공감과 유머로 불안을 덜어주려고 노력하며, 나를 믿어주고, 변화하고자 하는 능력을 존중해주며, 변화의 가능성을 함께 굳게 믿어주는 그런 친구이다. 이왕이면, 꽉 매달릴 수 있도록 강한 팔도 가진 친구면 금상첨화겠다!

그러나… 이런 친구의 도움을 받으면서 한 가지 명심할 것은, 내가 준비됐을 때 나의 진도와 계획에 따라 상대방의 도움을 허용해야 한다. 공포증이 뭔지 모르는 사람들은 충분한 이해가 부족하기 때문에 당신의 불안감을 다소간 비현실적인 것으로 볼 수도 있다. 따라서 세상에서 가장 고귀한 호의와 진심으로 당신을 밀어붙일 수 있다. 혹은 이와는 반대로, 혼자 극복해보려는 마음을 잘 모르고 과보호나 곧바로 구조작전에 돌입할 수도 있다. 아무리 훌륭한 친구라 할지라도 '항상 모든 것을 제대로' 해주는 친구란 없다. 그러므로 오직 많은 연습을 통하여 우리가 언제 그들의 도움이 필요한지 분명히 하고, (약간의) 통제권을 뺏기는 것을 참는 것도 배워야 한다.

홀로 가기

두 종류의 친구에 대해 마지막으로 고려해야 할 점은 다음과 같다. 예를 들면, 승강기나 비행기를 탈 때 항상 동행해주거나 필요할 때면 언제든지 전화를 걸 수 있는 친구를 만들어 드디어 안전감을 획득했다 하자. 그러나 위의 친구와 즉각 연락이 안 된다면 어떻게 할 것인가? 당신은 다시 공포와 후퇴로 빠질지 모른다. 공포를 이겨내는 길을 잘 닦아 놓지 않았다는 뜻이 아니다. 너무나 두려워 기차도 못 타고 극장에 들어갈 수도 없었는데, 지금 이 친구와 함께 위의 일을 이루어낸다면, 그것 자체로 이미 엄청난 성공이다. 그러나 친구는 어디까지나 극복의 여정에서 한 단계에 지나지 않을 뿐, 최종적인 해결책은 아니다.

친구에게 의존하지 않고도 해낼 수 있는 작은 단계들에 대해 생각해 보라. 친구와 같은 기차를 타되 다른 칸에 떨어져 여행하거나, 연달아 오는 기차에 각각 타되 다음 역에서 만나기로 약속하는 것, 다른 사람과 타 보는 것, 친구의 사진을 갖고 혼자 타거나, 친구가 쓴 쪽지를 주머니에 넣고 타는 것, 사진이나 쪽지 없이 지금 친구와 같이 있다고 상상하면서 타는 것, 혼자 여행하면서 지금 혼자라는 것에 주목하는 것 등이 있다.

친구와 더 많은 경험을 함께하면 할수록 친구와의 관계는 돈독해질 것이며, 필요하다면 언제든지 함께한 기억을 떠올려 사용할 수 있다. 혼자 있을 때 말이다.

불안감의 세찬 힘 속에 일부러 자신을 노출하여 어떻게 극복해내는지 지켜보자, 행복했던 추억을 이용해 자신을 달래는 방법을 써보자. 선택권은 나에게 있다. 어떤 것이 내게 맞는지 실험해보자.

신체적 접촉

누군가와 신체적으로 접촉한다면, 밀폐된 공간으로 돌아가는 긴 여정에 엄청난 도움을 받을 수 있다. 인간은 불안할 때 신체적 접촉과 편안함을 추구하도록 '프로그램' 되어 있다. 이런 본능은 대개 사교적인 것으로 바뀌긴 하지만, 공포를 느낄 때 이 본능은 순식간에 튀어나온다. 모든 시도와 작전이 실패로 돌아갔을 때, 레이첼 노스가 그녀의 책 『터널을 빠져나와』에서 말한 바와 같이 "우리는 모두 어둠 속에서 함께 손을 잡을 수 있다."

겁에 질리고, 위험을 느끼고, 재난이 발생했을 때, 혹은 나쁜 소식에 접해서도 우리는 서로 손을 잡는다. 그리고 위안을 받는다.

나는 비행기 안이나, 승강기, 그리고 터널에서 남편한테 얼마나 심하게 매달렸는지, 그의 팔에는 내 긴장한 손가락 자국이 떠날 새가 없었다! 점차 스스로 감정을 조절하게 됨에 따라, 내 목표는 남편 팔을 조금씩 약하게 잡기-조금씩 덜 잡기-내 팔 잡기-아무것도 안 잡아도 편안함 느끼기로 점차 바뀌었다. 단 하나라도 각각의 작은 진전은 성공에 이르는 지름길이다.

안전 기지

> "치료를 시작했을 때, 남편과 함께 가게에 들어가 한 장소에 남편을 세워놓고, 조금씩 그에게서 멀어지면서 나만의 '안전지대'를 넓혀가는 방법으로 점차 불안감을 극복해냈다."

p.31에 나오는 연습을 다시 한번 읽어보라. 그리고 나만의 '안전지대'에 배터리를 재충전하는 시간을 가져보자. 실제로든 시각화를 통해서든 안전지대를 크게 활용하면, 공포증을 극복하는 데 큰 도움이 된다. 계획 단계에서는 단지 출발점, 혹은 되돌아올 때의 도착점 정도로 사용하면 된다. 밀폐된 장소에 있을 때, 자신만의 안전한 장소를 상상하거나 그곳을 향해 막 달려가는 모습을 그려본다(시각화훈련 p.208 참조). 그곳에 도착했을 때의 만족감과 후련함을 맛본다.

지원체계의 사용

다음에 나올 '탄력성'에서도 언급되겠지만, 인간은 소속감을 느낄 때 이 세상을 좀 더 잘 살아보려는 경향을 보인다. 대부분의 사람들은 p.81에서 묘사한 양극단의 연속체 어딘가에 해당한다. 우리는 이 세상을 100% 안전하게도, 100% 위험하게도 여기지 않는다. 초기의 불안감은 긍정적인 관계가 축적되어 갈수록 점차 수정될 수 있다. 그러나 이와 똑같이, 폐쇄된 상황에서 기인한 것이든 아니든, 트라우마는 일시적이나마 안정감의 핵심을 뒤흔들어놓거나 파괴할 수 있다.

무엇을 하든 사람들과의 유대감을 강화하는 쪽으로 나아간다면, 극복에 도움이 된다. 서로의 경험을 이야기하고 나누는 것, 서로를 알고 아끼는 것, 함께 문제해결을 모색하는 것. 그렇다고 모든 어려움을 다 털어놓으라는 것은 아니다. 중요한 것은, 함께 웃고 얘기하면서 즐거운 시간을 갖는 가운데 관계를 형성하거나 재형성하는 것이다.

물론 쉬운 작업은 아니다. 시간이 걸린다. 특히 우리의 배경이 이미 불안하다면 더욱 어려울 것이다. 의심의 여지없이 우리에겐 지원이 필요하다. 상처받은 마음은 타인과의 관계에 의해서만 복구될 수 있다. 사적인 것이든 전문적인 것이든, 도움을 요청한다는 것은 결코 수치스러운 일이 아니다. 오히려 이것이야말로 가장 탄력적인 인간들만이 해낼 수 있는 능력이다.

훌륭한 친구들은 당신을 안아주고 손을 잡아준다. 좋은 친구들은 승강기 안에서 노래를 불러주고, 지하로 들어갈 때는 우스갯소리를 한다. 자신의 사진이나 예쁜 카드에 응원의 메시지를 써서 주면서, 다음번 도전 때 들고 가라고 말한다(그렇게 해달라고 부탁해보라). 훌륭한 지원체계는, 함께 없을 때 마음속에 그려봄으로써 힘든 시간을 견디게 해준다. 매번 실험 때마다 치어리더가 되어주고 좋은 포상이 되어준다. 그리고 언젠가 그들이 우리를 필요로 할 때 거꾸로 보답할 수 있다.

창의적 전략

안심 꾸러미

간단하게 들고 다닐 수 있는 한 꾸러미의 짐을 싸놓는다. 이는 즐거움을 더하는 영역(zone)이다. 상황이 어려워질 때, 같이 있고 싶은 것이면 무엇이든 괜찮다. 눈으로 보거나 손으로 만지는 것, 지적인 것, 그 모든 것을 뭉뚱그린 것도 괜찮다. 마음에 위로가 되는 메시지가 담긴 카드도 좋고, 물 한 병, 사과 한 개, 스트레스 공, 응원해주는 친구들의 사진도 집어넣는다. 나를 위해 누군가가 선물하거나 만들어준 것들, 냄새 맡거나, 맛보거나, 만질 수 있는 것 등이다.

공포증을 극복하는 길이 꼭 쓰라린 고통의 길일 이유는 없다. 폐쇄된 공간에서 즐겁게 시간을 보내는 방법을 모색하라. 완전히 새로운 경험의 영역에 발을 들여놓게 될 것이다.

창의적인 표현

내가 느낀 공포를 그림이나 산문, 시로 표현해내면, 큰 변화를 가져올 수 있다. 예술은 자신에 관한 지식을 심화시킨다. 예술은 항상 '약효'가 있다고 여겨왔다. 간단하고도 창의적인 자기표현의 행위는 여러 면에서 치유

효과를 가져온다. 위의 표현 양식은 단순히 말로 끝나는 차원을 넘어서서, 꽉 막히고 잠겨 있던 내부의 자기를 외부로 끄집어내어 현실 세계의 구체적인 형태로 느낌과 감정, 사고를 표출케 한다.

이런 창의적 과정은 우리를 긴장과 고통에서 해방시켜, 자신의 상황에 대한 새로운 안목을 갖게 해줄 뿐만 아니라 나의 경험을 타인과 나누는 훌륭한 도구가 된다. 이미지를 그려보거나 글로 남김으로써 결과적으로 시간이 지남에 따라 경험이 어떻게 변화했는가를 파악하게 해주고, 얼마나 멀리 여행해 왔는가를 알려줄 뿐만 아니라, 예전엔 놓쳤지만 여전히 주목받을 필요가 있는 세세한 부분에 시선을 끌어당긴다. 이런 식으로 나 자신을 표현하는 데, 반드시 '훌륭한 예술가' 이거나 '글재주가 많아야' 할 필요는 없다. 성실함 하나로 충분하다. 내가 만들어내는 그림이나 시들, 그리고 모델이나 음악 자체가 있는 그대로 완벽하다. 잘 놀고, 왕성한 호기심, 탐험심을 자신에게 허락하라.

물론 다른 방면에서도 예술과 글쓰기 작업을 이용할 수 있다. 폐소공포증의 반대는 무엇일까? 빛과 신선함, 탄력성, 자유와 기쁨에 대한 나만의 이미지와 시를 창조해보자. 이것 역시 나만의 평온 꾸러미에 담아놓자. 혹은, 후일을 위해서 즐겁게 시각화하는 연습을 해도 좋을 것이다.

주의분산

"나는 다른 사람들과 얘기하거나 귀를 기울임으로써 주의를 분산시킨다."

"유로스타를 탈 때면, 터널을 잊으려고 독서나 군것질 같은 일상적인 것에 집중한다."

"자꾸 딴생각을 하려 한다."

"눈을 감거나 음악을 듣거나 독서 같은 것에 마음을 돌리려 하지만 꼭 성공하는 건 아니다."

"사랑스러운 남편은 내가 MRI 검사를 받고 있을 때 내 주의를 딴 데로 돌리려고 우리가 잘 아는 어떤 아름다운 장소에 대해 묘사를 해 주었다. 그것은 아주 좋은 방법이었다."

주의분산이 과연 좋은 방법인가에 대해선 제각기 의견이 다르다. 만일 안전행동(Safety Behaviour, p.248을 보라) 없이 해내고 싶다면, 이 부분은 건너뛰어도 된다!

그러나 주의분산 방법을 사용하면 승강기나 기차를 탈 때, 작은 승용차의 뒷좌석에 앉아 앞에 앉은 두 사람의 거대한 몸집을 견뎌야 할 때 유용하다. 즉, 나도 상황을 통제할 수 있다는 확실한 증거를 갖게 되는 셈이다. 주의분산이라는 '지주'가 없었더라면 극복해낼 수 없었을지도 모르지만, 어쨌든 회피의 한 조각을 무찌른 것이 아닌가? 전에도 해낸 것을 다음번 실험에 못할 리 없으니, 잘하면 주의분산책에 의지하지 않아도 될지 모르고 덜 의지하게 될 수도 있다. 그리고 주의분산책을 쓰면, 폐쇄된 공간에서의 시간을 아주 재미있고 즐겁게 보낼 수 있다. 지루함은 불필요한 좌절감과 걱정을 낳는, 가장 경계해야 할 온상이다.

어떤 상황에서는, 주의분산 때문에 주변 상황을 모르고 지나가는 것이 문제가 될 게 없다고 판단한다. 예를 들어 비행기를 타면 많은 사람이 잠을 자는데, 이는 기내 조종사들이나 승무원들이 비행기를 안전하게 지키고자 온 힘을 다하고 있다고 철석같이 믿기 때문이다. 그러나 또 어떤 경우에는 상황의 진척에 주목하겠다고 결심하기도 한다. 각자가 안전에 모두 책임이 있다고 생각하면 할수록, 모든 것을 당연히 더 파악하려고 할 것이다. 문제는 어느 선에서 개인적 균형감각을 찾느냐 하는 것이다. 밀폐된 장소를 더는 피해 다니지 않으려면 어떤 것이 더 도움될지 생각해보라. 어느 것이 불필요한 망각에 빠지게 할까?

1. 독서

가장 선호하는 주의분산 수단으로 많은 사람이 독서를 꼽았다. 독서는 손쉽게 이용 가능한 장점과 더불어, 폐쇄된 환경에서 우리를 구출해내 다른 시간대와 공간, 경험으로 즉시 옮겨다 준다. 책이나 잡지, 신문에 몰입하다 보면, 불안감은 어느새 편안함과 느긋함으로 바뀐다. 여행이나 약속장소에서 기다릴 때, 혹은 어떤 상황에서든 오래 끄는 시간을 견뎌야 할 때(세차 기계를 통과하거나 줄을 서서 기다리거나) 이 모든 것이 책을 읽기에 적당한 시간과 장소를 제공한다.

> 좋아하는 소설책의 페이지를 넘기면서, 신문에 연재된 소설에 사로잡혀, 혹은 정말 흥미진진한 낱말 맞히기를 푸느라, 느긋해진 자신의 모습을 그려보라. 어쩌면, 목적지나 약속시간에 다가오고 차 세척이 거의 끝나가는 것이 더 아쉬울지도 모른다!

이런 이미지는 밀폐된 공간에서 우리가 쉽사리 그리곤 하는 대재앙의 시나리오와 정반대다. 잠재적으로 불안을 야기하는 상황과 전혀 다른 건설적인 느낌을 연상함으로써 우리의 뇌는 다른 대안의 가능성을 받아들인다.

책은 많은 사람에게 긍정적인 의미를 지닌다. 책 하면 떠오르는 이미지에 우리는 쉽게 연계된다. 뭔가 읽을거리가 있다는 것만으로 마음이

든든해진다. 오랜 공백 기간이 있은 후 지하철이나 승강기를 다시 타야 하는 것 같은 새로운 도전을 앞둘 때 특히 그러하다. 책과 잡지는 아주 미세한 진전이긴 하지만, '지주'에 의존하는 것에서 벗어나 두려워하는 공간에 들어서거나 머무르게 한다.

그러므로 '안전 담요'로서의 독서는 많은 가능성을 제시해준다! 내용에서 얻게 되는 즐거움은 차치하고라도 말이다. 그리고 이왕이면 진짜 웃기는 책이면 더욱 좋겠다! 웃음은 불안의 최대의 적이니 말이다(공포증에 대항하는 치료법으로서의 웃음의 효과, p.162 참조).

책과 관련된 더 많은 아이디어

- 친구나 파트너에게 책을 빌려달라고 한 다음, 그들의 사진을 바로찾기로 사용할 것
- 자신만의 책을 만들어 평온의 꾸러미에 포함할 것. 공책도 좋고 친구들의 격려 메시지, 영혼을 고양하는 그림, 자신감과 확신감을 주는 사고나 아이디어들, 기억나는 유머, 농담, 자신이 경험하거나 목격했던 재미있던 일들로 꾸며진 바인더도 괜찮다.
  친구나 어린아이로 하여금 책 만드는 것을 도와달라고 해서 재미난 시간을 가질 수도 있다. 책을 펼칠 때마다 추억이 새록새록 솟아날 것이다. 시간이 지나면서 스스로 만든 책에 너무나 익숙해져서 눈을 감고도 책의 내용을 그리게 된다. 마치 현실에서 일어나는 것처럼 즐거움과 느긋함이 온몸에 느껴질 것이다.
- 책 치료(Bibliotherapy)는 어떤 문제든 책 읽기를 통하여 도움을 주려고 한다.

• 실제 책이 없을 때도 주의분산의 도구로 책을 이용하는 수많은 아이디어가 있다. 이미 읽은 책의 줄거리를 생각해보자, 친구나 가족에게 선물로 주었던 책들, 한번 써보고 싶었던 주제들, 혹은 정말로 당신에 대해 쓴 책들도 있다. 당신을 둘러싼 사람들에게 그들이 좋아하는 책들이 어떤 것인지 말해달라고 하라. 그리고 이유도 함께 말이다. 그들이 어린 시절에 좋아했던 책들, 그리고 이유는 무엇인지 물어보라. 가장 가까이 있는 독서모임부터 시작해보자.

그러나 반면에… 분산책으로서 독서는 시각적 집중을 요하다 보니 멀미를 일으킬 수 있다. 난 비행기 안에서 책을 즐겨 읽는 편이고 불안감을 줄이는 데 엄청난 효과를 보았지만, 이미 오래전부터 비행기가 요동칠 때 집중하기가 쉽지 않음을 알았다. 심지어 평지에서도, 창문이 없는 병원의 대기실 같은 곳에서 초조해진 눈으로 책을 빨리 넘기다 보면, 어지러움이 발생할 수 있다. 이럴 때는 이미지나 짧은 격려 메시지가 들어 있는 간단한 카드 같은 것을 읽는 것이 낫다.

두 번째는 내용에서 오는 영향이다. 동굴에 갇힌 사람의 이야기를 읽으면서 폐소공포증이 나아지기를 기대하기는 어렵다! 그러나 주인공이 도전적으로 이겨나가는 과정이나, 힘과 탄력성을 사용하는 것에 관한 것이라면 예외다. 그러므로 「북쪽의 빛」이나 「반지의 제왕」의 긴 서술부분이라든가 「패닉 룸」의 시나리오 같은 것은 제외하는 것이 낫다. 이와 유사하게, 책을 읽으면서 주인공들이 느끼는 불안감이나 정서적 긴장상태에 동화되는 것 같으면, 비록 폐쇄된 공간에서 발생하는 것이 아닐지라도 이런 책도 제외해라. 인간의 자기-보호적인 심리적 경계는 도움이 안 되는 방식으로 위협받을 수 있다. 이를 어떤 사람은 이렇게 표현했다.

"MRI 검사를 받는 중에 나는 심한 공포감을 느꼈다. 검사받기 전에 기다리면서 어떤 책을 읽고 있었는데, 거기에서 받은 느낌에 심하게 압도당한 것 같다. 나의 감정이입/상상에 의한 동일시가 엄청난 힘을 발휘한 것이다. 플라스틱 박스 안에 갇혀 있을 때 그 힘이 그대로 내게 적용되었고, 끔찍한 경험을 하게 했다."

세 번째, 책에 너무 깊이 몰입되면 잠재적으로 위험한 어떤 것이 실제 발생했을 때, 미처 태세를 못 갖출 수 있다. 독서 중에도 청각이 작동하겠지만, 완전히 책에 빠져버리면 당연히 둔화될 것이다. 이런 식으로 독서라는 '안전행위' 가 공포의 급습이라는 비상사태 발생 때, 우리를 취약하게 만들 수 있다.

그러므로 책을 읽되, 힘을 강화시키고 편안하게 하는 책이나 잡지를 고르고, 현실과 너무 동떨어진 주제의 책은 제외한다.

2. 스도쿠(Sudoku), 숫자 게임

비교적 최근에 나타난 스도쿠는 여러 사람이 도움이 된다고 지적했다. 이 게임은 가로, 세로, 9칸씩 총 81칸으로 이뤄진 정사각형의, 가로줄, 세로줄, 3x3 블록에 1에서 9까지의 숫자를 겹치지 않게 적어 넣어야 하는 퍼즐이다.

스도쿠는 공포증의 분산책으로서 3가지의 재미있는 장점이 있다. 첫째, 갖고 다니기가 아주 편하다. 격자무늬의 판과 연필, 혹은 펜만 있으면 된다(비행기나 기차 안에서 스도쿠를 하는 사람에게 좀 베껴도 되느냐고 부탁했다. 이런 식으로 대화가 진전되었고 거절한 사람은 아무도 없었다). 둘째, 스도쿠는 한 가지 답밖에 없는 완전히 논리적인 숫자 게임이기 때문에, 까다로운 낱말 맞히기에서 이따금 발견되는, 단어/이미지에 기반을 둔 머리 굴리기라든가 환상이 끼어들 여지가 전혀 없다. 그러므로 공포증에서 마음을 분산시켜, '만일… 이렇게 되면?'의 대재앙의 시나리오로 불안감을 부채질하는 상상의 세계에서 빠져나오게 한다.

셋째, 논리적이며 이성적인 숫자 작업이 전두엽의 활동을 촉진한다. 활발하게 전두엽을 '작동' 시키다 보면, 정서적 발작이 줄어든다. 그러므로 스도쿠 게임은 불안감을 직접 차단하고 조용하게 하는 효과를 지닌다.

반면… 스도쿠를 좋아하는 사람들조차 이따금 이 퍼즐이 삶의 낭비까지는 아니더라도, 정말 시간 낭비라고 느낀다. 답을 못 찾고 한참 난관에 봉착하다 보면, 슬슬 짜증이 나기 시작하고 작은 박스에 너무 오랫동안 시간을 허비했다는 생각이 든다. 이건 공포증 환자에게 결코 바람직한 일이 아니다! 또 한 가지 문제는 퍼즐을 푸는 동안 꼼짝도 못하고 앉아 있어야 한다는 것이다. 느긋하게 게임을 즐긴다면 모를까, 답을 찾지 못해 긴장감이 몰려오고 이미 불안하다면, 일어나 움직이면서 기분을 전환하는 것이 좋다.

3. 음악과 다른 오디오 기구들

아이팟은 이동 가능한 음악 시스템의 최근 변형으로, 공포증을 겪는 사람들에게 유용하다. 음악은 불안감을 줄여주고 즐거움과 평안을 느끼게 할 뿐 아니라, 사람과 경험, 장소에 긍정적으로 연루되게 함으로써 우리가 견뎌야 하는 밀폐된 공간에서 멀리 떨어지게 한다. 우리의 마음을 '떠다니게' 함으로써 '잠재적 위협'에 고착되는 것을 막는다. 리듬 역시 감정에 엄청난 영향을 미친다. 예를 들면, 모차르트의 음악은 두뇌파에 긍정적 무드를 확장시키는 효과가 있음이 증명되었다. 당신이 좋아하는 재즈나 록 음악가의 음악도 마찬가지다. 게다가 음악은 우리를 움직이게 한다. 음악에 따라 근육이 움직이고 피의 순환이 확장됨으로써, 아주 작은 공간에서도 잘 있다는 긍정적인 효과를 가져온다. 어떤 음악이 우리의 마음을 달래주고 사기를 진작시키는지 잘 생각해보라. 그러나 밀폐된 공간에서 너무 많은 자극을 받다 보면, 기분이 나아지는 일도 있지만 더 짜증 나게 될 수도 있다. 왜냐하면 마음껏 즐기려는 욕망이 안전벨트를 매라는 신호나, MRI 스캐너를 작동하는 뢴트겐 기사의 요구와 충돌될 수도 있기 때문이다.

다른 오디오 기구로는 팟캐스트(podcast), 말하는 책, 학습용이나 휴식 테이프 등이 있으며, 엄청난 양의 선택이 가능하다. 책이나 잡지가 '안전행위'에서 멀어지게 하는 역할을 하는 것처럼, 음악이나 기타 오디오 기구들도 공포증을 불러일으키는 상황에 한 발자국씩 접근케 함으로써 마찬가지의 효과나 역할을 한다.

물론 많은 사람이 차 안에서 음악이나 라디오, 테이프를 듣는다. 좋아해서 듣기도 하지만, 꽉 막혔을 때, 특히 교통체증 때 무료함을 달래려고 듣기도 한다. 그러나 어느 곳에서건, 헤드폰을 끼고 음악을 들으면 세상과 차단되는 것 같은, 마치 누에고치처럼 아늑한 느낌이 든다. 이것이 유용할 때도 있다. 예를 들면 MRI 스캐너의 작동을 듣고 싶지 않을 때, 비행기의 엔진이 돌아가는 소리가 아주 세세한 부분까지 들릴 때, 기차가 터널로 진입하는 것을 알고 싶지 않을 때 말이다.

반면에… '실제 세계'와의 단절은 (특히 헤드폰 때문에) 갑작스러운 '재

진입' 을 어렵게 만든다. 공상에 한참 젖다 보면 갑자기 빠져나오기가 어려워서 평상시 같으면 알아차릴 일들도 준비가 덜 된 상태에서 맞닥뜨릴 수 있다. 분산책으로서의 '안전 행위' 가 실제 의도와는 달리, 현실에서 어떻게 작동하는가를 보여주는 예다. 그러므로 분산 도구로 음악을 이용하고 싶다면, 실제 환경을 항상 염두에 두면서 템포를 조절해야 한다.

4. 컴퓨터와 전자게임

위에 이야기한 대부분의 것들이 컴퓨터와 전자게임에도 그대로 적용된다. 이들은 모두 훌륭한 분산 도구로, 우리가 두려워하는 공간에 들어가서나 머물게 도와주지만, 코앞에 닥친 상황에 둔감하게 할 수 있다.

컴퓨터가 우리의 두뇌에 미치는 영향에 대해선 더 깊이 생각해야 한다. 특히 무선으로 연결되는 인터넷과 관련해서 말이다. 배심원들은 이에 대한 판단을 유보하고 있지만, 컴퓨터는 분명히 실제 세계도 컴퓨터와 같은 속도로 움직여야 한다는 느낌을 강화한다. 그러므로 주의분산으로 컴퓨터를 사용하다가 오히려 초조함이 가중될 수도 있다. 혹 떼려다 혹 하나 더 붙이는 격이다. 전자 시스템에 대한 인내력은 사람마다 제각기 다른 것 같다. 만일 당신이 운 좋게도 컴퓨터에 맞는 사람이라면, 분산 도구로서의 가능성은 엄청나다.

영화와 TV – 건설적으로 환상을 사용하기

팝와치 웹사이트(www.popwatch.ew.com)에 개리 수스만(Gary Susman)이 올린

글에는 "시대를 통틀어 최고로 폐소공포증을 불러일으키는 영화"의 리스트가 나와있다. 여기 몇 가지 예를 들면

플라이트플랜(Flightplan), 테이스트 오브 체리(A Taste of Cherry), 잠수함(Das Boot), 빠삐용, 카지노, 옥시전(Oxygen), 시몬 마구스(Simon Magus), 패닉 룸(Panic Room)……. 다른 사람들이 여기에 덧붙였다, 예를 들면, 콘택(Contact), 다이 하드 1편, 안나 프랑크의 일기, 더 홀(The Hole), 큐브(Cube), 나의 작은 눈(My Little Eye), 포세이돈 어드벤처, 독사와 무지개, 샤이닝, 이창, 숙녀 사라지다, 마룬드(Marooned), 아폴로 13, 타워링 인훼르노, 데드캄(Dead Calm), 컬렉터, 형사(Sleuth), 대격퇴(Repulsion), 임차인(The Tenant), 킬빌 2…… 끝도 없이 이어진다.

일반적으로 나는 어떤 것이든 사람들이 송수관이나 터널, 하수도에서 몸을 한껏 구부리고 기어가거나, 승강기나 차, 동굴, 관, 새장이나 물속에서, 혹은 물이 차오르는 데 갇혀 있는(혹은 최근의 제임스 본드 영화에서, 무너져내리는 베네치아의 집에서 물속으로 떨어진 승강기 안에 꼼짝 못하고 갇혀 있는) 장면을 보여주는 영화나 TV 프로그램을 덧붙이고 싶다. 혹은 어느 곳에서건 감금된 상황에 관한 장면도 마찬가지다.

내가 보기에, 이런 영화를 볼 수 있거나 심지어 즐기기까지 하는 사람들은 실제의 삶에서 공포증을 경험하지 못한 사람들일 것이다. 이런 사람은 승강기를 이용하거나 도어가 세 개뿐인 차의 뒷좌석에 앉는다는 생각만으로 공포에 질리지 않을 것이다. 웹사이트에 이런 글을 남긴 사람이 있었다.

"'킬빌 2' 에서 우마(Uma Thurman)가 생매장당하는 장면은 내 일생에서 가장 끔찍한 순간이었습니다."

폐소공포증을 느끼는 사람들의 문제는 한번 이런 이미지를 보고 나면 절대 쉽게 뇌리 속에서 사라지지 않고 영화가 끝난 후에도 한참 동안 영향을 미친다는 것이다. 어떻게 이런 일이 발생하는가?

TV와 영화를 본다는 것은 매우 수동적인 경험이다

먼저, 폐소공포증을 일으키는 장면이 언제 등장하는지 예측하기는 쉽지 않다. 영화제목이나 줄거리를 통해 그럴 만한 단서가 보이는 영화는 피하는 것이 상책이다. 상자, 구멍, 공황이란 제목이 붙는 것, 어떤 것이든 비행기나 잠수함에 관한 영화는 그런 장면이 나올 것으로 예상한다. 그러나 선혀 그런 기미가 없는데도 불쑥 그런 이미지가 튀어나올 수 있다. 최악의 경우는, 안전하다거나 비교적 느긋한 가짜 감각에 깜빡 속아 전혀 무방비 상태로 있을 때다. 시선을 돌리거나 눈 감을 시간조차도, 혹은 집에 있다면 쿠션이나 소파에 (혹은 식구들 뒤에) 몸을 숨길 시간조차도 주지 않는다.

TV를 본다는 것은 매우 수동적인 경험이다. 독서와 비교해서 훨씬 더 그렇다. 뇌파의 패턴은 서서히 움직인다. 화면의 자극이란 단지 감각기관이 흡입하는, 보는 것과 듣는 것만으로 제한된다. 그러므로 우리의 신체는 전혀 자신을 보호할 태세가 되어 있지 않다. 환자를 편안하게 하여 암시에 쉽게 빠지게끔 하는 최면과 같이, 무슨 일이 일어나는지 아무 감각이 없다면, 깊은 영향을 미치는 이미지에 취약하게 된다. 정보나 이미지들이 아무런 여과 장치 없이 분석을 거치지 않고 바로 기억 속으로 들어온다. 나는 트라우마라는 말을 사용하고 싶지 않지만, 강력한 이미지들은 분명히 심장과 맥박을 빨리 뛰게 하고, 구토증을 일으키고 입안을 바짝 마르게 할 수 있다. 이는 모두 공포와 경악 상태와 연관된 것이다. 이런 이미지에 대해 계속 생각하거나 마음에서 떨쳐내지 못하면, 공포는 다시 살아난다.

영화나 TV 프로그램은 예전 같으면 알지도 못했을, 환경적 가능성에 민감하게 하는 아이디어나 이미지를 생산한다. 어떤 화면을 계속해서 보여주면, 단지 하나의 가능성에 지나지 않던 것이 그럴듯한 필연성으로 돌변할 수 있다. 예를 들어 몇 년 동안 '형사 모스' 를 보다 보면, 실제 그렇지 않은데도 옥스퍼드에 사는 것이 대단히 위험한 것 같은 인상을 받게 되는 것과 같다. 혹은 CSI 팀이 활약하는 도시는, 아주 비상하고 천재적인 살인자들로 들끓을 것으로 생각할 수도 있다.

이런 노출로 인해 우리는 세상을 점점 더 위험한 곳으로 보게 되고, 그런 사건이 발생할 가능성도 의심할 바 없이 더 커진다. 밤마다 눈으로 보는 '시체의 숫자' 가 그렇게 많다면, 우리의 뇌는 과연 현실과 환상을 구별할 수 있을까? 물론 이것은 현실이 아니라 보는 사람에게 강력한 이미지를 전달하려는, 영화나 프로그램 제작자의 기술이 만들어낸 가짜다. 사람들은 단순히 귀로 들을 때보다 누군가에게 일어나는 끔찍한 장면을 직접 눈으로 목격할 때, 훨씬 더 감정이입이 되어 느끼고 반응한다. 바로 이런 사실 때문에 자선을 호소하는 뉴스나 방송에서는, 쓰나미, 지진, 기아로 인해 고통받는 현장을 보여준다.

감정이입이란, 남의 입장이 되어 상대방이 느끼는 것을 희미하게나마 느끼고 맛보려는 능력이다. 뉴스를 보다가 액션으로 채널을 돌리면, 우리 두뇌의 깊숙하고도 오래된 부분은 (현실과 환상 사이에서) 감정이입 때문에 혼선을 일으키고, 우리의 신체로 하여금 이와 유사한 반응을 일으키게 한다. 즉, 심장이 뛰고 손에 땀이 찬다.

아마도 뛰어난 상상력과 강력한 감정이입 능력, 풍부한 내면의 세계를 가진 사람은 대부분 이런 반응을 일으킬 것이다. 물론, 영화나 프로그램의 강력한 부정적 영향을 방지하기 위해 자신에게 이렇게 말할 수 있다. "이 남자가 진짜 불이 난 빌딩의 승강기 안에 갇혀 있는 것은 아니야. 지금 영화를 찍고 있는 거라고!" 그러나 '고층빌딩의 승강기=경보의 원인'이라는 시각적 유발인자를 이미 등록해버린 두뇌의 신경돌기는 깊은 생리적 차원에서 발동이 걸린다.

문제는 어느 정도 안심시키는 말과 생각을 해야 두뇌가 발동 걸리지 않을 것인가이다. 공포증을 경험하는 많은 사람은, 말로는 충분치 않으며 이성적 사고와 감정 사이의 유대감도 효과적으로 작동하기엔 그다지 강력하지 않다고 말한다. 그렇다면 접촉이나 시각화. 혹은 특별한 어조의 목소리를 말과 생각에 보강함으로써 정말 충분히 안심시키도록 해야 한다. 그리고 실제 고통에 감정이입되는 것(유용한 것)과 허구의 감정이입(도움이 되지 않는 것)을 구별하는 것도 배워야 한다. 다른 사람의 경험에 '감정이입' 되는 능력은 유용하고 인간적인 것이지만, 부정적 측면은 없애거나 영향력을 축소해야 한다.

- 제목이나 줄거리에서 내용이 누설된 영화나 프로그램은 절대 보지 않는다!

- 보고 난 뒤 흥분되거나 초조해졌다면, 일어나 움직이면서 고조된 아드레날린을 분산시킨다. 바닥에 발을 꽉 대고 지그시 누르면서 힘을 느낀다. 혹은, 벽에다 두 손바닥을 대고 힘껏 밀어본다. 강하게, 천천히, 손가락에 힘을 주어 두 손과 다리를 주물러주면서 내려온다. 그러면서 이미지에게 '물러가라'고, '몸과 마음 전체에서 꺼지라'고 말하라. 필요하다면 이미지를 향해 소리질러도 좋다. 단지 허구일 뿐이라고 말하라. 풍선을 불듯 힘차게 숨을 내

쉬면서 발을 구르고, 어깨를 흔들어대라. 부엌을 돌며 춤을 추어라. 강력한 에너지로 온몸을 충전시킨다. 강력한 에너지를 온몸으로 느끼면서, '예!' 하고 자신의 에너지를 향해 크게 외친다.

- 주위를 둘러보고, 보이는 것에 하나하나 이름을 붙이면서 만져보라. 예를 들어 "여기 까만 벽난로가 있군. 하얀 냉장고와 초록과 연한 보라색의 커튼도 있고, 커피잔도 나란히 정렬되어 있군." 좀 더 구체적으로, 열렬하게 느껴보라. "머그잔의 빛깔은 연한 초록과 진초록, 연한 자줏빛과 흰색이야. 모래 빛도 있군. 모두 다 선반에 놓여 있어. 내가 제일 좋아하는 것은 여러 빛깔이 나는 이탈리아제 차이나 머그잔이야. 매끄럽고 근사하지!" 만져지는 현실의 것들을 적극적으로 인지함으로써 현재의 경험에 확고하게 '발을 디디고' 있음을 알게 된다.

- 두려운 감정과 '싸우는' 한 방편으로서 화를 내라. 불필요하게 겁에 질려 있다는 것에 대해 화를 내라. 이 세상에 고통이 존재한다는 것에 대해, 지구 온난화와 치즈 가격에 대해, 나를 즐겁게 하려고 만들어진 것들이 실제로는 나의 기분을 망가뜨리고 있다는 것에 대해 화를 내라! 그것이 무엇인가는 중요치 않다. 허구의 희생양에 나를 내맡기기보다는 분노에서 힘을 발견한다.

- 자, 이제 우리를 두렵게 만들었던 이미지에 재도전해보겠다는 기분이 든다면, 배우를 둘러싸고 있는 사람들을 그려본다. 감독과 제작자, 카메라맨들. 주인공을 지원하는 사람들을 하나하나 상상해보라. 이들도 어쩌면 폐소공포증을 앓고 있는지 모른다. 더글

러스 헨살, 크리스토퍼 리. 이들은 배우로 일하면서 폐소공포증을 느낀 적이 있다고 고백한 바 있다. 또한 '스타워즈'에서, C-3PO를 연기했던 안토니 다니엘스도 마찬가지다(*개인적 대화에서 고백함). 좋아하는 배우가 안심하는 모습을 떠올려보라. 그들이 하듯 멋지게 연기를 해보라.

- 위와 같이 하면서, 이제 두려운 감정을 털어내는 데 자신이 생겼다면, 실제 상황에 대비해 불안을 참는 힘을 기른다. 스턴트맨들이 훈련받는 것을 생각해본다. 불안한 가운데서도 생각을 유지하고, 인지하고, 구별해내고, 결정을·내리는 능력을 키운다. 힘들게 쌓은 자신의 능력을 이용하라.

자유

폐소공포증이란 갇히는 것에 대한 두려움이다. 그러므로 폐쇄된 공간이 아닌 곳에서 최대한 자유를 누리려 하는 것은 당연하다. 우리의 몸을 자유롭게 움직이면서 최대한의 특권과 즐거움을 느껴 보자. 춤을 추고, 달리고, 자전거를 타고, 스트레칭과 힘을 발휘해 보자. 여행과, 넓게 트인 바다에서 수영을 해보고, 산에 우뚝 서보고, 광활한 경치를 즐기자, 햇볕과 달빛, 신선한 공기를 마시자. 이야기하고, 노래하고, 웃고, 싸우고, 포옹하고, 사랑을 나누자…. 이 많은 날을 실내에서 혼자 보낸다면, 폐소공포증이란, 배 안에서 느끼는 현기증의 연장일 뿐이다.

깨어 있기(Mindfulness)

깨어 있기란 현재의 순간에 주의를 기울이는 훈련이다. 우리 자신의 내부와 외부에서 벌어지는 모든 것을 충분히 의식한다. 오랫동안 명상과 비교되어 왔는데, 특별히 영적인 것과 관련해서 쓰일 필요는 없다.

깨어 있기란 주의를 기울이는 과정이다.

- 우리를 둘러싼 환경에서 벌어지는 것들 - 소리와 모습, 냄새 그 밖의 것들에 집중한다.
- 자신의 몸에 주의를 기울인다. (몸을 '스캐닝' 한다는 기분으로, 각 부분을 속에서 느껴보라. 혹은 호흡에 집중한다.)
- 우리가 발견한 것에 어떤 판단도 내리지 않고, 어떤 것도 변화시키려 하지 않고, 그냥 자신의 느낌에 주의를 기울인다.
- 우리의 생각에 주의를 기울인다. 신체와 환경에서 의식한 것들에 대해, 혹은 완전히 다른 그 어떤 것에 대해, 생각이 그냥 오고 가게 내버려둔다. 강둑에 앉아, 마치 생각들이 강물을 따라 낙엽처럼 흘러가듯이 그렇게 바라본다.

깨어 있기란 중립적 수용의 상태로 경험된다. 혹은, 인지하는 모든 것에 사랑과 동정을 느끼도록 자신을 허용하는 것이다.

폐소공포증을 경험하는 사람들이 깨어 있는 연습을 해야 할 대여섯 가지의 이유가 있다. 깨어 있기는 우리를 온전히 현재에 머무르게 함으로써, 실제 일어나는 것에 집중하게 한다. 즉, 지금 일어나고 있거나 혹은 일어나기 직전이라고 상상하는 것을 멈추게 한다. 주의를 집중시키며 천천히 느긋하게 스트레스 없이 주어진 환경을 침착하게 바라볼 수 있는 능력을 키워준다. 나의 내면과 환경에 집중함으로써 변화에 경각심을 갖게 하며, 적절히 대응케 한다. 우리가 인지하는 것으로부터 '추측'을 금하기 때문에 공포증의 가능성은 줄어든다. 깨어 있기를 훈련하면 논리적 자기와 감성적 자기 사이에서 어느 한 쪽이 다른 한쪽을 지배하는, 별 도움이 안 되는 관계가 아니라 두 자기 사이에 다리를 놓는 제3자인 '내면의 목격자'를 형성하는 데 도움이 된다(p.132 참조).

탄력성

공포증을 앓는 우리에겐 탄력성을 발전시킬 기회가 있다. 탄력적이란 말은 참으로 좋은 여운을 남긴다. 저항과 면역력, 강인함, 결단, 원기 왕성함, 긍정적과 같은 단어를 생각나게 하며, 몇 번이나 쓰러져도 반드시 일어나는 오뚝이 같은, 잘 단련된 금속의 이미지를 풍긴다. 단순한 생존을 넘어서서 무성한 번성을 의미하며, 장애와 방해물 뒤에 숨기보다 삶에 대한 적극적 참여를 의미한다. 탄력성을 기른다는 것은 바로 공포증에 대항하는 힘을 기르는 것이다.

꾸준한 탄력성을 보여주는 사람들에겐 다음과 같은 5가지의 자질과 능력이 있다. 어떤 측면은 우리에게도 있는 것이지만, 어떤 것들은 우리가 발전시킬 필요가 있다.

탄력적인 사람들은 –

- 소속감을 느낀다. 자기의 삶에서 중요하게 여기는 사람들에게, 혹은 지역사회에 애착심이 강하다. 타인에 대해 동정심과 존중심

을 가지며, 유대감과 상호 교감을 가치있게 여기고, 도와달라고 요청한다. 혼자 모든 것을 처리하려고 하지 않는다.

- 자신의 삶에 책임감을 느끼며, 자신이 내린 판단을 확신한다. 우선으로 해야 할 것에 집중하며, 힘을 기르고, 기회도 놓치지 않는다. 적응력이 뛰어나고 신축적이다.

- 문제를 해결할 때 정보를 최대한 수집하고 항상 배우는 자세를 취하며, 성공하려는 확고한 결심과 노력을 아끼지 않는다. 타인에게 배우는 것도 서슴지 않지만, 자신의 본능적인 직감도 신뢰한다. 지적 감수성이 높다.

- 자신의 신체와 감정적인 흐름에 안정성이 있으며, 진심으로 기뻐하며 즐거워한다. 유머를 사용할 줄 안다.

- 인생에는 뜻이 있다고 믿는다. 맡은 소임에 충실하며, 사회에 기여하고자 한다. 개인으로서 우리가 하는 모든 것이 중요하다고 믿는다. 지구와 자연의 아름다움에 유대감을 느낀다.

우리도 위의 힘을 기를 수 있다.

위의 항목을 읽은 후, 어느 것에 가장 자신감을 느꼈는가? 어떻게 그 분야를 발전시켰는가? 계속 진행하려면 어떻게 해야 할까?

공포증과 관련해서 생각할 때, 강화시킬 필요가 있다고 느끼는 부분은 어디인가?

첫 단계로서 무엇부터 시작하면 좋겠는가? 그렇게 되려면 어떤 지원이 필요한가? 과정을 즐겁게 해나가려면 어떤 도움이 필요한가?

브리안 키난(Brian Keenan)은 완전히 폐쇄된 공간에 대처한 탄력적인 인간의 뛰어난 예이다. 1980년대에 베이루트에서 납치된 그는, 감금상태에서 4년 반을 지냈다. 종종 혼자 감금돼 있었으며, 대부분의 시간을 매우 좁고 어둡거나 전혀 빛이 없는 공간에서 있어야 했다. 그의 놀라운 책, 『악마의 손길』은 읽기가 매우 어렵다. 특히 폐소공포증을 겪는 사람들에게 그렇다. 왜냐하면, 그가 죄수 상태로 있었던 환경으로 재빨리 감정이입이 되기 때문이다.

그럼에도 이 강렬한 책은 일반적인 속세의 환경과는 아주 다른 감금상태에 어떻게 대처했는가에 관한 훌륭한 교훈을 우리에게 선사한다. 그는 감금된 시간 거의 내내 엄청난 폐소공포증을 경험했다. 불안감이 어떤 일정한 패턴으로 온다는 것을 깨달은 그는 다루는 방법을 발견해 냈는데, 그 중의 하나가 '자기 관찰자'의 역할이었다. 그는 자신만이 가진 자질과 자원으로 돌아가 몇 번이고 되풀이해서 연구한 끝에, 감금된 동안 항상심과 정신적 · 육체적 안녕을 잃지 않는, 많은 창의적 방법을 고안해냈다. 위에 언급한 탄력적 인간의 특성이 이처럼 여실하게 드러난 적은 없었다.

보상과 축하, 그리고 기여감 느끼기

처음으로 공중화장실 문을 걸어 잠그고, 낡은 운동화를 꺼내려고 계단 밑에 있는 찬장 구석에 들어가고, 복잡한 백화점 안에서 밤늦게까지 붐비는 쇼핑객들 틈에 낀다 해서, 우리에게 메달을 줄 사람은 아무도 없을 것이다. 그러나 폐소공포증을 겪은 사람들이라면 다 안다. 이런 간단한 행동이 얼마나 큰 의미가 있는가를…. 우리 모두 이런 성과를 축하하고 보상해줄 필요가 있다. 자신을 포뮬러 원(Formular One)(*올림픽 · 월드컵과 더불어 세계 3대 스포츠 이벤트 중 하나로서 국제자동차연맹이 공인하는 세계 최고의 자동차 경주대회)의 선수라고 생각하라. 그리고 샴페인을 높이 들어라!

인간으로서 우리는 모두 보상에 반응한다. 뭔가 즐겁고 축하할 만한 것을 기대한다는 것은, 공포증에 대한 도전을 한 단계 끌어올리는 동기부여가 될 수 있다. 커피 한 잔이나 와인 한 잔, 초콜릿이나 새 책, 시골길을 따라 걷기 같은 간단한 것이든, 더 많은 보상을 찾아 새로운 직장을 찾는다거나 사랑하는 일로 돌아가는 것, 친구 · 가족을 만나거나 언제나 가고 싶었던 곳으로 여행을 떠나는 것과 같은 의미심장한 것이든 상관없다.

다음 단계를 위한 용기를 북돋아줄 보상에 대해 생각할 때 매우 중요한 것은 '끝까지 약속을 지키는 것' 이다. 그리고 일단 목표를 달성했을 때, 그것이 물건이든 경험이든 자신에게 실제로 선물을 주어야 한다.

전에 언급했던 것처럼(p.151) 내면의 여러 다른 자기 사이에 신뢰를 쌓는 것은 공포증 회복에서 아주 중요하다. 겁에 질려 있는 '자기' 는, 용기를 북돋는 '자기' 가 말을 하는 사람과 동일인임을 알아야 한다. 실제 세계에서의 보상은 우리의 영혼에 많은 것을 의미한다. 특히 우리를 행복하게 해줄 때 더욱 그렇다.

계획단계에서뿐만 아니라 실제 폐쇄된 공간에 처해서도, 우리를 지탱해주는 방편으로 보상의 이미지를 그려볼 수 있다. 큰 성과가 아닌, 아주 작은 진전에도 보상을 해주라. 매번 새로운 노력과 실행으로 공포의 목소리를 물리친 것이고, 힘과 용기와 결단력이 점차 커가고 있음을 알리는 승전고이며, 탄력성을 기르는 적극적 의지의 승리가 아닌가? 자신의 공포를 이겨내려는 각 개인의 행위가 사실은 모든 사람의 건강과 복지에 기여하는 것임을 인식하는 것도 보상이 될 수 있다. 이렇게 말하면 허장성세처럼 들릴지 모르지만, 잘 생각해보라.

먼저, 환경에 예민한 감각을 지니고 있는 우리는, 6장에서 지적한 것처럼 정말 위험하거나 불편한 잠재적 외상의 가능성을 안은 폐쇄된 공간에 대해 사람들의 주의를 끈다. 또한, 사람을 담는 공간을 설계하는 데 관여하는 모든 이들로 하여금 인간의 욕구와 기호를 최우선으로 삼는 해결책을 촉구한다.

둘째로, 벌어지는 일에 대처할 수 있다고 확신할 때 우리는 자신의 울타리를 벗어나 주위를 둘러보고 타인의 곤경에 주목한 뒤, 우리의 힘과 경험을 공유할 수 있다. 공포에 위축되고 겁에 질려서 한계를 느낀다면, 타인에게 관대하거나 용기를 주며 지원하는 역할을 하기는 어렵다.

윌리엄 블룸이나 틱낫한 스님 같은 불교 저술가들은, 안전이란 결코 개인적 차원에 머물지 않음을 부드럽게 일깨워준다. 개인으로서 우리가 이룩해내는 모든 성과는 안전함과 고요함, 친절함과 동정심의 큰 줄기에서 우리가 속한 사회를 유익하게 한다. 우리가 앉고 말하고 걷는 것을 보면 사람들의 안전 여부를 알 수 있다. 공황상태에서, 한 사람이 다수를 침착하게 진정시킬 때 엄청난 변화를 유도한다. 다른 사람이 안전을 느끼게끔 도우면, 그것은 곧 나의 안전을 보장한 것이 된다. 우리가 하는 것은 그만큼 중대하다.

셋째로, 우리의 얘기를 들려주는 것이 도움될 수 있다. 우리의 취약성과 더불어 점점 강해져 가는 우리의 여정에 대해 알게 되면, 사람들은 자신의 어려움에도 강하게 대처할 것이다. 이 책을 위해 자신들의 경험을 써서 보낸 많은 이의 글을 읽으면서 나는 더 강해졌다. 브리안 키난이 쓴 『악마의 손길』과 레이첼 노스의 『터널을 빠져나와』를 읽고 나서도 그랬다. 우리의 경험을 나눈다는 것은 같은 산을 각자 오르면서 서로 소리쳐 부르는 것과 같다. 반대편 바위로 기어오르는 상대방을 비록 못 본다 할지라도, 목소리를 듣고 응답할 때 우리는 결코 혼자가 아니라는 것을 안다. 고요함과 자신감은 전염된다.

공포증으로 고생하는 사람들만 용기를 얻는 것이 아니다. 내가 지하철에 다시 도전했던 날 뉴질랜드에 있는 의붓딸이 축하 전화를 해왔다. 그녀는 폐쇄공간에 대해선 전혀 문제가 없었다. 그녀의 '문제'는 거미였다. 런던에서 함께 살던 시절, 걸핏하면 그녀는 나를 불러 거미를 치우게 했다. 그녀는, 내가 다시 지하철을 타게 된 것과 자기가 거미 옆에 앉을 수 있게 된 것을 비교했다. "난 그게 얼마나 무서운 것인지 잘 알아요. 엄마가 해낸 것에 정말 경의를 표해요." 그녀가 말했다. 최근엔 다시 이메일로, 거미와 이제 한방에서 잠도 자게 되었다고 알려왔다. 그녀로선 엄청난 진전이었다. 그녀의 성공, 그리고 고마움을 함께 나누며 격정하는 것이 내겐 더욱 큰 동기부여가 되었다. 바로 격려의 긍정적인 회전축이 형성된 것이다.

폐소공포증은 우리의 삶에서 중대한 도전이다. 그러나 우리를 강하게 만들고 타인을 돕는 기회이기도 하다. 극복해내는 발자국마다 축하의 원인이 된다.

역할의 자각

> "사람들과 대화하는 것 - 아주 좁고 나선처럼 휘어진 계단을 따라 일흔일곱 번의 발자국을 옮기면서 내 뒤를 따라오던, 불안해하는 한 어린 아이에게 휘어지는 곳에 이를 때마다 무엇이 앞에 나타나는지

얘기해주었습니다. 아주 큰 도움이 되었어요. 그 애를 마음 편하게 해주겠다고 집중하다 보니 내 두려움도 가라앉았습니다. 내게 역할이 주어진 셈이있죠."

긴장과 스트레스가 고조되는 순간에 '어떤 역할'을 맡는다면, 외상에서 자신을 보호할 수 있다. 비상임무에 종사하는 사람들은 거듭된 훈련 덕분에, 대부분의 사람이 두려워하는 상황에서도 침착하게 행동한다. 비상시에도 자신을 통제하고, 사고를 유지하며, 적절하게 행동한다. 이들의 능력은 '극기'라기보다 '직업에 충실하고자' 하는 자동적인 감각에 더 가깝다. 전문가적인 정신으로 당면한 임무에 집중하지 않으면 상황에 감정적으로 흔들릴 수 있다. 그렇게 되면 이들도 여느 '일반 시빈'처럼 고통을 다스리고 없애기 위해 도움이 필요할지도 모른다.

다양한 비상사태 때마다 평범한 사람들은 서로 돕고 위로하면서 나름대로 평정으로 이르는 길을 발견해왔다. 응급구조와 함께, 서로 소통하고자 하는 기본 욕구를 이끌어낸 것이다. 현장 리포터가 되어 휴대전화로 찍은 사진을 신문사나 방송국에 보낸 이들이 있는가 하면, 어떤 이들은 유머 감각을 동원해 코미디언 노릇을 하기도 했다. 만일 폐쇄된 공간에 갇힌다면, 서로 돕기 위해 어떤 역할을 맡을지 한번 생각해보자

크고 작은 여러 종류의 갇힌 상황에서, 자신의 역할을 한 가지 특정한 일로 한정 지을 필요는 없다. 그것은 내가 즐겨 드러내고 싶어하는 어떤 자질일 수도 있고(부드러움, 호기심, 불굴의 힘), 정체성의 어느 측면일 수도 있다(리버풀 사람, 런던 출신, 파티광, 좋은 이웃, 분위기 메이커, 탐험자 등).

조사연구에 관한 한 고도로 훈련받은 전문가인 인지행동 치료사들이, 환자들이 계속 피하는 상황에 대해 환자 스스로 조사연구자의 역할을 담당케 함으로써, 자신의 행동을 직접 관찰하도록 독려하는 것은 우연한

일치가 아니다.

『악마의 손길』에서, 브리안은 '(수염 난) 아일랜드인'이라는 자신의 핵심적인 정체성에서 힘을 얻었다고 계속해서 언급한다. 볼모로서 엄청난 감정의 파동을 겪었지만, 그의 정체성의 깊은 부분은 자신에게 일어난 일이 부당하며 반드시 저항할 것임을 잊지 않게 해주었다.

어떤 존재로든, 어떤 행동으로든 그 역할을 사랑하면 자신이 처한 밀폐된 상황에서 '역할'의 씨를 찾아낼 수 있다.

시각화 훈련

마음의 눈으로 생생한 이미지를 그려낸다는 것은 대단한 능력이다. 공포와 고통이 아닌, 즐겁고 풍요롭고 자양분이 풍부한 이미지를 창조해 낸다고 상상해보라, 놀랍지 않은가? 시각화는 주로 시각에 관한 것이지만, 신체적 감각이라든가 소리, 심지어는 맛이나 향기에 대한 인상도 포함된다. 시각화는 최면요법에서 이용되기도 하는데(p.271 참조), 환자가 아주 깊은 상태의 평안에 도달했을 때 환자의 무의식 세계에 긍정적인 이미지를 '심어주기' 위해 이용된다. 공포증을 경험하는 사람들이 평안과 행복을 느끼는 장소나 상황을 열거한 리스트를 참조하기 바란다(p.59 참조). 그런 장소를 상상하는 시각화 훈련에 얼마나 많은 시간을 할애하는가? 이런 훈련을 할 때 기분은 어떠한가? 좀 더 자주 할 수 있는가?

내 느낌으로는, 공포증을 경험하는 사람들은 종종 시각화에 매우 능하긴 하지만 고통스러운 이미지의 강렬함은 덜 작동시키고, 좀 더 유익한 이미지를 많이 떠올리는 법을 더 배워야 할 것 같다. 상처받은 사람들의 경우, 불현듯 과거로 되돌아가면서 상처받았던 사건의 이미지가 영혼 깊숙한 곳에서 필름이 돌아가듯 나타난다. 이따금은 애초의 사건을 상기시키는 유발 요인 때문에, 혹은 뚜렷한 원인도 없이 갑작스럽게 나타나기도 한다. 이런 강렬한 경험을 무력화시키는 데 효과가 있는 것으로는 EMDR 기법(p.269 참조)과 최면요법(p.271)이 있다. 이 요법들은 감금되었던 공간에 대한 기억과 (불안에 대한) 감정적 대응 사이의, 두뇌가 만들어놓은 연상을 끊어버리거나 연관 관계를 해체한다.

시각화를 적극적으로 이용하면 트라우마의 기억을 바꿀 수도 있다. 자신을 돕는 사람들(p.33 참조)이 실제 곁에 없을 때도, 지원 네트워크를 시각화할 수 있다. 나를 막 덮치려는 차를, 마치 거인처럼 초인간적인 힘으로 밀쳐내는 것을 마음의 눈으로 '지켜본다'. 걸어 들어갈 정도로 큰 냉장고의 문을 한 손으로 비틀어 열어젖히는 것을 지켜보라. 안에 우리를 가둔 것이 장난이었다고 말하는 주방장을 주먹으로 쳐서 쓰러뜨리는 통쾌한 장면을 상상해본다. 그리고 따뜻한 햇볕이 넘치는 곳으로 뛰어나가 마음껏 자랑스럽게 외친다.

완전히 달라진 MRI 스캐너를 조작하는 자신의 모습을 그려보라. 우리가 진작에 받아야 했을 도움을 받고, 친구들과 한 방에 있고, 좋아하는 음악에 맞춰 춤을 추고, 침착하고 자신 있게 스캐닝을 받는 우리의 모습이 거기 있다. 새로운 시나리오를 마음속에 생생하게 그려볼수록, 불안감이 떠오를 때 우리의 두뇌는 얼른 다른 연상을 작동시킬 것이다.

트라우마를 일으키는 특정 사건이 없었다 하더라도, 폐쇄된 공간에 대한 위협적인 이미지에 위 과정을 이용하자. 어떤 이들은 감금된 상황에서 벌어지는 최악의 시나리오를 떠올려보고, 거기에 대응하는 모습을 시각화함으로써 효과를 얻기도 한다. 상상만으로도 힘들어하는 사람들이 있는 반면에 의외로 위안을 받는 사람들도 있다. 어떤 것이든 (최악의 상황과 비교하면) 결과적으로 낫게 여겨지는 것이리라.

폐소공포증 극복의 단계마다 시각화를 이용해보자. 계획단계에서는, 자신감과 느긋함으로 온 과정을 경험하고 긍지와 행복감으로 끝마치고 나오는 자신의 모습을 그려보라. 자신을 도와주는 지원체계를 마음속에 그려본다. 그들이 함께 있다고 상상하면서 대화를 나누는 모습을 그려본다. 나의 안전지대를 그려보고, 어느 곳에 있건 그곳으로 막 달려가는 자신을 눈앞에 그려본다. 일단 그곳에 도착하면, 조용하면서도 안도감에 즐거워하는 자신의 모습을 그려본다. 평화와 느긋함이 만들어내는 화학작용으로 온몸에는 힘이 솟아오른다.

자, 이제 마지막으로 공포증 너머의 삶이 어떨지 즐겁게 그려보자! 그림이 현실로 될 것이다.

9장

막힌 공간에 재도전하기:

승강기, MRI 스캐너, 지하철, 그 밖의 수송수단

이 장에서는 공포증을 겪는 사람들이 특히 어려워하는 상황에 대해 탐구해 본다. 인간에 의해 인간을 담게끔 설계된 막힌 공간들이다. 승강기, MRI 스캐너, 지하철(런던 지하철), 기차, 그 외의 수송수단들이다.

주제마다 공략 내용이 소개된다. 또한 설계와 기능 면에서 개선점을 지적함으로써, 공포증을 경험하는 사람들뿐만 아니라 누구에게나 유익함을 안겨 줄 '탁월한' 해결책을 강구한다. 그리고 각각의 상황에 대응한 특정 전략을 소개했는데, 이는 저자뿐만 아니라 여러 사람에 의해 효과가 있었다고 추천된 것들이다.

승강기

공포증을 겪는 사람들이 문제가 있다고 빈번히 지적하는 것이 바로 승강기다. 승강기는 우리가 인간으로서 자발적으로 걸어 들어가는 대표적인 폐쇄된 공간이다. 그러므로 공포증을 유발할 것이라는 것도 어렵지 않게 상상할 수 있다.

매일 수백만 번 승강기 사용을 하지만, 이 가운데 극히 일부에서만 갇히는 사고가 발생하고, 더 극히 일부는 사람이 다치거나 부상을 입는 불상사가 일어난다. 그러나 문이 열리면서 우리가 바라보는 작은 공간이, 다른 힘들었던 경험에 대한 기억을 떠올리면서 아주 재빨리 공포를 유발한다.

극도의 공포증에 시달렸을 때 나는 너무나 겁에 질린 나머지 전혀 승강기를 탈 수 없었다. 시간이 지나면서 식구나 가까운 친구들과 함께 있을 때면 승강기를 탈 수 있게 되었지만, 그때도 다른 사람들과는 같이 타지 못했다. 승강기 이야기에 관한 한 내 남편은 도사가 되었다. 승강기 이야기란, 당신의 아내나 친구가 승강기에 있다는 사실을 잊게 하려고 급히 지어내는 이야기를 말하는데, 원하는 층에 도착할 때까지 계속해서 이야기를 이끌어내야 한다. 하이쿠처럼 금방 끝날 수도 있지만, 어떤 것들은 디킨스에 버금갈 만큼 수많은 인물이 등장하기도 한다.

승강기는 다시 타야 할 가능성이 가장 큰 것 가운데 하나다. 여행이라든가 직업, 사교, 삶 등 여러 생활 속에서 만일 승강기를 이용하지 않는다면, 제약이 따를 것임이 분명하다.

승강기는 우리 삶의 양식을 바꿔놓았다. 2007년, 세계에서 가장 오래되고 가장 큰 엘리베이터 제조회사인 '오티스'는, 오늘날 우리가 알고 있는 형태의 첫 엘리베이터가 가동을 시작한 후 150년째 되는 해를 맞이

했다. 승강기가 없었더라면 마천루도 없었을 것이고, 아파트 단지나 고층 빌딩도 불가능했을 것이다. 심지어 땅속 깊이 내려가는 광산도 마찬가지다. 승강기 발명으로 인해 우리 환경은 근본적으로 바뀌었다.

승강기 기술공학은 운용과 문제발생 때 지원이라는 두 가지 측면에서, 안전에 최우선을 두고 고도로 발전해왔다. 예를 들면 세계적으로 백만 대 이상의 서비스를 제공하는 오티스사는 안전에 관한 한 다른 승강기 제조업체와 함께 엄청나게 다양한 연구를 하고 있는데, 그 가운데 하나가 '원격제어 모니터링' 이다. 이 시스템은 잘못된 부분을 탐지해낸 다음, 지속적으로 오티스사에 전화를 걸어 고장 난 승강기의 위치, 문제의 성격, 사람이 갇혀 있는 여부를 알려준다. 급파된 엔지니어는 승강기 안의 승객과 직접 통화할 수 있다. 최신식 승강기 안에는 유사시에 비상전등이 공급되고, 일단 경보가 작동되면 자동으로 진행되는데, 말을 못하거나 외국어밖에 못하는 상황에서도 도움을 받을 수 있다. 승강기가 고장 난 빌딩에 아무도 없어서 경보를 듣지 못하는 상황이 벌어질 것을 대비해, 영국보건안전부는 승강기 안에 전화 설치를 권고한다.

승강기에 다시 도전할 때, 고려해야 할 요점들

1. 먼저 승강기를 선택한다! 분명히 모든 승강기가 잘 설치되어 있지는 않다. 첫 실험에서, 문이 늦게 닫히고 삐걱거리는 낡은 승강기 안에 자신을 던져 넣을 이유는 없다. 성공의 가능성이 가장 크고 상처를 받지 않을 승강기를 골라야 한다. 안쪽을 시도하기 전에, 바깥쪽부터 시작하면서 여러 종류의 승강기에 대해 우선 알아보자. 폐소공포증을 경험하는 사람들은 종종 거울이 달린 승강

기를 선호하는데, 거울은 공간감각을 넓혀주고 자신을 쳐다볼 수 있게 한다. 얼굴이 너무 걱정스러워 보이거나 어깨가 위축되어 있다면, 의식적으로 편안케 함으로써, 고요하면서도 강력한 영향을 몸과 영혼에 전파한다. 첫 번째 실험 장소로, 주말에 사람들이 잘 다니지 않는 고층 주차장의 허술한 승강기보다는 공공장소의 것이 훨씬 낫다. 상점이나 사람들이 많이 다니는 큰 호텔의 승강기는 고장에 대한 대비도 잘 되어 있고, 유사시 사람들의 도움도 받을 수 있다. 다른 사람들과 함께 탈 것인지, 아니면 친구와 단둘이 탈 것인지도 결정해야 한다.

2. 높은 층으로 한꺼번에 이동하는 승강기는 층마다 서는 승강기에 비해 빠르게 움직인다. 가고 싶은 층에 도착하기까지 걸리는 시간을 표시해주는 불빛을 쳐다본다. 그리고 길어봤자 오직 그 정도밖에 걸리지 않는다는 생각을 고수한다. 몇 층만 타는 것으로 충분하다. 처음엔 그저 한 층만 이동해도 좋다. 그리고 나머진 걸어서 이동할 수도 있다. 어쨌든 이것은 건강에도 좋고, 경험에서 일어난 느낌들을 태워 없애는 아주 훌륭한 방법이다.

3. 시선을 어디에 두면 좋을지 생각해보라. 닫히는 문이나 바닥을 보는 것이 좋을까? 아니면 층수를 알리는 불빛을 지켜볼 것인가? 아니면, 승강기가 내는 소리에 귀를 기울일 것인가? 구석에, 혹은 앞쪽에 서는 것이 좋을까? 발에다 몸무게를 실어야 하나? 아니면, 골고루 온몸에 균형을 잡아야 하나? 주위를 살펴보라. 어떤 승강기인가? 제조사는 어디인가? 어떤 안전조항이 쓰여 있는가? 개선점은 없는지? 관리자에게 제안할 거리는 없는지? 잘 인

지하고 관찰의 내용과 방법에 대해 잘 구별한다면, 심사숙고하고 분별하는 능력을 지닌 두뇌 일부를 작동시켜 감정적인 자기를 편안하게 하고 모든 것이 잘되고 있다고 안심시킬 수 있다.

4. 자, 이제 같이 갈 사람을 선택하자. 실험을 지켜봐 줄 친구를 데려간다. 승강기 안에 단둘이 탈 것인지 아니면, 다른 승객과 함께 탈 것인지 결정한다. 수다로 시선을 딴 데로 돌릴 것인지, 경험에 초점을 맞출 것인지 미리 결정하자. 만약 단 둘뿐이라면, 얼마든지 목소리를 사용해도 좋다. 시를 암송하라. 농담과 이야기를 해도 좋다. 둘만의 노래방으로 만들어도 좋다. 완벽한 이브닝드레스를 입고 가거나 아니면 조깅복을 입고 탈 수도 있다. 좋아하는 영화배우나 록 스타 역할을 해본다. 어떤 것이 효과가 있는지 발견해낸다.

승강기 안에서 무엇을 하든 어떤 식으로 타든 간에, 전에 해낸 적이 있다는, 그리고 살아남았다는, 기억의 저장고를 만들고 있음을 명심하라. 이는, 승강기의 위험이 너무나 대단해서 오직 한 가지 결과(아주 우울한)밖에 내놓을 줄 몰랐던 자신의 영혼에 엄청난 변화가 밀어닥침을 의미한다. 이제 새로운 증거로 인해, 갇히는 것이 어쩔 수 없는 운명이라는 신념이 위협받게 되었다.

승강기 게임

승강기를 다시 탈 때, 계획의 일환으로 친구와 함께 승강기 놀이를 해보자.

질문에 대답하는 간단한 형식이다.

> 만일 승강기 안에 갇힌다면, 누구랑 가장 같이 갇히고 싶은가?
>
> 이 질문에 대해 생각하는 것조차 힘든 사람도 있을 수 있다. 그러나 온 힘을 쥐어짜서 대답할 수만 있다면, 세 가지 측면에서 재미있고 유익한 아이디어를 얻을 수 있다. 첫째, 있을 법하지는 않지만 만에 하나 혹시 갇힌다면, 같이 있고 싶은 대상을 그려본다. 둘째, 질문에 대답함으로써, 승강기나 기타 어느 장소에서든 갇혔다고 느꼈을 때 필요한 것에 관한 정보를 얻을 수 있다. 셋째, 승강기에 대해 생각해 보는 것은 그것에 익숙해지기 위한 하나의 방법이며, 그럼으로써 공포의 이미지에 대항하게 한다.
>
> 지금 나랑 같이 갇힌 동지들은… 우선 가장 가까운 가족이 포함될 거야.(긍정적이고, 실질적이고, 낙관적이고, 재미있고, 우스운, 끝없는 대화가 펼쳐진다.) 한 번도 충분한 시간을 함께 하지 못했던 친구들: 넬슨 만델라(그의 인생관에 대해 항상 알고 싶었던 것들을 물어볼 수 있을 텐데. 그리고 그의 감옥살이에 대해서도…), 조지 클루니, 당연히 다니엘 크레이그도 집어넣어야지(제임스 본드에서 정말 멋있었는데… 그렇지만 내 가족과 함께 탈 수는 없을 거야). 리스트는 점점 길어지고 내 승강기는 점점 꽉 차간다.
>
> 이것이 주는 의미는 무엇일까? 인간적 따스함 - 감촉과 의사교환 - 웃음, 새로운 전망 - 생각해보아야 할 그 무엇 - 제각기 다른 다양한 접촉…. 내가 갇힌다면, 이 작은 리스트를 한번 시험해볼 수 있을 텐데….

친구 · 가족과 함께 이 놀이를 해보자. 재미있는 대답뿐만 아니라(비밀이 드러나기도 한다! 한 번은 내가 이 질문을 던지자, 어떤 사람이 "승강기 엔지니어!"라고 대답했다. 이

대답은 스크린의 온갖 신과 여신, 즉 미남, 미녀 배우들을 들먹이던 사람들을 일순 잠잠하게 했다)
이 게임은 당신을 걱정하는 이들에게 공포증이 무엇인지 경험하게 하는 안전한 방법이 될 수 있다.

만일 승강기가 고장이 난다면…

대부분의 경우 승강기에 갇히는 경험은 단지 불편할 뿐, 전혀 위험하지 않다. 가장 좋은 방법은 일단 경보장치를 누르고 난 후, 구조대를 기다리면서 어디까지 손길이 와있는지 아는 것이다. 탈출을 시도하는 것은 가만히 기다리는 것보다 더 큰 문제를 일으킬 수 있거니와 다칠 확률도 높다. 반드시 전문 기술자가 와서 안전하게 승강기를 빠져나가도록 해야 하며, 이들은 처음 경보 단추에 응답했던 사람이 아닐 수 있다. 물론 누구나 가능한 한 빨리 안에 있는 사람을 구출하기 위해 전력을 기울이겠지만, 정부의 지시 방침은 안전이 속도에 우선한다고 명시하고 있다. 시간이 걸리더라도 보호를 위한 것이라면 참고 기다려야 한다. 그러므로 이제 문제는 자신을 어떻게 돌보느냐인데, 다른 갇혀 있는 상황에서와 똑같이 행동하면 된다.

- 천천히 호흡하며(p.141), 느긋해지려고 노력한다(p.147).
- 깨어 있기 기법 사용(p.200)
- 다른 사람과 대화를 시도한다(만일 있다면).
- 주의나 마음 분산(p.185)
- 안전지대(p.182)나 지원 네트워크(p.183)에 대해 생각한다. 나를 둘러싼 사람들과 지원 네트워크의 원을 마음속으로 그려본다.
- 승강기 게임을 할 때, 마음속에 같이 있고 싶은 인물들과 수다를

떨어본다.

- 과거의 긍정적인 경험들 떠올리기, 혹은 친구들에게 선물하고 싶은 것을 궁리해본다.
- 나중에 보게 될 사람들에 대해 미리 생각해본다. 기대하는 것들을 아주 세세한 국면까지 계획을 세워본다.
- 지금 타고 있는 승강기를 그린 후, 마음의 눈을 움직여 거대한 전망대를 갖춘 빌딩이나 시골을 상상해본다. 그곳은 신선한 공기와 햇빛으로 가득한 열린 공간이다.
- 상상력과 기억, 모든 능력을 총동원해, 사랑스러운 친구와 동료가 해주는 것처럼 자신을 달랜다.

여기 마지막 제안을 덧붙인다. 시인인 리즈 헤이워드(Liz Hayward)는 언젠가 승강기에 갇혔으면 좋겠다고 말한 적이 있다. 그렇게 되면, 가정과 직장에서의 수고로움에서 벗어나 잠시나마 휴식의 시간을 갖게 될 거라고 그녀는 느꼈다. 당신이라면 바쁜 일상에서 벗어나 잠깐의 자유로운 시간을 가지려고 그렇게 할 수 있겠는가? 승강기에 갇히는 것을 바로 그런 기회로 여기면, 즉 생각의 틀을 바꾸면 어쩌면 마치 초대처럼 느껴질 수도 있을 것이다.

MRI 스캐너

폐소공포증으로 고생하는 사람들 가운데 많은 이가, MRI 경험에 대해 아주 위압적이라고 느낀다. 완전히 폐쇄된 터널 같은 좁은 공간에 납작하게 드러누워서, 검사가 진행되는 동안 옆으로 고개도 돌리지 못하고 전혀 움직이지도 못하게 되어 있는 이 기계는 많은 공포와 스트레스를 준다. 스캐닝을 받으면서 겪었던 것을 동료 · 친구들과 미용실에서 얘기하다 보면, 마치 괴기영화를 보는 것처럼 모두 흥미진진해 한다.

"내 친구는 완전히 갇혔다니까요!"
"천정이 바로 눈앞에 있었어요!"
"나를 꽁꽁 묶었어요. 미처 들어가기도 전에 난 비명을 질러댔죠!"

확실히 들어가고 싶은 분위기는 아니다! 특히 주치의에게 보여야 하는 어떤 증상 때문에 마음이 불안한 상태라면 더욱더 불안에 떨 것이다. 당신 혼자만 그렇게 저항하는 것은 아니다. 조사에 의하면 환자의 5~15% 정도가 검사를 거부하며, 일부 환자들은 이곳에서의 경험으로 인해 처음으로 폐소공포증을 느끼게 되었다고 한다.

구식 MRI 기계 때문에 불안에 떠는 이들에게 좋은 소식이 기다리고 있다. 국내(영국)의 우수한 시설 두 곳에서 진짜 훌륭한 대안을 세시하고 있다. 옥스퍼드의 뉴필드 정형외과 센터의 개방형 MRI와 런던의 직립형 MRI 센터이다.

개방형 MRI는 커다랗고 환한 방에 원형의 단상에 드러눕게 되어 있는데, 은은한 조명과 함께 좋아하는 음악이 흐르는 가운데 조용한 안내 방송을 통해 아주 잘하고 있다고 격려해준다. 너무 좋아서 믿기지 않을 정도인가? 아주 작은 스캐너가 당신 위에 공중에 매달려 있다는 것이다. 장막 뒤에 가려진 직원들은 나머지 스캐닝 장비와 함께 다른 방에 있다. 원한다면 친구나 가족이 검사를 받는 동안 함께 있을 수도 있다. 일부 스캔에서는 신체의 일정 부분이 '통'에 갇힐 수도 있고, 머리를 찍는 경우 '새장'에 갇히기도 하지만, 이 경우에도 머리를 못 돌릴 정도는 아니다. 환자가 스캐너에 있는 동안 외과수술의가 집도할 수 있게끔 독특한 시스템으로 되어 있어서, 별도로 환자가 다시 병원에 올 필요가 없는 일도 있다.

직립형의 런던 MRI 센터는 영국 전체를 통틀어 최초의 것이다(애버딘에 연구 모델이 있음). 이 기계는 특히 폐소공포증 환자를 염두에 두고 개발됐다. 웹사이트를 방문하면 필요한 정보와 그림도 찾아볼 수 있다. 직립형 MRI 센터의 의료 책임자로 있는 벤 티미스 박사는, 직립형의 우수성을 보장하는 세 가지의 중요한 요소에 대해 말한다. 첫째, 거의 예술의 경지에 오른 이 기계는 고도의 숙련된 방사선 기술진에 의해 조작된다. 둘째, 스캐너가 제공하는 자료를 전문적 의료진들이 정확하게 분석해낸다. 셋째, 침착하고 감정이입에 능하며 고도의 훈련을 받은 '현장 부서'의 직원들이 환자와 접촉하는 최일선 창구를 담당하는데, 전화로, 그다음엔 일대 일의 면담을 통해 불안에 떠는 환자를 안심시키고 진정시킨다.

직립형 MRI 기계에서, 환자는 보통 의자에 앉아 정면을 쳐다보며, 가볍게 안전벨트를 맨다. 환자는 의자 뒤와 양쪽 가장자리에 있는 스캐닝 장치로 살짝 뒷걸음쳐서 들어간다. 스캐너는 완전 개방형으로, 머리 위와 앞을 가로막는 것은 아무것도 없다. 앉아있는 자세는 폐소공포증 환자들로선 더없이 안락한 자세다. 납작하게 누워있는 것보다 서 있을 때 훨씬 더 마음대로 할 수 있는 것 같은 기분이 든다. 스크린의 반대편에 있는 방사선 기사를 환자는 마음대로 볼 수 있고 이야기도 나눌 수 있지만, 집에서 가져온 DVD를 보거나 음악을 들어도 된다. (드넓은 시골의 풍경이 나오는 영화를 꼭 챙겨가라. 재난 영화는 안 된다!) 스캐닝이 끝나면 그냥 걸어나오면 된다.

옥스퍼드의 뉴필드센터나 런던의 MRI 센터의 의료진들은 모두 친절하고 즉각 응답하며 그야말로 확실하게 안심을 시켜준다. 풍부한 유머 감각으로 환자들을 대함으로써, 최대한 편하고 쉽게 스캐닝을 받게 하는 데 최고의 관심을 둔다. 공포증을 경험하는 환자들을 돕는 것을 최우선으로 팀을 배치하며, 과정의 단계마다 환자들이 편안해하고 통제하는 기분이 들도록 돕는다. 이런 취지로 고안된 아이디어가 있는데, 환자에게 약간의 시간을 더 주자는 것이었다. 이것은 아주 효과가 있는 것으로 드러났다. "결국은요," 뉴필느의 선임 방사선 기사인 스튜어트 월슨은 이렇게 말한다. "검사를 받으러 병원에 들어서는 순간, 환자의 이성과 감성은 모두 창문 밖으로 달아나버리지요. 이렇게 불안해하는 환자들을 우리는 이해합니다. 환자가 할 수 있는 게 전혀 없는 것보다는, 무엇이든 할 수 있는 게 있다면 그것이 더 낫지 않습니까? 단 한 장이라도 찍을 수 있다면 다행이라는 얘기지요."

구식의 MRI를 대체하는 이들 최신식 기계에도 단점은 있을까? 개방형과 직립형 모두 그 형태로 인해, 완벽하고 비교 가능한 수준의 데이터를 얻는 데 시간이 어느 정도 더 걸릴 수 있다. 그러니 고통스럽더라도 조금 더 빨리 끝내는 게 낫다고 생각한다면, 옛날 형태로 돌아가도 좋겠다. 또한 새로운 형태의 스캐너는 비용도 더 많이 든다. 그러니 거기에 대해서도 따져봐야 할 것이다. 자, 이렇게 말하는 것이 논리적일 것이다. 즉, 검사를 빨리 받으면 최적의 시간에 치료를 받을 수 있을 것이고 회복도 빠를 것이다. 그럼 당연히 장기적으로 보면, 문제를 방치한 채 놔두는 것보다 비용이 들어도 그게 효과적이다. 폐소공포증 때문에 적시에 검사를 받을 기회를 놓쳐서는 안 된다. 하물며 가장 예민한 치료에 관해서는 두말하면 잔소리다.

그럼, 폐소공포증을 앓고 있는데 구식의 스캐닝을 받는 것이 가능할까? 당연히 '그렇다'. 오늘날의 재래식 스캐너는 보통 양쪽으로 열리게 되어 있고, 개방된 공간의 중앙에 위치한다. 스캐너 입구의 크기도 커졌다. 끝 부분이 종종 번들거리기도 하는데, 그것은 좀 더 넓어 보이게끔 하기 위한 것이다. 꼭 머리 부분부터 먼저 들어가지 않아도 된다. 소음도 많이 줄었고 원한다면 헤드폰도 낄 수 있다. 반사경이 비치되어 있어 직원들이 일하는 모습도 볼 수 있고, 유사시에는 비상단추를 눌러 언제든지 직원들과 얘기도 할 수 있다. 검사가 진행되는 내내 의료진도 환자와 말을 할 수 있게 되어 있다.

그래도 겁이 난다면, 최신식의 두 가지 스타일의 우수한 스캐너가 있다는 것을 기억하라. 개방형과 직립형의 스캐너는, 의료진들이 환자의 목소리에 진심으로 귀를 기울일 때 진료 과정과 치료를 좀 더 인간적이고 스트레스를 덜 받는 방향으로 개선할 수 있다는 것을 보여준다. 이는 모든 사람을 위한 것이기도 하다. 그러므로 이제 스캐너의 경험은 스트레스에 찬 인고의 시험대가 아니라, 스캔 과정 중에 펼쳐지는, 놀랍고도 건강을 증진시키는 모든 유익함을 맛볼 기회로 탈바꿈하게 되었다.

지하철 타보기

흔히 '튜브'라고 불리는 런던의 지하철은 폐소공포증을 앓는 사람들에게 자주, 가장 혐오스런 교통수단으로 지적됐다. 정말 어쩔 수 없는 경우에만 이용하며, 가능하다면 타고 싶지 않다고 말한다. 좋아한다고 말한 이들은 거의 없었다. 이런 반응은 그다지 놀랍지 않다. 유로스타 사건이 있은 지 8년이 지나 다시 지하철을 타려고 지하로 내려갔을 때, 훨씬 더 깨끗해지고 환해진 런던의 전체 시스템을 내 눈으로 직접 보았지만 그래도 마찬가지였다. 그러나 런던 튜브는 런던 사람들의 삶에서 거대한 부분을 차지하기 때문에, 도전에만 성공한다면 즐거움과 일을 위해 도시를 열어젖히는 위대한 해방구를 만드는 셈이 된다. 런던 지하철만 탈 수 있다면, 타인 위어 지하철(Tyne & Wear Metro)이나(*타인 위어는 잉글랜드 북동부의 주) 파리의 메트로, 뉴욕의 지하철, 심지어 도쿄의 지하철도 기대할 수 있다. 그러나 초보자에게는 아직 이르다!

런던 튜브나 지하철을 시도하기 전에 한 가지 짚고 넘어갈 것은, 우리가 느끼는 '공포증적' 반응의 많은 부분과 시스템의 한계에 대한 거부감은 이성적이고 극도로 인간적인 것이며, 이는 지하철을 이용은 하지만 썩 달가워하지 않는 많은 사람도 공감한다. 논리적으로, 넓은 공간과 빛, 동작의 자유나 신선한 공기가 우리가 소중히 여기는 것들이라면, 지하철에서 이것들을 발견하기란 몹시 어렵다. 전철을 타려면 기나긴 에스컬레이터나 복잡한 승강기를 타고 내려가거나, 미로 같은 통로를 빙빙 돌아가야 한다. 런던 튜브가 도쿄의 표준인 만원열차보다 덜 붐비는 것은 사실이지만, 대단히 많은 사람이 다닥다닥 붙어 있어야 한다(일본인들은 더 많은 사람을 태울 수 있도록 '지하철 인으로 밀어 넣는' 방법을 알고 있다. 우리는 꿈도 못 꾸는 일이지만). 실내는 매우 덥고 공기는 희박하다. 사람들로 꽉 찬 플랫폼으로 들어서거나 터널에서 기차가 멈출 때 공기가 더 희박해지는데, 이는 지하도의 공기가 주로 기차가 움직일 때 이동하기 때문이다(런던 지하철의 안내를 따르면, 가장 뜨거운 노선은 센트럴과 바커루이고 가장 시원한 노선은 디스트릭과 서클이며, 가장 최근에 오픈된 구간은 쥬블래이다). 이런 이유로, 런던 지하철은 문제 해결을 위해 많은 다양한 일들을 하고 있다. 지하수 냉각, 환기 팬의 설치, 냉각 장치 등은 좀 더 신선하고 차가운 공기를 유입하게 한다.

다행히 지하철 안에는 창문이 있고, 어떤 것들은 약간 열 수도 있게 되어 있다. 앞에서 이미 말했던 것처럼, 맨 처음 나왔던 시티앤사우스 런던 노선에는 창문조차 없었다. 제조업자들은 터널 외에 아무것도 볼 것이 없으니 창문은 필요 없다고 생각했기 때문이었다. 이 노선에는 재빨리 '덧댄 감옥'(벽에다 요 따위를 두른 정신병원의 방을 가리킴)이라는 별명이 붙여졌다. 승객들은 그들의 발로써 투표를 행사했는데, 아무도 이 노선을 이용하려 하지 않았다. 그 후 지하철 설계는 개선되었다!

과밀한 신체의 접촉 때문에 지하철 승객 간에는 거의 암묵적인 동의가 이루어져 있는데, 그것은 서로 말하지 않는다는 것이다. 2005년 7월 4일 런던 지하철 테러 사건에서 살아남은 레이첼 노스는 이를, "말하지 마, 우리는 런던인이야"라고 표현했다. 코미디언인 제이슨 브린(Jason Bryne)에 따르면, 런던 사람들은 목을 꺾는 새로운 방법을 계속 개발하고 있는데, 이는 어떤 희생을 치르고라도 '서로 눈이 마주치는 것을 피하기 위해서' 란다. 그러므로 기차가 멈추거나 터널을 지나갈 때 소리 나는 채찍질 같은 소음에도 불구하고, 또 그렇게 빽빽하게 가까이 있음에도 사람들은 조용하면서도 서로 동떨어져 있는 듯한 경험을 한다. 사람들은 지하철에서 무슨 일이 일어나는지 말해주고 의사소통 해주기를 승무원에게 기대한다. 그리고 서로 존중심과 자제심으로 대하면서 타인에게 의지한다. 대부분이 그렇다.

그러나 인간은 벌레가 아니다. 가공을 기다리는 땅콩도 아니요, 지하통로를 따라 컨베이어 벨트에서 '윙-' 하고 지나가는 석탄 덩어리도 아니다. 상자에 실린 불쌍한 닭도 아니요, 닭들 또한 그런 갇힌 공간에 실리도록 '창조' 되지 않았다. 사람들로 꽉 찬 지하철을 탄다는 것은 마치 특별한 '구역zone' 으로 들어가게끔 요구되는 것과 같다. 이 '구역' 을 딱히 인간적인 상태라 칭할 수는 없다. 인간적이라면 자유롭게 움직일 수 있어야 하고, 자연스런 대응이 가능해야 하고, 깊은 호흡을 할 수 있어야 한다. 이곳은 엄청난 자기 규제와 참을성, 인내를 강조하는 견유학파적인 극기심, 순종, 거의 선불교의 명상에 가까운, 신체로부터의 분리를 요구한다.

우리 가운데 이런 자질을 즉시 실행에 옮길 수 있는 사람은 그리 많지 않다! 그리고 이런 자질이 다 바람직한 것도 아니다. 유리와 이탈은 긴급 사태가 일어났을 때 별 도움이 되지 않는다. 공포증을 경험하는 우리는 환경에 대한 예민한 감각과, 잠재적 위험에 대한 지나친 대응이라는 엇갈린 축복을 갖고 있다. 그리고 우리의 신체는 종종 지나치게 아드레날린으로 '팽배' 해진다. 다른 사람들은 '사건이 터진 후' 에야 겨우 알아채는 국면을 우리는 신속히 간파해낸다. 그러므로 '무슨 일' 이 벌어지면, 최소한 우리는 긴급 대응이 가능하다. 한경으로부터의 유리는 절대로 '공포증을 극복하는' 길이 될 수 없다.

예민한 것도 탈이지만, 위험에 대한 과잉평가와 공포를 참는 능력에 대한 자신감 결여, 해낼 수 있다는 믿음에 대한 주저 같은 것도 극복해야 한다. 바로 이러한 괴리에서 공포심이 시작되고, 항상 즐겁지는 않지만 실제로는 매우 유용한 교통수단을 외면하게 된다.

자, 이제 지하철을 타고 일하러, 친구와 가족을 만나러, 놀러 가기로 결정을 하는 단계에 이르렀다. 사실 지하철은 런던과 다른 도시를 잇는 극도로 효율적인 수단으로서, 많은 시간을 절약해줄뿐더러 놀라운 안전율을 자랑한다. 매년 10억의 승객을 실어나르지만, 사망률은 3억분의 1에 불과하다(2003년 10월 23일, 「이코노미스트」).

물론 2005년 7월의 런던 지하철 테러 사건 때 사망하거나 부상당한 사람들을 제외한 채, 런던 튜브가 얼마나 안전한가에 대해 쓴다는 것은 불가능하다. 테러 사건 후 사람들의 반응은 몹시 엇갈렸다. 어떤 이들은 이 사건으로 인해 이제 지하철 타는 건 끝났다고 느꼈다. "그렇게 복잡하고 감금된 것 같은 지하철은 언제나 싫었어요." "죽어서 영웅이 되느니, 그냥 겁쟁이로 살겠어요." 사람들은 이런 글을 인터넷에 올리기도 했다. 나중에 다시 오르기는 했지만, 사건 직후 지하철 이용률은 급격히 떨어졌다. 그러나, 또한 많은 사람이 단호하게 "절대 테러리스트들이 승리하게 놔두어서는 안 된다"는 의사 표명과 함께, 즉시 혹은 점차 지하철로 복귀했다. 달리 선택의 여지가 없는 사람들도 있었다. 일을 해야 했고, 달리 이용할 교통수단이 없었던 것이다. 당시 피카딜리 노선을 타고 있었던 사람들이 일부 모여서 '킹스크로스연합' 이라는 단체를 결성하기도 했다. 이는 결속을 다지고자 만나는 사교적 모임으로, 탐구활동을 벌이며 회원들끼리 모여 서로 지지하고, 지하철로 복귀하는 사람들을 환영한다.

당시 폭발 차량에 타고 있던 승객 중 한 명이었던 레이첼 노스는 후에 자신의 경험을 아주 감동적인 책으로 엮어냈는데, 지하철 복귀를 생각할 무렵 자신에게 선택권이 있음을 깨달았다. '같이 타는 사람들을 잠재적 테러리스트로 보느냐, 혹은 다르게 보느냐?' 가 자신에게 달렸다는 것이었다. 그녀는 자신이 사랑하는 도시인 런던을 "신경증과 의심으로 가득한 성난 곳"으로 만드는 데 기여하지 않기로 했다. 그 대신 "다양하고 아름답고 자랑스러운 도시에 살고 있으니 얼마나 위대한가에 대해 축하하기"로 마음먹었다.

"나는 그들을(지하철 내의 다른 승객들) 잠재적 위협으로 보지 않으려 노력합니다. 잠재적 동료 승객으로 보려 하지요."

폭탄이 '펑' 하고 터지는 소리와 연기, 비명을 생각하면서 지하철을 탈 수도 있고, 혹은 이렇게 생각할 수도 있다.

> "…만일 상상할 수도 없는 그 일이 다시 일어난다면, 내 맞은 편에 있는 얼굴이 내 눈을 들여다보면서 내 손을 잡아준다고 상상합니다. 혹은, 전차에 타고 있던 어떤 낯선 이가 공포의 어둠 속에서 차분한 목소리로 안내해준다고 생각하죠. 폭탄으로 인해 우리가 모두 동료 승객들이며, 서로를 필요로 하며, 서로 의지할 수 있다는 것을 깨닫는다면, 우린 그것으로부터 정말 좋은 것을 끄집어내는 거죠."

레이첼 노스의 『터널을 빠져나와』에서 인용함

그런 공격이 다시는 없으리라는 것을 확언할 수 있는 사람은 없다. 테러의 목표가 될 기차에 탈 확률은 극히 낮겠지만 여전히 존재한다. 안전의 완벽한 보장을 위해 우리가 할 수 있는 것은 아무것도 없다. 그러므로 우리가 두려워하는 것은 당연하다. 바란다고 두려움이 없어지지도 않는다.

각자 감당해야 할 위험에 대해 자연스럽게 결심하는 바가 있겠지만, 우리의 두려움이 전혀 근거가 없지 않다는 인식이 두려움을 덜 수치스럽게 느끼게 하고, 망설임을 덜 비난하게 한다. 자, 수치심과 자기 비난도 엷어졌으니 용기를 내서 희망의 여린 느낌을, 한번 해보고자 하는 낙관적인 기분으로 바꾸고 첫 번째 도전에 기꺼이 몸을 던져보자.

이제 지하철을 다시 탈 마음이 생겼다. 타기 전에 순조로운 출발을 위해 몇 가지 다짐을 하자.

1. 지하철이 특히 붐비는 시간대가 있다. 최악의 시간에는 승객을 도우려고 직원이나 교통경찰이 투입되기도 하지만(예를 들면, 축구 경기가 끝나고 군중이 한꺼번에 몰려드는 경우), 처음부터 대담하게 전면적인 노출을 선택하거나 난리법석의 한복판에 빠지는 것을 원하지 않는 한, 러시아워는 피하라(센트럴런던 노선의 경우, 대략 가장 붐비는 시간대는 아침 7~10시 사이와 오후 4~7시 사이이다). 특히, 크리스마스를 앞두고 늦게 쇼핑하고 귀가하는 승객으로 붐비는 저녁 시간도 마찬가지다. 런던 지하철의 안내를 따르면, 12월 첫째 주는 내내 몹시 붐빈다고 한다. 통근자의 숫자에 쇼핑객의 무리가 더해지는 것이다. 그러나 주위에 아무도 없거나 완전히 비어 있는 기차를 타는 것도 별로 좋은 생각은 아니다. 자신에게 가장 알맞은 시간대를 먼저 발견하라.

2. 당신은 어쩌면, '처음 시도하는 지하철' 을 아주 세세한 부분까지 쪼개어 해보고 싶을지도 모른다. 예를 들면, 티켓 판매소에서 티켓을 구입한 다음, 에스컬레이터를 타고 위 · 아래로 내려가 보고, 플랫폼에 서서 지나가는 기차를 쳐다본 다음, 문이 열리고 닫히는 시간을 체크해보는 것 등이다. 이런 일을 하고 싶을 때 도움을 받을 수 있는 최상의 방법은(런던 지하철의 충고를 따르면) 역 직원에게 자신이 하고자 하는 것을 알리는 것이다. 같이 탄 승객이나, 직원, 혹은 CCTV에 수상쩍게 보이지 않기 위해서이다.

3. 타고 싶은 역과 노선을 선정하라. 웹사이트의 지하철 노선을 체크한 다음, 시작하기 전에 여행 플래너를 이용하는 것도 좋다. 그곳에선 지금 타고자 하는 노선이 아무 문제 없이 운행 중인지도 알 수 있다. 런던 지하철 고객만족센터에 요청하면, 아주 유용한 지하철 이용 안내도를 공짜로 보내준다. 이 도면에는 각 역에 이르는 도로와 계단, 에스컬레이터, 승강기 등이 자세하게 나와 있다. 지하철을 타고 내리는 것이 힘든 사람들을 위해 이 웹사이트는 첫 번째 칸을 이용하라고 안내한다. 첫 번째 칸은 승무원이 쉽게 승객을 볼 수 있고, 좀 더 시간을 배려해 줄 수 있다.

4. 런던 지하철 노선 가운데 45%만이 지하로 운행된다는 것을 알아두면 좋겠다. 그러니, 꼭 지하에 위치한 역에서 첫 번째 시도를 고집하지 않아도 된다! 그렇게 한다고 해서 처음 지하철을 성공적으로 탔다는 기쁨과 자부심이 바뀌는 것은 아니니까. 지상과 아주 가까운 노선도 있다. 디스트릭과 메트로폴리탄 서클 노선의 일부가 그렇다. 그리고 저 땅속 깊숙한 곳을 다니는 노선보다 차

체도 훨씬 크다. 이 노선의 기차들은 터널과 바깥을 계속해서 오간다. 어느 지하철역이 실제 지하에 있는지, 혹은 터널은 몇 개나 통과하는지 런던 지하철에 문의해봐도 좋다.

5. 친구와 함께 가자. 타기 전에 친구와 무엇을 하고 싶은지, 어떤 것을 도와주길 바라는지, 미리 상의하라. 어디까지나 나 자신의 계획이고 실험이므로 단계마다 진행 여부를 결정하는 것도 본인이라는 것을 명심하라. 생각했던 것보다 더 멀리 가거나 더 많이 이뤄내는 자신의 모습에 놀랄지도 모른다. 그러니 이런 가능성에도 대비해야 한다. 거꾸로, 필요하다면 실험을 예정보다 빨리 끝낼 수도 있다.

6. '지하철 안에선 서로 말하지 않는다' 는 암묵적인 동의가 있다고 했지만, 공포가 엄습해올 때 타인에게 도움을 요청할 수 있다. 주위에 누가 있는지 체크하라. 도움을 요청하기에 어떤 사람이 좋을까? 어떤 사람이 접근하기가 쉬울까? 누가 친절해 보이는가? 사태가 심각해질 때, 어떤 사람이 도움을 주려 할 것인가? 근처에 누가 있는지 주목한다면, '지금' 실제 벌어지는 경험에 확실하게 '안착' 하는 데 도움이 된다. 런던 지하철은 언제든지 직원의 도움을 요청할 수 있다는 포스터를 붙여놓고 있다. 그러니 언제든지 자유롭게 접근하여 필요한 도움을 요청하라.

7. 창문이 열려 있는 출입문 근처에 서 있으면, 최소한 지하철로 유입되는 공기를 제일 좋은 위치에서 흡입할 수 있다. 또 밖을 내다볼 수도 있다. 실제 경험에 뿌리박기를 정말 원한다면, 주위를 파

악하기에도 가장 좋은 위치이다.

8. 런던 지하철은 물을 갖고 다니라고 권한다. 조그마한 포켓용 플래시를 갖고 다녀도 좋다. 일본에서는 흔히 손 선풍기를 들고 다닌다. 지하철로 통근하는 시민을 위해 '지하철용 세트'를 파는 회사도 있다. 안에는 물병과 플래시, 호루라기, 먼지 방지용 마스크, 얼굴과 손을 닦을 수 있는 물휴지 등이 들어 있다. 읽을거리를 갖고 간다면, 역경에 압도당하는 것보다는 이겨내는 이야기들을 골라라(p.185 참조). 격려의 메시지가 담긴 카드나 사랑하는 사람이 써준 쪽지를 들고 가라. 읽어도 좋고, 가방 안이나 주머니에 들어 있는 메시지를 마음으로 상상해도 괜찮다. 혹은 자신만의 '안심 꾸러미'(p.184 참조)를 들고 가도 좋다.

9. 상황의 진척을 승객에게 빨리 알리는 것이 얼마나 중요한가를 런던 지하철은 잘 인식하고 있다. 그리고 승객들의 다양한 욕구와 우려에 대해서도 잘 알고 있다. 그러므로 예정되지 않은 곳에서 멈출 때 승무원들은 빨리 안내방송을 해야 하며, 계속해서 고지를 해주어야 한다.

인간의 목소리에 안심하는 고객들의 자연스런 욕구가 중요하게 받아들여지고 있다는 것은 참으로 다행한 일이다. 공포증을 경험하는 사람들의 처지에서 볼 때, 자신이 막다른 공간에 갇힌 것이 아니라 밖으로 이어지는 연결고리가 있고, 시스템 안에서 날 도와주는 사람들이 있으며, 문제해결을 위해 누군가가 무엇인가를 '하고' 있다는 사실을 아는 것은 대단한 구원이 아닐 수 없다. 사태 해결을 위해, 무언가를 하고 있는 사람들을 우리는 상상력으로 따라갈 수 있다. 승무원들이 수고하고 훈련받는 모습을 상기하라. 본부의 통제담당 직원과 연결된 승무원들. 이들은 또한, 시스템을 보호하고 지원하는 기타 서비스 담당 직원들과 연결되어 있으며, 지하철이 최대한 안전하고 효율적으로 운용되도록 애쓰는 총체적 의지가 있다. 이러한 생각은 지하철 타는 경험을 인간적으로 느끼게 하며, 소외감도 덜 느끼게 한다.

10. 마지막으로, 지하철에 익숙해지기 위한 측면적 지원을 원한다면, '애니 몰'(Annie Mole)이 만들고 상까지 받은, 웹사이트(www.london-underground.blogspot.com)를 방문해보라. 이곳에는 런던 지하철의 삶에 관한, 너무나 재미있고 유익하고 놀라우면서도, 전혀 관계도 없는, 쓸데없는, 웃기는, 감동적인, 그리고 초현실적인 정보와 의견, 사실들, 그리고 노래들이 담겨 있다(예를 들면 지하철 지연에 관한 최악의 변명, 지하철 내에서의 에티켓 등). 그야말로 상상할 수 있는 것은 모두 다, 아니 그 이상이 담겨 있다. 자신이 절대 혼자가 아님을 상기시키기 위해 이 사이트를 만들었다 한다. 역에 들어서는 순간, 우리는 엄청나게 커다란 여행 공동체의 일원이 된다.

공포증 극복을 위해 앞으로 나아가면서 우리는 계획을 세우고, 조심스럽게 한 발자국씩을 내디디면서, 때로는 잘되기도 하고 때로는 잘못되기도 하며, 어떤 때는 그냥 일이 벌어지기도 한다.

런던 지하철을 다시 타려고 지하로 내려갔을 때 나는 그야말로 완전무장을 했었다. 비상용 기구로 가득 찬 가방을 들고 쥐어짠 용기로 가슴을 부풀린 채 정신을 똑바로 차리려고 했다. 그런데 내가 생각했던 터널로 기차가 들어가지 않는 것이었다! 그때 나는 해머스미스시티 노선의 지상 구간을 타고 있었는데, 패딩턴 역 직전에 터널로 진입할 것으로 생각했다. 드디어 로열오크 역을 출발했다. 배꼽 근처에서 공포가 스멀스멀 올라오기 시작했다. 그렇게 열심히 훈련했던 시각화는 간 곳이 없었고, 땀은 엄청나게 솟았다. 그리고 비명을 지를 차례라고 생각했는데 아무것도 없었다. 터널이 없었던 것이다. 기차는 조용히 미끄러지더니 패딩턴 역에 정차했다. 훤한 대낮이었다. 나는 구르듯이 기차를 빠져나와 플랫폼에 엉덩방아를 찧으며 주저앉았다. 이럴 수가! 터널이 없다니! 임무를 완수하지 못한 것이다. 세상에! 모든 아드레날린과 내 의지력은 수포로 돌아갔다. 긴장과 두려움에 너무나 질린 나머지 다시 시도하고 싶지도 않았다.

그러나 물론 그것은 '아무것도 아닌 것'이 아니었다. 나는 많은 것을, 심지어 '실패'처럼 보이는 이 경험에서 많은 것을 배웠다. 처음으로 터널로 들어가고 있다고 마음속으로 그림을 그렸다는 사실, 그리고 통과해보겠다는 의지를 가지고 '기차에 머물렀다'는 사실은 내가 수년 동안 해내지 못한 것이었다. 그동안 내가 얼마나 오랫동안 실제의 경험에서 떨어져 있었는가를 깨달았다. 터널만 '기대'하며 버티기만 했던 것이다. 나는 단 한 대의 기차도 탄 적이 없었다. 상상력으로만 모든 경험을 창조해냈을 뿐이었다. 실제가 만들어낸 공포와 내 마음이 자극해낸 공포 사이에 이제 더 간극은 없었다.

무의식에 신호를 보내며 기꺼이 해보겠다는 마음 자체가 엄청난 성과였고, 터널은 거기 없었지만 실행으로 옮겼다는 것 자체가 뚜렷한 발전의 증거였다. 이 사실을 깨닫자마자 나는 패딩턴 역 근처에 있는 일식 레스토랑으로 달려갔다. 물론 축하하기 위해서다! (영혼은 수많은 종류의 보상 위에서 번영한다.)

그다음에 다시 지하철로 돌아갔을 때, 나와 동행했던 친구는 처음에 같이 가려고 마음먹었던 친구는 아니었다. 결행을 결심한 날 우연히 한 자리에 있었던 오랜 친구였다. 나는 걷고, 심호흡을 하고, 노래를 부르고, 외치며, 마음에 용기를 주는 책을 읽으며, 그날이 왔음을 알았다. 하고자 하는 마음이 한 단계 더 나아가 있었다. 그리고 그것을 인식했다는 것 자체가 이미 진전이었다. 난 또 하나의 발전을 이룩한 것이다. 더 이상의 패배는 없었다. 우리는 만난 곳을 빠져나와 커피를 마신 뒤, '어느 지하철역이든 도전하겠다고 나 자신에게 허락했다' 고 친구에게 '경고' 했다. 그녀는 좋다고 말했다. 그녀는 아주 사실적으로 말하고는 즉시 주제를 바꿨다.

(지하에 있는) 유스턴 역의 매표소에만 갔었더라도 나는 기뻐했을 것이다. 그러나 놀랍게도 온통 다리가 젤리로 만들어진 것 같은 아주, 아주 이상스런 느낌에도 불구하고, 방향 표시판도 의식하지 못한 채 우리는 어느새 에스컬레이터를 타고 내려가 기차에 탄 다음, 창문이 열린, 근처의 출입문 앞에 서서, 문이 닫히는 것을 지켜보고, 터널을 통과해, 무려 6개 역을 지나(그중에는 강 밑에 있는 것도 있었다!) 지상의 플랫폼에 도착해 신선한 공기를 맛보았다.

7년 만의 외출이었다. 지극히 평범했지만, 나로선 엄청나게 비범한 사건이었다. 복스홀 역에 서서 친구를 쳐다보았다. 그녀가 마치 천사처럼 보였다. 기쁨과 놀라움, 자랑스러움과 고마움으로 어찌할 바를 모르고 우리는 서로 끌어안고 환성을 질렀다. 마치 올림픽 금메달을 딴 기분이었다. 나는 다른 친구들과 다른 노선을 계속 시도했고, 마침내 지하철 복귀에 성공했다.

거의 무아지경으로, 수동적으로 안내를 받으면서 타지 말고, 어느 노선의 어느 역을 지나는지 주목하는 연습을 하라. 서 있는 것보다 앉는 것이 좋다. 가장자리보다 이왕이면 가운데 앉아라. 다른 칸마다 타보고, 옷을 제대로 갖춰 입고 탄다. 그리고 마지막으로, 마침내 혼자 탄다. 느낌이 오고 간다. 어떤 때는 너무나 쉽게 느껴질 때도 있고 또 어떤 경우에는 너무나 힘들게 느껴지기도 한다.

이따금 나는 그냥 타고 싶지 않을 때가 있다. 이럴 땐, 그냥 안 타는 것을 선택하면 된다. 그것도 전략의 일환이다. 신기하게도, 이런 것이 더는 나의 자부심이나 다음번 시도에 영향을 미치지 않는다. 최근에 나는 지하철에서 잠깐 졸은 적도 있다. 얼마 전까지만 해도 상상도 못하던 일이다.

완전히 복귀에 성공하는 이들도 있지만, 전혀 시도도 못 하는 사람들도 있다. 어느 이론에 의하면 이런 과정도 필요하다고 한다. 그러나 일반적으로는, 그때그때 상황에 따라 다를 것이다. 그 정도면 족하다. 어느 것이 자신에게 맞는가? 무엇을 시도하든 내딛는 한 발자국마다 승리며, 배움이며, 살아있는 경험이라는 것을 명심하라. 우리의 상상력이 만들어내는 것, 어떤 일이 일어날지도 모른다는 환상을 집어던지고, 실제 일어나는 것에 집중하라.

항상 즐겁게 하는 건 아니지만, 나는 할 수 있다. 그것이야말로 우리가 원하는 해방이다.

마지막으로, 런던 지하철 테러 사건 때 나를 포함하여 수많은 사람에게 힘을 불어넣었던 레이첼 노스의 책 『터널을 빠져나와』의 한 구절을 인용한다. 지하철을 타면서 내가 용기를 얻었던 구절이었다.

> "오늘도 수많은 사람이 지하철을 타면서 잘 견뎌낼 수 있을지 걱정한다. 나는 내가 잘 이겨내고, 우리가 잘 이겨낼 것이라는 것을 안다. 이것이야말로 정말 엄청난 힘이다. 우리는 단지 침착해지려고 노력했고, 우리가 모두 곧 무사하게 될 것임을 확신한 것밖에 없는데 말이다."

비행기 타기

'협소하거나 사방이 꽉 막힌 공간에 갇히게 되면 어떻게 하지?' 라는 우리의 불안 가운데는 종종 핵심을 찌르는 진실이 숨어 있다. 비행기에서 만일 사고나 재난이 발생한다면 승무원이나 같이 탄 승객과 협조하고 '침착하게' 있는 것 외에는 달리할 것이 없다는 것은 사실이다. 그러므로 위험의 소지를 필연적 위험으로 읽는다면 우리는 절대 비행기를 타지 않을 것이며, 자신을 지상에만 묶어두려 할 것이다. 그러나 여행이나 사업상의 목적 때문에, 혹은 스리랑카에 있는 아들을 보러 가려고 비행기를 타야 한다면, 한 가지 더 알아두자. 사실상 항공여행이야말로 가장 안전한 수송수단이다.

여기 어떻게든 비행 중의 폐소공포증을 이겨내려고 애를 쓰는 사람들의 글이 있다.

"최대한 다리에 힘을 꽉 준 채 좌석에 앉지요."

"이륙 직전 문이 잠길 때, 되도록 시선을 딴 데로 돌리려고 애를 쓴답니다."

"여행의 목적에 되도록 집중하려 합니다. 즐거운 휴가가 기다리고 있잖아요? 또는 이륙 전에 불안해지면 승무원들과 수다를 떨기도 합니다(나는 사실 이륙하는 순간을 즐긴답니다!)."

"내 전략은 익숙해지는 것, 몇 가지 사실을 인식하는 것, 그리고 이성적으로 되는 것이라고 말할 수 있어요. 예를 들면, 소음은 비행기의 하체 부분이 공중으로 뜨면서 내는 소리지요. 통계적으로 항공여행이 지상의 운전보다 안전하지요. 업무수행 중에 사망할 확률이 높다면, 조종사나 승무원 직업이 그렇게 인기가 많지는 않겠지요. 승무원들은 전혀 공포에 떨지 않아요. 불안해하지도 않는다니까요! 세 가지 FFR을 명심하세요. 익숙해지기(familiarize)와 요인분석(factorise), 그리고 이성적(rationalise)으로 되기요."(p.151 참조)

"비행기를 타면, 마치 시간을 초월해 누에고치 속으로 들어가는 것 같은 기분이 들어요. 침대에 들어가는 것과 비슷해요. 아주 기분이 좋은 것은 아니지만 그렇다고 몹시 나쁠 것도 없죠. 따뜻하면서도 공중에 매달려서 움직이는 기분이지요."

"비행기가 요동칠 때 변덕스럽게 부딪치는 소리보다 엔진에서 일정하게 나는 '윙-' 하는 소리에 더 귀를 기울이려 노력하지요. 자기 최면을 건다고나 할까요?"

"내 고향 근처의 강어귀에 사는 바다갈매기를 상상합니다. 멀리서 보면 비행기도 그렇게 보일 거라고 상상하는 거죠."

"비행기가 아니라 대형버스에 타고 있다고 상상합니다!"

"화장실을 이용하기 전에 꼭 승무원에게 얘기한답니다. 문을 열고 나오다가 손수레에 막혀 나오지 못하게 될까 봐요."

비행기의 기본 원리에 대해 공부를 해놓으면 많은 도움이 된다. 안전에 헌

신하는 전문가들에 의해 만들어진, 비행기의 기술공학이 얼마나 대단하고 고도로 세련된 위업인지 기억하라. 단지 행운이나 기도 때문에 여객기가 공중에 뜨는 것은 아니다! (물론 조종사나 승무원들은, 얼마나 많은 승객이 긍정적인 시각화의 힘으로 비행기를 공중에 떠있게 하려고 애를 쓰는지 잘 보틀 것이다!) 고도의 훈련을 받은 조종사들은 자신의 생을 즐기며 오래오래 살고 싶을 것이다. 극단적인 스포츠의 일종으로 비행을 하는 조종사들은 없다! 조종사의 목소리를 듣고 침착하고 능률적으로 업무를 해나가는 모습을 눈에 그려본다. 지상의 승무원들과 관제탑을 담당하는 직원들이 비행기를 감시하고 통제하며, 비행기의 승무원들과 대화하는 모습을 그려보라. 여기서 다시 한 번, 우리는 절대 혼자가 아니라 여행을 통한 전체 공동체의 일원이다.

승무원들을 쳐다보면서, 그들의 여유 있는 모습이 얼마나 우리를 안심시켜주는지 자각해보자. 물론 항상 그런 것은 아니지만 말이다. 비가 추적추적 내리는 어느 날 밤, 나는 마르세유에서 고향으로 돌아오는 비행기를 타고 있었다. 죽을상을 하고 있는 한 승무원에게 지금 런던의 날씨는 어떠냐고 묻자, 그녀는 "끔찍해요"하며 한숨을 쉬더니, "돌풍과 폭풍우가 몰아치고 있답니다. 십중팔구 꽤 요동칠 거예요"!!!!!! '고요함과 마음을 진정시키기' 라는 훈련 때의 규칙은 어디로 갔는지?

그렇지만 대부분의 승무원들은 협조적이고, 고객의 의문에 적극적으로 대응하며, 폐소공포증을 포함한, 고객의 다양한 요구에 잘 부응토록 훈련을 받는다. 비행의 공포증을 극복하는 데 도움이 되는 책들이 많이 나와 있다. 수송수단으로는 아주 예외적이긴 하지만, 치료 코스도 있다.

유로스타와 유로터널

이 책에 자신의 의견을 보내준 많은 사람이 가장 타보고 싶지만, 감히 시도하지 못하는 교통수단으로 유로스타를 꼽았다. 이해할 만하다. 강 밑으로 지하에 뚫린 긴 터널이라니…. 그리고 강어귀에서 바다로 들어가다니…. 새 구간을 하나씩 뚫을 때마다 터널 전문 기술자들이 특별한 의식을 가진다는 것을 알면 좀 안심이 될까? 이제 막 시작하려는 자신의 작업에 대해 경건함과 겸손함으로 대한다니 놀랍도록 신선한 느낌마저 든다.

> "터널은 하부 구조의 장엄한 한 부분이고, 그곳에는 항상 위험이 따릅니다. 그러므로 그것을 잘 인식하고 명예롭게 대하는 것이 큰 의미를 지닙니다."
>
> 선로연결 엔지니어링사의 마이크 글로버
>
> 2007년 9월 3일, 런던 「옵저버」지에서 인용함

이제 유로스타를 타보기로 했다면, 이 책에 많은 전략이 소개되어 있다. 유로스타 회사의 고객담당자인 존 윌리엄스에 따르면, 기차를 만들 때 폐소공포증에 관한 문제도 많이 고려해 승객들이 타는 공간을 최대한 밝고 넉넉하고 공기도 잘 통하도록 온 정성을 쏟았다고 한다. 이 또한 기억해 두자. 그는 계속해서 이렇게 말한다.

> "그렇지만 같은 폐소공포증이라 해도 저마다 경험과 느낌이 다르다는 것을 잘 알고 있습니다. 다른 곳에서는 영향을 받았던 분들이 전혀 아무런 문제 없이 유로스타를 통과하는가 하면, 그렇게 운이 좋지 않은 분들도 있지요.

승무원은 고객의 상황에 공감할 것입니다. 왜냐하면 전에도 그런 고객을 도운 경험이 있으니까요. 최대한 많은 정보와 지원, 조언을 제공할 것입니다. 기차마다 최소한 한 명의 긴급구조 훈련을 받은 승무원을 배치토록 하고 있습니다. 이들이 받는 훈련 중에는 불안의 엄습이나 호흡곤란에 관한 것도 포함되어 있습니다.

승무원 모두가 이런 훈련을 받은 것은 아니지만, 대부분의 승무원이 오랫동안 이런 부분에 대해 경험을 쌓아왔기 때문에, 특별훈련 없이도 폐소공포증의 가능성이 있는 승객들에게 적절한 응대를 할 수 있을 것입니다."

(이메일로 주고받음, 2006년 2월 20일~3월 6일)

당신이 터널을 통과해 유럽으로 갈 수 있다면, 그야말로 금상첨화일 것이다. 왜냐하면, 아마도 그곳은 내가 오래전에 최악의 공포를 경험한 곳이기 때문일 것이다. 그때 그 공포는 내 것이었다. 당신은 잘 해내기를 정말 바란다.

10장

치료를 통한 지원

"정말 치유됐으면 하고 간절히 바랐기 때문에 도움을 요청하는 것이 전혀 부끄럽지 않았어요."

"도움을 요청한다는 것은 정말이지, 상상도 해본 적이 없습니다. 어떻게 하든지 내가 해결해야만 하는 실제적이고 개인적인 문제라고 생각했거든요. 신체적 손상처럼요."

"치료사를 만나는 건 싫었어요. 난 이 문제를 인정하고 싶지 않았거든요. 치료를 받는다는 건 이 문제를 인정하는 거잖아요. 그건 너무 부담스러웠죠."

치료에 대한 폐소공포증 환자들의 생각은 이렇듯 다 다르다. 긍정적으로 적극적으로 수용하는 사람이 있는가 하면, 압도적인 부정도 있다. '전국공포증환우회' 의 조사를 따르면, 공포증을 치료할 수 있는 여러 가지의 다양한 접근방법을 잘 몰라서 치료의 도움을 받지 못하는 사람이 많이 있다고 한다. 어떤 이들은 도움을 요청하는 것이 부끄러웠고, 또 어떤 이들은 치료 비용이 부담스러웠다. 이 책을 쓰는 데 글을 보내준 사람 중에는 여러 유형의 치료를 받은 사람들도 있는데, 효과를 봤다는 사람들도 있고 그렇지 않다는 이들도 있었다. 누구에게나 다 잘 맞는, 단 하나의 치료법은 없다.

"내 주치의와 치료사, 지역심리간호사(CPN: Community Psychiatric Nurse), 상담가는 모두 다 훌륭했어요."

"미국에서 왔다는 한 치료사가 자진해서 나를 담당했어요. 매일 거의 20번 정도 승강기를 타게 하더니 이제 치료가 끝났다고 말했어요. 그가 미국으로 돌아가자, 나는 도로 나빠졌죠."

"시간이 지나면 불안한 정도가 낮아질 거라고 하더군요. 그러나 전혀 그렇지 않았어요."

"나는 지금 인지행동 치료를 전문으로 하는 치료사에게 치료를 받고 있습니다. 치료사는 빠른 시간에 공포증을 치료하는 것은 불가능하다는 것을 보여주었어요. 오랜 시간에 걸쳐 형성된 부정적인 생각을 무효화시키려면, 느리면서도 신중한 과정이 필요한 거죠. 치료를 받으면서 내가 깨달은 것은 공포는 실제와 전혀 균형이 안 맞는다는 거예요."

"저는 제가 받은 두 번의 '치료'에 대해 만족했습니다. 여러 다양한 방법으로 나를 도와주었죠. 내 두려움을 인정하고 진지하게 받아들이는 것에 감동했어요. 도움을 요청한다는 것이 나는 아무렇지도 않아요. 도움을 받을 수 있다는 것 자체가 다행스러운 일이죠."

"나는 실질적인 필요 때문에 치료사의 도움을 꼭 받아야 했어요. 왜냐하면 꼭 비행기를 타야 했거든요. 남편의 일 때문에 외국으로 이사해야 했어요."

"한 6개월 정도 치료받은 적이 있는데, 그녀는 날 많이 도와주었어요. 처음에 생각했던 것보다 오래 걸리긴 했지만, 난 지급할 능력이 있었고 얼마나 오래 하느냐에 대한 선택권을 가지고 있었어요."

"치료 중에 내 폐소공포증에 대해 언급한 적은 있었지만, 꼭 그것 때문에 치료를 시작한 것은 아니었어요. 실은 다른 문제가 있었죠. 그렇지만 치료사는 내 말을 심각하게 받아들였고, 전반적인 치료도 모든 삶의 도전에 대처할 수 있게끔 도와주는 것이었어요. 공포증은 내가 감당해야 할 여러 문제 중의 하나에 지나지 않았던 거죠."
"지금껏 (도움을 요청한 적은) 없었습니다. 왜냐하면 나는 불안하게 만드는 상황을 그냥 피하는 걸로 해결을 해왔으니까요. 최근에 와서야 전국공포증환우회에서 운영하는, 전화로 치료받는 인지행동치료에 대해서 알게 되었고, 가능성을 발견하게 되었어요."

치료를 받기로 선택했다면, 제각기 서로 다른 다양한 요법에 대해 어느 정도 알아놓는 것이 중요하다. 왜냐하면, 어떤 방법이 내게 잘 맞는지 선택해야 하기 때문이다. 도움을 요청하는 것을 수치스러워 할 이유는 전혀 없다. 삶을 제한하는 공포증을 넘어서고자 도움을 요청한다는 것은, 용기있는 자만이 할 수 있는 행동이다. 결국, 엄연히 존재하는 두려움을 정식으로 인정하고 불안감을 줄일 수 있다면, 타인을 도울 때 더 나은 위치에 서게 된다.

공포증 치료를 받으려면 주치의의 의뢰서가 있어야 한다. 그렇게 되면 치료의 종류는 한두 가지 정도로 국한되고, 측정과 치료를 위한 대기자 명단에 올라간다(지역에 따라 다르지만, 한 날에서 길게는 18개월까지 걸릴 수도 있다). 다른 방법은 전국공포증환우회 회원이 되는 것이다. 환우회에는 공포증 치유에 경험이 많은 치료사들이 등록되어 있다. 대기 시간도 아주 짧고(대략 2주 정도) 치료비는 천양지차이다.

혹은 개인 치료사를 구할 수도 있다. 완전히 사적인 치료를 받고 싶다면, 당연히 치료사의 자격과 전문가협회에 등록됐는지도 확인할 권리가 있다. 전문가협회는 자신의 회원인 치료사들에 대해 훈련이나 일정 수준의 자격, 윤리 규정에 대해 책임을 진다. 치료나 치료사가 만족스럽지 않을 때는 그만둘 수 있다. 누구에게나 잘 맞는 단 하나의 치료법은 없으며, 치료가 별 도움이 되지 않는 것은 단지 나에게 잘 안 맞기 때문이다. 거의 일어나지는 않지만, 만일 치료에 불만을 표시하고 싶다면 전문가협회에 의뢰해 공식적인 절차를 밟는다.

한 가지 꼭 기억해야 할 것은, 유감스럽지만! 치료법은 마술이 아니다. 치료사 또한 마술사가 아니다. 누구에게나 효험이 있는 단 하나의 치료법은 아직 발견되지 않았다. 성공적인 치료 결과가 나올 확률은, 환자의 동기부여와 치료사에 대한 신뢰도, 외부의 지원 정도, 환자의 삶에 영향을 주는 것들에 달렸다. 즉, 이 모든 것이 합쳐져 상승작용을 할수록 치료 효과도 크다.

치료 과정이 항상 편치 않을 수도 있고, 결과가 생각만큼 빠르게 도출되지 않을 수도 있다. 그러나 문제는 내가 아니라 공포증이라고 간주하는, 믿을 수 있는 전문가인 치료사가 내 편에 있다는 것을 명심하라. 공포증을 '치유' 할 수 있다고 주장하는 치료사는 십중팔구 도움이 되지 않는다(공포는 자연스러운 것이며, 위협에 대항하는 인간의 필수적 반응이며, 그것을 없앤다면 도리어 위험할 수도 있다). 밀폐된 공간과 이것으로 인한 위험, 불편한 것에 느끼는 공포증의 반응이 완전히 비이성적인 것이라고 주장하는 요법사도 마찬가지다(비록 가능성은 아주 적을지 몰라도 사고나 재난은 일어날 수 있고, 유감스럽게도 실제 일어난다).

치료나 자가치유 과정은 공포를 더는 피하지 않고 대처하려는 것이지, 삶이 완전히 안전한 것이라느니, 걱정에서 벗어나 항상 안전할 것임을 설득받으려는 것은 아니다. 가장 좋은 치유 과정은 일단 미혹의 껍데기를 벗겨 낸 뒤, 도움을 받아 상식을 적용하는 것이다. 그러므로 공식적인 치유 과정을 받는 것 외에도 자신만의 힘으로, 혹은 조력가와 함께 시도할 수 있는, 엄청나게 많은 실질적인 전략들이 있다. 이 가운데 많은 부분이 이미 8장에서 소개되었다. 그러므로 의료보험조합의 대기자 명단에 당신의 이름이 뜰 즈음이면, 당신은 이미 치료가 필요 없게 되었을지도 모른다.

다음은 공포증을 경험했던 사람들이 시도했던 주요한 치료기법들이다.

인지행동치료(Cognitive Behavioural Therapy)

"나를 담당했던 인지행동치료사는 참을성이 많고 사려 깊은 사람이어서 가장 실질적인 방법을 준비했습니다. 예를 들면 지하철이나 병원 승강기를 타는 데 동행해 주었고, 심지어는 내가 사방이 막힌 공중화장실에서 공포와 사투를 벌이는 동안에도 나를 응원하며 기다려주었습니다."

"먼저 환자에게 가장 두렵게 느껴지는 순으로 20여 가지를 쓰게 했습니다. 그리고는 가장 약한 것부터 공략하게 한 다음, 성공하면 다음 단계로 넘어갔습니다. 그러나 15번에서 14번으로 넘어갈 무렵 문제가 드러났죠. 차 안에 갇히는 것은 할 수 있었지만, 중앙잠금장치가 된 차의 뒷좌석에서 안심할 수 있었을까요? 절대 아니죠."

폐소공포증 때문에 의사에게 의뢰를 요청한다면, 영국에서 소위 '대화치료'라고 알려진 것들 중에서, 인지행동치료로 의뢰될 가능성이 가장 크다. 국립의료연구소(NICE)(건강촉진과 예방, 질병 치료에 대한 안내를 제공하는 기구)는 공포증 치료방법으로 대체로 CBT를 권유한다. 만병통치약은 아니지만, CBT는 경제적인 비용과 더불어 최선의 '치료책'으로 간주된다. 7개의 과정으로 이루어져 있는데, 일부 과정이 연장될 수도 있다. 또 다른 대안으로, 컴퓨터의 보조를 받는 CCBT 과정도 있다. 이는 '공포의 전투사'라는 이름의, 상호작용 시스템에 기반을 둔 인터넷 프로그램으로, CBT 과정을 해나가면서 자신을 돕게끔 한다('공포의 전투사'에 대한 추가 정보와 이 프로그램의 장점과 단점은 p.260에 소개된다.). CBT는 의료보험조합에서 현재 진행 중인 치유과정이므로, 나는 아주 상세한 부분까지 취재를 할 수 있었다. 그리고 이 기법이 왜 모든 사람에게 통용되지 않는지 몇 가지 이유를 알아내기도 했다.

'인지행동'이라는 이름이 시사하듯, 이 치료는 사고가 어떻게 행동과 느낌에 영향을 미치는지 분별하도록 돕는다. 치료사는 환자가 두려워하는 상황을 좀 더 건설적인 방법으로 바라보도록 도와준다. 파멸과 공포라는 환자 자신의 생각을 직접 실험에 옮기면 모순되는 증거를 스스로 발견할 거라는 전제하에, 테스트하기를 고취한다. 공포심을 참아내고, 대면하고자 하는 상황에 대해 정확한 평가를 하는 힘을 점차 기르도록 도와준다. 체계적으로, 두려워하는 상황에 재도전할 수 있도록 용기를 준다. 느긋해지기라든가 깨어 있기 기법도 배울 수 있고 '정신교육'도 받을 수 있다. 정신교육이란 불안감을 느낄 때 우리의 신체와 마음이 어떻게 대응하는가에 관한 간단한 정보를 알려주는 것인데, 환자는 불안할 때 일어나는 '증상'과 반응이 극히 정상적이고 자연스러운 것이라는 것을 알게 된다.

CBT는 생각을 바꾸면 우리의 감정과 행동도 변화한다고 간주한다. CBT에 의하면, 협소한 공간에서 느끼는 공포심을 결코 이겨낼 수 없다는 믿음은 잘못이다. CBT에 의하면, 살아남지 못한다는 신념이 '회피'라는 행동전략을 통해 자리를 잡게 되고 두려운 감정은 더욱 번성한다. 만일 회피를 중단하고 협소한 공간으로 돌아가면 자신의 이론이 잘못된 것임을 알게 되고, 공포에 대한 공포 또한 불필요해진다. 즉, 생각했던 것만큼 그렇게 심한 공포를 느끼지 않을지도 모르고, 두려운 가운데서도 여전히 생각하고 기능을 할 수 있음을 알게 된다.

그러므로 이 기법의 치료사들은 자신의 사고와, 사고가 자극하는 느낌에 대해 생각해보도록 돕는다. 또한, 어떤 생각이 불편하거나 고통스러운 감정을 일으키고 부정적인 상태를 유지시키는지 이해하도록 돕는다.

환자가 도전해야 할 여러 종류의 사고들

1. 선택적인 주의분산 – 상황이나 주변환경의 일부 측면에만 주목하는 것을 '선택'함으로써, 대재난이 곧 일어나며 일어나기 직전이라는 믿음을 자신에게 확신시킨다. ("승강기 출입문이 삐걱거리고 있어. 평소처럼 재빨리 닫히지도 않는군. 불은 깜박거리고 말이야. 그러니 나는 틀림없이 이 안에 갇히고 말 거야!")

2. 전부, 아니면 제로라는 사고방식 – ("승강기 안에 갇히느니, 차라리 안 타고 말겠어.")
3. 지나친 일반화 - ("이 승강기 안에 갇히는 사고가 일어난다면, 다른 승강기들도 마찬가지야.")
4. 확대 – ("만일 갇히게 되면, 정말 끔찍할 거야.")
5. 평가절하 – ("지난주에 사라와 함께 승강기를 타긴 했지만, 겨우 1분 동안이었어. 그건 정말 아무것도 아니야.")
6. 개인화 – ("내가 타는 승강기가 폭탄이 설치된 바로 그 승강기일 거야.")
7. 명령 – ("나는 절대 공포심을 느끼지 않는 강한 사람이어야만 해.")

어떤 종류의 사고가 불안감을 조장하는지 발견하기 위해, 생각이나 느낌을 일기로 기록하게 할 수도 있다. 숙제를 하고 치료 면담을 하는 동안, 일기는 외부의 삶에서 왜곡된 사고에 어떻게 도전해야 하는가에 관한 소재를 제공한다. 환자는 자신의 사고에 대한 일기를 적는 과정에서, 어떤 특정한 생각이 어떤 행동을 선택하게 하고 어떤 '결과'를 가져오는지 인지함으로써, 자신을 도와주며 동기를 부여하고 용기를 주는 생각, 실패감과 제한감, 수축을 가져오는 생각을 구별하게 된다.

신념을 발굴해내고, 발굴해낸 신념을 테스트할 수 있는 실제 세계에서의 실험을 치료사와 함께 고안해낸다. 즉, 공포에 자신을 노출함으로써 재경험을 한다. 이 모든 것을 한꺼번에 할 수도 있는데, 이를 '범람요법'이라고 부른다(p.267 참조). 혹은, 도전을 세세한 부분으로 쪼개어 차츰 어려운 단계로 진입할 수도 있다(지하철 그림을 보다가 지하철 역에 가본다. 플랫폼에 내려가 기차에 들어갔다가 다시 나온다. 치료사와 같은 칸에 타고 한 정거장을 가본다. 이번엔 치료사가 다른 칸에 타고 한 정거장을 간다. 기타 등등). 목표에 도달할 때까지 계속하는데 이를 '체계적 탈민감화' 과정이라고 한다.

CBT에서 절대적으로 우수한 점 한 가지를 꼽는다면, 치료사가 환자를 도와 실제 세계에 동행함으로써, 그렇게 피해왔던 공포증적 상황에 재도전하도록 돕는, 몇 안 되는 치료법 중의 하나라는 것이다. 이는 몹시 실질적이고 확실한 지원이다! 물론 나중에 좀 더 발전을 이루려면 전문가가 아닌 사람과도 상황에 도전해야 하고, 결국은 혼자서 해내는 것도 배워야 하겠지만, 치료사의 도움을 받아 하는 첫 번째 시도야말로 분명히 오랜 세월의 얼음을 깨는 것이다. 이런 식으로 CBT 과정은 매우 정상적이면서도 실질적인 작업을 통하여 많은 사람을 도울 수 있다.

안전행동

안전행동이란, 문제가 되는 상황에서 불안을 느끼지 않도록 자신을 보호하는 방법이라고 정의된다. 그러나 불안을 최소화하기 위해 하는 것은 그 어떤 것이든 반생산적이며, 공포증을 영구화시킬 수도 있다고 주장하는 치료사들도 있다.

그러면, 공포증을 경험하는 사람들에게 어떤 것이 안전행동이 될 수 있을까? 다음 항목 중의 하나일 수도 있고 전부일 수도 있다.

1. 회피
2. 무엇이든 불안하게 하는 것으로부터 마음을 분산시키는 것
3. 편안하게 하는 운동이나 호흡조절
4. 불안을 느낄 때, 자신감을 증진시키기 위해 격려 메시지가 담긴 카드를 읽는 것
5. 스스로 마음 달래기 (생각이나 단어 외우기, 혹은 신체를 접촉함으로써)

공포증을 느끼는 많은 사람이 위의 각 전략들, 혹은 전부가 아주 유용하다고 말하고 있으며, CBT 치료사들을 포함한 숙련된 임상가들도 이를 지지한다. 그러나 일부 CBT 임상가들은, 공포증을 정말 극복하려면 위의 전략들을 사용하지 말아야 한다고 주장한다. 하지만, 안전행동을 한꺼번에 모두 포기하라고 요구하는 것은 무리이다. 따라서 점진적인 '후퇴작전' 을 권유하기도 하지만, 순수주의자들은 이것 역시 문제를 더 악화시킬 뿐이라고 맞선다.

당신의 치료사로, 순수주의자들을 만날 수도 있으므로 위의 안전행동에 대해 좀 더 알아보자. '안전행동' 이란 개념은, 사람들이 '성 크리스토퍼' 를 어떻게 사용하는가를 보면 쉽게 이해가 된다. 여행하는 사람들은 여행자들의 수호신인 성 크리스토퍼의 그림이 들어 있는 작은 액자를 갖고 다닌다. 이 전통을 믿는 사람들은 작은 액자가 자신을 지켜준다고 믿는다. 그러니, 만일 이것을 잃어버리면 여행하는 것이 두려워질 수도 있다. 왜냐하면, 이들은 자신을 위험에서 지켜주는 것은 자신의 능력이나 불행의 부재가 아니라, 작은 액자의 힘이라고 보기 때문이다.

예를 들면, 나에게 '안전행동' 이란 비행기를 탈 때마다 책을 보는 것이다. 문이 닫히는 불안감을 책으로 분산시킨다. 혹은, 불안이 고조되기 시작하면 느긋해지기 기법을 시행한다. '안전행동의 거부' 이론에 의하면, 전에 나를 안전하게 지켜주었던 것은 독서나 편안해지기 운동 덕분이었으므로 갑자기 공포가 되살아날 수도 있고, 전혀 나아지지 않을 뿐만 아니라 오히려 악화될 수도 있다.

그러므로 안전행동을 없애는 것의 목표는, 안전행동이 묶어두고자 하는 불안의 완벽한 힘을 환자가 온몸으로 느끼게끔 돕는 것이다. 이 방법을 사용하는 임상가들은, 불안을 온전히 느낄 때만이 그렇게 걱정했던 사태들 - 죽지도, 심장마비를 일으키지도, 미치지도, 정신분열도, 웃음거리도 (어떤 것이든, 일어날까 봐 두려워하는 것들) – 이 일어나지 않는다는 것을 알게 되면서 공포에 대한 공포를 극복할 수 있다고 믿는다.

『마음 다스리기(Manage Your Mind, Oxford University Press 1995)』에서, 버틀러 앤 호프(Butler & Hope)는 공포증 극복의 4단계 전략의 일환으로서 안전행동 없애기를 주창한다. 4단계란 다음과 같다.

1. 자신을 보호하기 위해 무엇을 하는지 생각해보라. (안전행동)
2. 예견하라 – "만일 (안전행동에 의해) 나를 보호하지 않는다면 어떤 일이 일어날까?"
3. 직접 실험을 해 보라 – 예상한 것을 직접 테스트하기로 하고 실행에 옮긴다.
4. 결과에 대하여 주의 깊게 생각하라 – 실험 결과와 예상으로부터 배운 것을 분석한다. 결과에 따라 다음 계획을 짠다.

버틀러는, 이 과정을 거치면서 불안감을 느끼겠지만 단계별로 나누어 할 수 있으며, 1 · 2 단계에서 완벽한 준비만 한다면, 행동의 변화가 "호랑이 굴로 들어가는 것이 아니라 새로운 방식으로 세상을 탐험하는 것"임을 알게 된다고 말한다. 이 말은 우리의 용기를 북돋워준다.

버틀러는 엘리(Ellie)의 경우를 예로 든다. 그녀는 협소한 공간을 몹시 두려워한다. 혼자 집에 있으면 샤워도 못하고 극장, 영화관, 비행기나 창문이 없는 방에는 들어가지도 못했고, 사람들이 출입구를 막고 있는 곳도 마찬가지였다. 평상시에는 공포 때문에 '극한 상황까지 가지'는 않을 거라고 '정확히 인식'하고 있었지만, 일단 협소한 공간이나 막힌 공간에 들어서면 의심이 들기 시작했다.

결국, 그녀는 자신의 예상이 옳은가를 테스트하려면 스스로 공포를 체험하는 수밖에 없음을 깨달았다. 남편이 집에 있을 때를 골라 계단 밑에 있는 찬장에 2분 동안 들어가 있기로 했다. 남편은 시간을 재주기로 했다.(p.265 마음 다스리기)

엘리는 남편이 문을 열 때까지 2분간 찬장에 갇힌 상태로 있을 수 있었다. 그녀는 두려움을 느꼈고 불안의 엄습으로 인한 모든 전형적인 증상을 겪었지만, 체험하는 모든 증상을 기록했고 진짜 정신을 잃는지 주시했다. 그러나 이 모든 불유쾌한 감정에도 불구하고 엘리는… "소리쳐 부르거나 비명을 지르거나 어떤 식으로든 정신을 잃지 않았다." 분명히 이 실험에서 엘리는 많은 것을 배웠고, 샤워도 할 수 있게 되었으며, 여러 사람과 함께 있을 때 부엌에도 머물 수 있게 되었고, 지하철 실험도 계획하게 되었다.

찬장에 들어간다는 생각만으로도 불안에 떠는 사람들에게 이 실험이 시사하는 바가 몇 가지 있다. 내가 보기에, 그녀는 불안에 떠는 순간에도 '내면의 목격자'를 분명히 유지할 수 있었다. 이것은 '소리치거나 비명을 지르지도' 않는 그녀의 능력과 더불어, 그녀의 공포증이 비교적 경증이라는 것을 시사한다. 혹은, 계단 밑으로 내려가기 전에 이미 많은 작업을 시도했던 것 같다. 왜냐하면, 내 조사에 응한 사람 중 많은 이들이, 자신들 같으면 어깨가 찬장으로 들어가기도 전에 벌써 "아니야!"라고 비명을 질러대기 시작했을 거라고 말했기 때문이다!

1. 엘리는 스스로 실험을 해보기로 마음먹었다 – 이 책에서 내내 강조했던 것처럼, 우리는 공포증을 다룰 수 있는 자신만의 방법을 찾아야 한다. 그리고 자신만의 실험 방법을 선택해야 한다. 실험

은 호기심을 유발한다. 어떤 결과가 나올지 모르고 자신에 대해 좀 더 알 수 있는 과정으로 진입하는 것이니, 어떻게 행동하고 반응을 보일지 짐작할 필요도 없다.

2. 계단 밑의 찬장을 선택하면서 엘리는 창의적이며 수평적 사고력을 발휘했다 – 낯선 곳으로 나아가기 전에 집안의 손쉬운 곳이라는 실용성을 발휘한 것이다. 이렇듯, 협소하고 막힌 공간이라는 상황을 연습할 수 있는 기법은 무궁무진하다(p.167 참조).

3. 엘리는 실험에서 시간제한을 두었다 – 전면적인 범람요법을 사용하지 않는 한, 시간제한을 둔 것은 합리적인 행동이었다. 얼마나 오랫동안 버티면 되는지 자신에게 상기시키면서, '이것 역시 지나간다' 고 생각하는 전략은 훌륭한 접근 방법이다.

4. 엘리는 지원책으로 남편을 동참시켰다 – 공포증 극복의 여행에 동행해 줄 다양한 사람들을 기억하라. 모든 것을 홀로 할 필요는 없다. 그들의 존재와 도움을 받았던 기억이 홀로서기를 할 때 힘이 되어준다.

5. 엘리는 나중에 자신의 경험에 대해 얘기하도록 격려를 받는다 – 자신이 경험한 것을 얘기하면, 실험에서 배운 것을 최대한 이용할 수 있을 뿐만 아니라 쌓였던 긴장감과 아드레날린이 풀리며, 사람들로부터 인정과 지지를 얻는다. 자신이 느낀 것과 경험을 묘사하다 보면 남아 있던 불안감도 해소될뿐더러, 나중에 힘들어질 때 경청해주었던 친구나 동료가 전에 이렇게 잘 해낸 적이 있

지 않았느냐고 상기시켜준다. 우리는 모두 타고난 이야기꾼들이다. 이야기하는 가운데 새로운 실험의 가능성을 발견할 수도 있다. 또한 다른 방법으로 얘기하는 것을 배울 수도 있다. 웅장한 서사시적인 액션 영화처럼 얘기해도 좋고, 코미디도 좋다. 아니면 그냥 조용한 만족감으로 간단히 이야기를 끝낼 수도 있다. 어떤 식으로 하든, 다음번 도전에 돌진하는 데 필요한 용기를 줄 것이다. 힘들었던 부분과, 우리의 지략, 이겨내는 데 도움이 되었던 부분을 강조하라. 이야기가 항상 '그곳'에 있다는 것을 기억한다면, 혼자 있건 누구와 함께 있건 반추할 수 있고, 다음번 도전을 추진할 수 있는 힘을 준다. 타인에게 손을 뻗침으로써 도움을 받기도 하지만, 우리의 경험을 나눔으로써 타인에게 용기를 줄 수 있다.

레이첼 노스는 2005년 7월 7일 런던 자살폭탄 테러의 목표였던 피카딜리 노선의 기차에 있었다. 그녀는 온라인 블로그에 자신의 경험을 올렸고, 그녀의 글은 그 후에도 계속해서 많은 이에게 영감과 용기를 불어넣어 주었다. 자신이 경험을 뜻있게 만들고 타인에게 손을 내미는 수단으로서 글쓰기가 얼마나 유용한 수단인가를 깨달은 그녀는 『터널을 빠져나와』라는 책을 발간했다. 나는 이 책을 적극적으로 추천한다.

6. 엘리가 찬장 안에서 공포를 극복한 방법은, 자신의 증상에 "세밀한 주의를 기울이고, 진짜 정신을 잃게 되는가를 지켜본 것"이었다 – 엘리가 여기서 취한 것이 바로 역할이고, 임무이다. 그녀의 역할은, 이론을 테스트하는 실험가였다. 진짜 위험에 직면해 극도로 두려운 상황에서, 소방대원이나 경찰관, 구급차 기사 같은 전문 직업인들이 임무를 수행하는 것은 바로 주어진 '역할'

때문이다. 그리고 수없이 반복해서 연습해온 결과다. 아무리 도망가고 싶어도, 어떤 느낌이 들건, 그들에겐 '해야만 하는 일이 있었다'.

엘리에겐 자신을 관찰하는 임무가 있었다. 다양하면서도 전형적인 불안증세를 느꼈지만, 일단 문이 열리자 이런 증세가 급격히 사라지는 것 또한 눈치챘다. 불안과 공포 가운데서도 임무의 끈을 놓지 않는다면, 상당히 유용하다는 것이 역사적으로 빈번하게 관찰된다. 훈련으로 군인들을 잠시도 쉴 새 없이 만들고, 장비를 분해하고 청소한 다음 다시 조립하게 하고, 심지어 땅을 파게 한 다음 판 구덩이를 다시 채우게 하는 등 군인들을 전투에 투입시키기 전에 계속해서 바쁘게 돌리는 것이 군대의 오래된 전략이다.

그러므로 누구든지 시도할 수 있는 두 가지 전략을 여기에서 배울 수 있다.

1) 자신에게 실험가라는 임무를 부여한다. 목표는 공포증 극복이고, 임무는 어느 전략이 내게 잘 맞는지 알아내는 것이다. 어떤 실험가가 되고 싶은지 놀이처럼 즐겁게 구상하라 – 전업으로 할 것인지, 파트타임으로 할 것인지, 팀을 짜서 할지, 보조를 둘지, 혼자 할지 궁리해본다. 벌어지는 일을 낱낱이 기록하거나, '성공 일기장' 을 쓸 수도 있다. 실험을 진행하는 가운데 자신에게 포상도 하고, 운동을 하거나, 재미있게 놀면서 자신을 돌본다. 온통 코가 빨개지도록 열심히 위의 일을 다하는 것이 나에게 주어진 임무라고 생각하면서 말이다.

2) 전체적 역할 안에서 여러 가지 많은 임무가 주어진다 – 그 중의

하나가 주목이다. 불안을 느낄 때뿐만 아니라, 어느 때고 연습할 수 있는 것이 바로 이 '주목'이다. 몸에서 벌어지는 일에 주목하라. 마음속에 어떤 생각들이 돌아다니는지 주목하라. 주위에서 어떤 일이 벌어지고 있는지 주목하라. 무엇이 나를 걱정하게 하고, 웃게 하는지 주목하라. 내가 좋아하고 기뻐하는 것에 주목하라. 유리컵 안의 물이 아직도 반이나 남아 있는지, 아니면 반밖에 남지 않았는지 주목하라. 유리컵이 지겹다면 맥주잔으로 바꾸자! 주목한다는 것이 다만 상상에 상상을 더하는 것이 아님을 주목하라(그러나 상상에 주목하고 즐기는 것은 괜찮다). 심장박동수의 증가가, 이제 곧 심장발작이 일어나고, 따라서 생명을 구하려면 어떤 희생을 치르고라도 이곳을 빠져나가야 한다는 성급한 결론을 뜻하는 것은 아님에 주목하라. 주목한다는 것은 사실적이며, 정서적으로 중립이다("이건 참 재미있는 걸! 내 심장이 점점 빨라지고 있어"). 반면에, 주목은 실제적 행동으로 이끌기도 한다 – "공항으로 돌아가는 내가 탄 대형 버스의 바퀴에 불이 났군(터키의 한가운데서, 새벽 3시에)! 내려야겠어." 예를 들면 이런 것이다. 내가 한 결정 중에서 가장 잘한 것의 하나였다.

그러므로 언제든지 어떤 방법으로든, 공포증을 극복하는 데 자신을 도울 수 있다 – "동굴이 그려진 그림을 보면 기분이 어떨지 궁금하군, 영화를 볼 때 복도에서 떨어진 의자에 앉으면 기분이 어떨까? 치과에 같이 가자고 마이크나 엘라에게 부탁하면 기분이 어떨지 궁금하군! 이 모든 것이, 자신에게 잘 맞는 기법을 발견하는 데 필요한 정보를 수집하는 행위이다. 자신에 대해 더 많이 알게 될수록 무엇이 내게 잘 맞는지 발견하게 되고, 자신을 더 잘 돌보는 방법도 알게 된다. 심지어는 협소하고 밀폐된 공간에 갇혔을 때도 말이다.

역할과 임무를 갖는 것 자체가 '안전행동'이라고 주장할 수도 있다. 나는 실제 세계에서 결실을 본다면 그것으로 충분하다고 생각한다. 책이나 물병, 커다랗고 번쩍거리는 줄이 달린 시계, 혹은 크고 따뜻한 손을 가진 친구를 곁에 둠으로써 책을 보고, 조금씩 물을 마시고, 이따금 시계를 들여다보거나 친구와 수다를 떨 수 있다. 그러면서 수년 동안 피해왔던 지하철을 다시 탈 수 있다면, 어찌 됐거나 당신은 해낸 것이다. 즉시 엄청나게 커다란 만족감, 자랑스러움이 솟구쳐오를 것이다. 이것이야말로 진짜 세계에서의 경험이 아닌가? 절대 부서질 수 없는 기억이 되어 다음번 기차를 탈 때도 떠오를 것이다.

맞다! 서너 가지의 안전행동을 사용했다! 다음번에는 책을 안 들고 실험하고 싶거나 책에 대해선 아예 잊어버릴지도 모른다. 나도 그런 적이 있었다. 책을 읽는 게 도움이 되었다면 이번엔 다른 책을 가져갈 수도 있고, 들고 갈 마땅한 책이 없다면 리뷰에서 보았던 책이나 전에 읽었던 책에 대해 생각할 수도 있다. 아니면 옆에 서 있는 사람에게 말을 걸 수도 있고, 낮게 콧노래를 부르거나, 기차 트랙 옆의 잔디밭이 따라 움직이는 것을 지켜볼 수도 있다.

요점은, 도전에 성공하게 된 원인은 다름 아닌 자신의 창의적인 정신이었음을 잊지 말자. 자랑스럽게 언제든지 끌어낼 수 있는 기억을 만들어낸 것이다. '안전행동의 거부' 지침을 받아들이든 않든 간에, 다음번 실험 때 이 관점을 염두에 둘 수도 있다. 다른 관점도 수용하면서 자신만의 선택권을 행사하고 직관을 신뢰한다면, 풍부한 자원과 해결능력을 지닌 인간으로서의 자신에 대한 견해는 더욱 강화될 것이다.

CBT는 누구에게나 다 유용한가?

CBT의 여러 우수한 장점에도 불구하고, CBT가 모든 사람에게 다 맞는 것은 아니다. 여기에는 여러 이유가 가능하다. 첫째, CBT는 대체로 '모든 이들에게 맞는 한 가지 사이즈'의 몇몇 치료기법만을 제공하는 경향이 있다. 그러므로 어떤 사람들에겐 충분치 않을 수 있다. 복합적 외상을 입은 환자는 특히 그러하며, 환자의 전력이나 성격상 도움을 주려는 치료사의 접근이 어렵고, 치료사를 신뢰하지도 않는 경우, 숙제를 해 갈 만큼 환자가 충분히 조직화되지 않은 경우도 역시 그러하다.

둘째, 국립의료연구소가 추천하는 치유법이라는 CBT의 명성에는 나름의 함정이 있다. 기법이 자신에게 잘 맞지 않는다고 느낄 때에도, 고객은 남몰래 자신만을 탓하며 더 절망감을 느낄 수 있다. 한 기고자가 이렇게 표현하듯이 말이다.

"특히, CBT를 시작하고 나서 완전히 공포증에 제압당했어요."

'특정 학파의 이론에만 들어맞는 오직 하나의 증거에만 기반을 둔 접근법'을 신봉하는 치료사들은, 치료 중 발생하는 어떤 문제건, 기법이 어떤 사람들에겐 안 맞을 수 있다거나, 치료사와 환자 간에 잘못된 그 무엇으로 생각하기보다는 일관되게 환자의 탓으로 돌린다.

이 치료법은 매주 자신의 성과에 대해 '점수'를 매기도록 환자에게 요구하는데, 한 기고자는 이런 편지를 보내왔다.

"자신을 도와주려는 사람에게 순응하거나, 최소한 공손하게 고마워하는 것처럼 보이려는 것은 당연하죠. 내가 그랬어요. 그러나 매주 톱니바퀴를 긁어대는 것 같은 점수 매기기에 맨 처음 동의했을 때 난 진실하게 행동한 것이 아니었습니다."

불안이 줄어든 것 같지는 않지만 실망시키고 싶지 않기에, 치료의 성과라는 것이 기껏해야 피상적임을 치료사에게 알리지 않은 채 치료를 끝낼 수도 있다. CBT는 다른 치료기법과는 달리 환자의 어려움이 이해되는 과정인, 치료사와 환자의 관계에 많은 주의를 기울이지 않는다. 따라서 관계에서 오는 역동성을 놓칠 수 있다.

CBT 임상가들만이 직접 치료 과정을 진행하도록 요구되지 않기 때문에, 사회복지사나 간호사가 치료를 행할 수도 있다. 자격을 가진 치료사가 반드시 치료를 해야 한다고 고집하는 엄격한 훈련을 받은 치료사들은, 이것이 얼마나 중요한가를 잘 안다. 환자의 처지에서 볼 때 치료에 임한다는 것은, 치료사와 환자 간의 관계를 충분히 이해하는 유일한 길이다. 진짜인 두려움 · 공포와 사투를 벌이면서 진정한 변화를 만들어내고, 게다가 만들어낸 변화를 계속 유지하는 것이 얼마나 힘든 것인지, 발전이란 것이 얼마나 짜증 나고 불가해하게 서서히 진행되는 것인지에 대해, 초보 치료사들은 그저 조금 감을 잡게 된다. '치료에 저항함' 혹은 '치료를 충분히 이용하지 않고 있음'이라고 생각했던 것이 환자의 본성이나 성격 탓일 수도 있지만, 사실은 치료사나, 환자를 대하는 치료사의 행동에 영향을 받을 수도 있음을 이들은 알게 된다.

셋째, 모든 트라우마가 의식적인 사고로 접근할 수 있는 것은 아니다. 신체에 기반을 두는 EMDR 같은 치료법이나 비언어적 테크닉이 인지적 방법보다 문제의 더 깊은 측면에 접근할 수도 있다. 특히 분리가 일어나는 '동결freeze' 모드에서 그러하다.

넷째, 위에서 설명한 바와 같이 일부 CBT 임상가들은 불안감과 '함께 머무는' 경험을 고취하는데, 이는 긴 시간 동안(30분에서 1시간 정도의) 불안감을 유지하면 결국 가라앉는다는 전제에서다. 그러나 CBT 외의 다른 임상가들의 의견에 따르면, 인간은 신경학적으로 볼 때 고도의 불안

상태에 계속 머물도록 '설계'되어 있지 않다고 한다. '화학물질의 산성목욕'이라고 윌리엄 블룸에 의해 생생하게 묘사한 바 있는(『안전한 느낌에서 Feeling Safe)』, Piatkus 2002) 그런 상태에 휩싸인다면, 인간은 효과적인 행동을 통하여 그것들을 어떻게든 소진하려 한다. 불안이라는 고통스러운 감정과 '머무른다'는 것은 일부의 경우에 면역 시스템의 손상을 가져와 심장에 스트레스를 일으킬 수도 있다. 깊은 상처를 겪은 사람들이나 PTSD, 혹은 어린 시절에 학대나 유기, 충격, 애착 불안을 겪은 사람들에겐 이 방법이 적절치 않을 수 있다. 이들에겐 CBT 하나로 끝내는 것보다 더 길고 깊은 치료적 관계가 필요하다. 또한, 고통스러운 감정과 머무는 것은 임상가에게도 이차적 상처를 줄 수 있다. 개인적인 치료나 감독자를 통해 임상가 역시 이 상황을 인식하고 자신을 보호해야 한다.

CBT의 성공 여부는 '불안을 자아내는 상황에서 환자가 얼마나 오랫동안 생각을 붙들고 유지할 수 있는가', 그리고 '치료 사이에 또는 일련의 과정이 끝난 후에도 얼마나 생각을 유지할 수 있는가' 하는 환자의 능력에 달렸다. 공포에 질려 있는 순간에도 생각만 가다듬을 수 있다면, 아니 단지 상황에 머무를 수 있기만 해도, 혹은 자신의 느낌에 주목할 수만 있어도 이미 공포증 극복의 길에 올라선 것이다. 이런 사람이야말로 CBT 요법이 가장 효과를 발휘하는 사람들이다.

그러나 자신에 대한 확신감이 강하지 않거나 의심이 많은 사람에겐 이 치료가 몹시 어려울 수 있다. 게다가 어린 시절에 상처나 방임, 혹은 실종을 겪었던 사람들은 침착하고 논리적인 사고가 일어나는 곳인, 두뇌의 전두엽을 사용하는 데 어려움을 겪기도 한다. 스트레스나 불안이 고조될 때 어려움은 더욱 증가한다. 환자의 몸 상태나 혹은 자신의 몸 상태를 관찰하는 데 훈련이 제대로 안 된 치료사라면 중요한 단서를 놓칠 수도 있다. 깨어 있기나 보디 스캔 명상기법(*누워서 신체 각 부위의 감각을 관찰하는 기법)에 관심을 두면 이것도 물론 바뀔 수 있다. 이러한 기법은 다른 치료법에서 이미 사용되고 있다.

마지막으로, 다른 형태의 불안감과 마찬가지로 폐소공포증은 단지 좀 더 깊고 넓은 무의식 세계에 잠재된 어려움이나 갈등의 한 표출일 수도 있다. 그러나 CBT는 오직 현존하는 문제에만 초점을 맞춘다. 즉, 폐소공포증 때문에 의뢰된 것이므로 치료에만 집중한다. 초점을 맞추는 치료는 물론 환영할 만한 것이지만, 증상을 치료하는 것만으론 충분치 않다. 의식적인 사고 과정만이 전부가 아닐 수 있으므로, 눈에 띄는 증상만 취급하면서 치료사가 '좀 더 큰 그림'을 그리지 못하면 향상이 저해될 수도 있다. 이러한 역동성 때문에 일반적인 일곱 번의 치료 과정으로는 역부족일 수도 있다.

이러한 경고에도 불구하고, CBT 요법은 건전하고 충분한 연구를 거친 놀라울 정도로 유용한 기법이다. 이 기법 하나만 연습해도 효과적이고, 더 복잡한 경우라면 다양한 치료 경력을 지닌 임상가의 도움을 받아 다양한 레퍼토리를 종합해도 좋을 것이다.

CBT는 의료보험 혜택이 가능하다. 전국공포증환우회의 회원으로 등록하면 저가로 개인 치료도 받을 수 있는데, 직접 대면하거나 혹은 전화로도 치료를 받을 수 있다.

컴퓨터 보조 치료 프로그램과 자원들

인터넷상에 점점 더 많은 프로그램이 소개되고 있고, 불안이나 공포 증세를 혼자 치료할 수 있게끔 설계된 CD도 있다. 컴퓨터의 장점은 상호 간에 주고받는 요소가 있다는 것이다. 즉, 환자의 특정한 사고나 경험에 최적화된 개인적 프로그램을 만들 수 있기 때문에, 환자 고유의 자료를 입력하면 다음 단계로 무엇을 하면 좋을지 자동으로 결정이 된다.

자가 치료에 관한 새로운 정보가 인터넷을 통해 접근이 쉬워지면서, 재빨리 프로그램화되어 나오고 생생한 화면과 더불어 재미도 있다. 컴퓨터 보조 치료방법은 익명이 가능하고 비밀이 보장되며, 집에서도 언제든지 할 수 있다. 교통 시간도 절약되고, 의료진의 도움을 받고 싶지 않거나 혹은 의료진의 도움을 받는 것이 마치 낙인이 찍히는 것 같은 기분이 드는 사람들에게도 적당하다("난 치료사를 만난 적은 없어요. 단지 기계를 사용했을 뿐이야"). 컴퓨터는 환자의 문제에 온종일 매달리는 것처럼 보이지도 않고, 무한정 참을성도 있어 보인다(비록 컴퓨터도 얼어붙거나 고장 나기도 하지만). 그리고 가장 큰 장점은 컴퓨터를 좋아하는 사람들에겐 아주 적당하다는 것이다!

부정적인 면은, 좋은 점들의 정확히 반대에 서 있다. 컴퓨터를 별로 좋아하지 않는다거나 시력이 좋지 않다면, 자연히 이 기법은 당신에게 맞지 않다. 컴퓨터는 미묘한 단서를 눈치채지 못할 뿐만 아니라, 오직 타인의 지원과 공감적인 관계를 통하여 힘을 얻는 사람들도 치료하지 못한다. 컴퓨터에 이끌리는 사람 중 어떤 이들은 인간적 접촉을 피하는 경향이 있는데, 바로 이 점이 그들의 폐소공포증에 깔려 있는 혹은 유지시키는 바로 그 문제일 수 있다. 많은 프로그램에서는 4~5시간씩 숙제할 것을 요구하는데, 동기부여가 잘 안 되고 시작하는 데 문제가 있거나 조직화에 장애가 있는 사람들도 어려움을 느낄 수 있다. 컴퓨터는 문제의 전환도 할 수 없고 깊이 깔려 있는 문제점도 집어낼 수 없으므로, 실제적 욕구가 무엇이건 간에 오로지 한 문제에만 집중해야 한다. 마지막으로, 항상 제기되는 문제지만 안전에 관한 문제점이 있다. 익명화를 보장하기 위해 온갖 노력이 경주되고 있지만 완벽한 시스템이란 존재하지 않는다.

의료보험조합 입장에서 보면, 컴퓨터의 도움을 받는 치료는 전문가와 일대일로 만나는 것에 대한 요구를 줄여주기 때문에 비용이 적게 든다. 그러나 처음 시작할 때 의사를 직접 만나 측정을 받도록 요구하기도 한다. 어떤 시스템은 전화나 이메일 접촉이 가능하도록 문을 열어놓는 곳도 있다.

또한 수다방이나 온라인상의 토론집단, 이메일 지원, 컴퓨터의 도움을 받는 대리 노출, 직접적인 실제 경험의 길도 열어놓고 있다. 그러므로 비교적 새로운 방식의 이 치료방법은 의심의 여지없이 계속 개선되고 확장될 것이며, 우리의 선택 범위 또한 엄청나게 넓어지고 있다.

아래에 소개된 프로그램은, 지금 온라인에 있는 수많은 프로그램의 단 2개에 불과하다. 둘 다 장점과 단점이 있다. 각각의 다른 측면은 저마다 다른 개성과 성격을 지닌 사람들에게 어필하는 바가 모두 다르겠지만, 자신에게 잘 맞는 컴퓨터 프로그램의 세계로 모험을 떠나보자. 물론 컴퓨터를 떠나 여전히 진짜 세계로 여행할 수도 있다는 것을 잊지 말아야 한다!

공포의 투사(Fear Fighter)는 사용자로 하여금 10회의 과정에서 9번의 자기노출 단계를 밟게 한다. 의료보험도 적용된다. 국가의료연구소에서 공포증 관리 프로그램으로 추천도 받았다. 진찰실이나 집에서 언제든지 인터넷으로 볼 수 있다. 먼저 건강 담당 임상의의 측정을 받은 후, 비밀번호를 부여받고 개인 맞춤 프로그램에 로그인한다(이런 과정을 밟지 않아도 사이트에 들어가면 소개 정보를 얻을 수 있음). 10주 정도에 걸쳐 FF를 사용할 수 있는데 언제든지 원할 때 들어가도 좋지만, 최소한 1주에 한번은 접속해야 한다. 프로그램을 진행해나가는 동안 치료사의 일대일 추가 면담도 받을 수 있다.

FF는 왜 노출치료가 필요한지 설명을 하고, 자신의 문제가 무엇이며, 목표가 무엇인지 밝히도록 지원한다. 숙제로는 일기 쓰기가 있고, 진행과정에 대한 피드백과 '문제적중 어드바이스' 등도 있다. 컴퓨터에 경험이 없는 것을 더 좋아한다.

FF는 사용자에게 다음의 다섯 가지 원칙을 준수하도록 고무한다.

1. 공포를 유발하는 것이 무엇인지 결정하라.
2. 공포 요인을 개인화한다.
3. 유발 요인과 그것이 생산해내는 공포에 직면하는 목표를 설정한다.
4. 공포가 축소될 때까지 매번 설정된 목표를 충분한 기간에 연습한다.
5. 덜 무서워질 때까지 가능한 한 매일 목표를 연습한다.

프로그램은 공포에서 도망치지 말고 함께 머물 것을 줄기차게 촉구한다. 공포에서 피하고 도망가는 '중독'을 깨부수는 방법이다. 삼십 분 정도만, '아무리 길어봤자 한 시간' 만 견디면, 공포는 최고조에 달하고 줄어들게 되어 있다고 설복한다. 또 한 예를 들면, 환자에게 첫 번째 목표가 주어진다. 승강기 타기에 익숙해지는 것이다. FF는 다음과 같은 명령을 내린다. "일주일에 4번 45분간, 혼자 승강기를 타고 문이 열리는 것을 지켜볼 것."

개인적 견해로는, 이런 전략을 채택하기 전에 빌딩의 안전담당 직원과 함께 체크해보기를 권한다! 공포증을 경험하는 많은 사람의 첫 번째 목표는 '승강기 밖에서 단지 바라보기만 해도 족하다' 라는 것도 FF는 인정한다. 언제나 마찬가지지만, 스스로 속도를 발견하는 것이 중요하다. 이 프로그램은 광범위한 조사연구 끝에 만들어진 것이고, 현존하는 일대일 서비스만큼이나 효율성을 인정받고 있다. 그리고 비용도 경제적이다. 더 많은 정보를 원한다면 주치의와 상담하라.

앞으로 나아가기(Waysforward)는 문제해결에 초점을 맞춘 자가 보조 컴퓨터 프로그램이다. 이 프로그램은 일련의 질문을 던짐으로써, 공포증 극복을 위해 환자가 이미 하고 있는 일에 대해 반추해보고 분별하도록 돕는다. 다음 단계를 어떻게 구성하고, 지원책은 어떤 것이 필요한지 생각하게 하고, 성취 뒤에 바뀌게 될 삶의 모습을 그려보게 한다. 환자가 낸 대답을 대조하고, 요약한 다음, 프린트를 해서 돌려준다. 내가 한 말을 단순히 다시 되돌려받는 것에 불과하지만, 내가 제출한 반응이 깔끔하고 단순하게 정리되어 있고 여러 질문에 대한 대답이 논리적으로 병치되어 있어, 앞으로의 행동과 성공을 보장하는 자가 처방전처럼 보인다.

밀폐된 공간에 직면해 불안감이 모락모락 피어오를 때마다, 우리가 이미 엄청난 진보를 이룩해냈다는 사실을 고수하기는커녕, 기억조차 하기 어려울 때가 잦다. 이 프로그램은 '내면의 목격자'를 발전시키도록 도와주고, 과거의 성공을 상기시켜주고, 지금 하는 것에 주목하게 한다. 이 프로그램을 설계한 해결 초점 치료사인 조너선 헤일스(Jonathan Hales)는 이 프로그램을 사용하는 사람들이 종종 "내가 이렇게 잘해나가고 있다는 것을 정말 몰랐어요"라고 말한다고 전한다. 이러한 깨달음이야말로 자긍심과 자신감을 회복하는 데 중요한 단서가 된다. 다시 말하면, 질문에 답하는 가운데 내가 이미 공포증을 극복하는 데 도움이 되는 것들을 생각하고 있었다는 것을 알게 함으로써 만족감을 선물한다는 것이다. 이러한 느낌은 자신에게 문제해결의 능력이 있다는 희망을 강화시켜준다(예를 들면, "어떻게 그것을 해낼 수 있었지요?" "그밖의 또 무엇을 했나요?" "이것을 한다면 어떤 차이가 있을까요?" 등이다).

이 접근 방법은 문제해결에 초점을 맞추는 사고치료 방법이다. 환자가 문제 해결을 위해 '상의하달' 식의 외부 전문가만 쳐다보기보다, 자신의 능력과 창의성을 깨닫도록 도와준다. 헤일스는 이것을 이렇게 표현한다. "반항하는 자를 위한 프로그램이에요. 충고를 듣는 것을 싫어하고, 스스로 문제해결을 하고자 하는 사람들에겐 더없이 고마운 프로그램입니다."

정서적 해방과 관련된 기법들(Emotional Freedom Techniques, EFT)

미국의 개리 크레이그(Gary Craig)가 1990년대에 개발한 기법으로 원래는 사고장場치료법(Thought Field Therapy, TFT. 아래를 보시오)에서 시작됐다. EFT는 비교적 최근에 발전한 이론으로서, '에너지 치료' 라고 불리기도 하는데, 숙련된 임상가와 함께 이 기법을 경험할 수도 있고, 아주 자유롭게! 혼자서 할 수도 있다.

TFT와 마찬가지로, 이 치유법의 초점은 우리를 계속해서 괴롭히는 감정을 배출시킴으로써, 몸과 마음의 자연스런 균형을 회복시켜주는 것이다. 폐소공포증을 경험하는 사람들에겐 폐쇄된 공간과 관련된 불안감이 바로 그것이 되겠다. 임상가들은 EFT가 수용과 배출을 통해 우리 몸에 '쌓여있는' 에너지를 청소한다고 말한다. 어떤 과정을 통해 그것이 진행되며 우리 몸이 혜택을 입는지는 알 필요가 없다고 말한다.

치료사는 환자에게, 문제점에 대해 생각해보고 어떻게 느끼는지 주목하라고 한다. 그러고 나면, 몸의 어느 지압점들을 가볍게 두드려야 하는지 보여줄 것이다. 일부 임상가들은 환자와 보조를 맞추고자 자신의 몸을 직접 두드리기도 한다. 환자의 문제와 관련하여 어떤 말을 하라고 주문받기도 하는데, 이는 고여 있던 감정을 흩어지게 하는 과정의 일환이다. 그다음엔, 몹시 힘들었던 상황에 대해 다시 한 번 생각해보라고 할 것이다. 처음에 생각했을 때보다 감정의 격렬함이 줄어져 있는 것을 발견하게 될 것이다.

이 면담 내내 이런 과정을 되풀이할 수도 있고, 혹은 그 후의 면담 때도 계속될 수 있는데, 이러는 사이에 감정은 차츰 수그러진다. 이 과정에서 다른 감정들이 드러나기도 하는데, 이것들도 수면 위로 떠오르면서 함께 해결된다. EFT에서 중요한 것은 언어다. 숙련된 치료사들은 문제의 다른 측면들과 관련된 말들과 중요한 문구들을 사용한다. 환자들은 고통을 자아냈던 상황이 무엇이었건 사건 자체를 잊어버리지야 못하겠지만, 이제 더는 똑같은 불안감을 느끼지는 않는다. 과거에서 해방된 것이다. 이제 비슷한 상황에 되돌아가더라도 새롭게 느껴질 것이다.

치료적 관계의 중요성을 잘 인식하고 있는 임상가를 만난다면, 이 새로운 기법의 앞날은 밝다. 위대한 관심과 가치를 소중히 여길 것이기 때문이다. 이 짤막한 만남이 있은 후에도, 제한된 공간으로 돌아가고자 할 때 여전히 주저할지도 모른다. 이 치료법이 효과가 있다는 것을 알기까지는 시간이 걸릴 테니까.

EFT는 지금 영국에서도 받을 수 있다. 의료보험의 일부 분과와, 개인적으로, 그리고 전국공포증환우회를 통해서도 가능하다.

노출/체계적 탈민감화(Exposure/Systematic De-Sensitization)

이 치료의 목표는, 우리가 두려워하는 상황에 단계별로 되돌아가게 함으로써, 계속 피해왔던 공포에 '익숙하게 만드는 것' 이다('공포의 투사' 역시 컴퓨터의 도움을 받아 하는 형태로 이와 유사한 프로그램이다. p.262 참조). 환자들은 먼저, 공포가 떠오를 때 이를 조절할 수 있도록 느긋해지기 기법을 배운다. 그리고 산산조각이 난 생각들을 끌어모으고자 인지전략기법(CBT, 위 참조)도 배운다. 환자와 치료사는 함께 '공포의 사다리' 를 만드는데, 맨 밑에는 제일 먼저 도전할, 가장 덜 무서운 문제점을 깔고 가장 무서운 것은 '꼭대기' 에 놓는다(p.43 참조, 그리고 부록 A도 참고할 것). 느긋해지기 기법과 인지전략을 계속 연습하면서 사다리에 나와 있는 상황과 불안을 하나하나 직면토록 격려하는데, 처음에는 상상이나 그림을 통해, 그다음엔 실제 세계를 단계별로 돌아가, 공포가 완전히 없어질 때까지 실시한다. 다음번 단계를 시도하기 전에 이런 과정을 되풀이할 수 있다.

또 불안감에 직면했을 때 일어날 수 있는 최악의 것을 상상하게 한 다음 '대재난의 시나리오'를 실제 결과와 비교함으로써, 상황을 실제로 평가하는 능력과 좀 더 정확하게 결과를 예견하는 능력을 발전시킨다.

이 치료법의 큰 장점은, 치료사가 기꺼이 환자가 두려워하는 상황에 동행함으로써 성공을 실감케 한다는 것이다. 그러나 이 치료법은 폐소공포증 이면에 깔린, 혹은 잠재된 다른 문제점에는 주의를 기울이지 못할 수도 있다. 공포증의 정도에 따라 치료 기간은 천차만별이지만, 만일 의료보험조합에 의해 의뢰된 것이라면, 치료기간은 제한되어 있다. 아마도 이 치료법은 환자가 좋은 외부지원을 받을 때, 목표에만 초점을 맞춰 진행하도록 동기부여가 될 때, 그리고 다른 관련된 잠재적 문제나 복잡한 외상 후 스트레스 장애가 없을 때 가장 효과를 발휘할 것이다.

범람(Flooding)요법은 노출이론의 극단적인 형태이다.

범람요법에서, 환자는 자발적으로 치료사와 함께 가장 두려워하는 상황으로 들어간다. 그리고 공포심이 최고조에 달한 뒤 물러갈 때까지 계속 머무른다. 그렇게만 하면 반드시 공포는 물러가게 되어 있다고 확신시킨다. 이렇게 개인은 공포심을 이겨낼 수 있다는 정보를 습득한다. 일단 이 사실을 알게 되면, 더는 두려워하지 않게 된다는 것이 이들의 이론이다. 또한, 전에 경험했던 상처를 아주 상세하게 묘사해보라고 한 뒤, 더 이상의 어떤 관련된 부정적인 감정이 떠오르지 않을 때까지 되풀이하게 한다.

어떤 이들에겐 이 전략이 효과가 있다. 즉, 가장 두려워하는 상황에 부닥쳐져서 가장 끔찍한 불안에 직면한다. 도저히 참을 수 없고, 곧 죽을 것만 같고, 분해되거나 미쳐버릴 것만 같고, 혹은 뭔가 잘못될지도 모른다. 그런데 살아남는다. 죽지도 않고 산산조각이 나지도 않았다. 이런 정보로

무장을 하면, 더는 두려움을 불러일으키는 상황을 피할 필요가 없다.

2005년의 런던 지하철 폭파사건을 겪은 그날 이후 많은 통근자가 바로 이 기법을 사용했다. 테러리즘에 대항하는 위대한 행동이며, 희생자들과의 위대한 연대였다. 많은 사람이 자신의 경험담을 블로그에 올렸다. 이 중에는 폭탄이 놓인 바로 그 기차에 탔던 이들도 있었다. 살아난 이들은 자신들의 분노와 긍지를, 다시 지하철을 타는 것에 대한 두려움을 극복하는 데 사용하기로 했다. 또한 '불굴의 런던 사람들' 로서의 역할, 동료 승객들과의 연대, 그리고 '절대 테러리스트들에게 굴복하지 않는다' 는 임무를 자임한 것이 많은 힘이 됐을 것이다(위의 임무와 역할 참조, p.206에 있음). 이 완벽한 노출전략은 '안전행동' 을 권고하지 않는다(p.248 참조).

사람들이 느끼는 경험은 제각기 다르다. 불안의 '노도와 같은 힘' 은 항상 똑같은 패턴을 따르지 않는다. 일시적으로 불안이 '최고조' 에 달했다가 어느 순간 사라질 수 있지만, 차차 다시 살아나 여전히 강력한 힘을 발휘하기도 한다. 한번 살아남았다 해서 그것을 계속 '고수' 할 수 있는 것도 아니고, 다시 느끼는 불안이 줄어 있지도 않다. 트라우마에 관한 많은 전문가는, 이 노골적이고 아주 직접적인 기법이 만일 잘못 다뤄지면, 잠재적으로 더 깊은 차원에서 환자가 유리될 수도 있고 재충격을 받을 위험이 있다고 지적한다(부록 B 참조). 이 말에는 수긍이 간다. 왜냐하면 군인들과 긴급구조 서비스를 담당하는 사람 중에 외상 후 스트레스 장애로 고생하는 사람들이 있기 때문이다. '범람' 요법이 정말 모든 사람에게 효과가 있다면, '치료' 란 단지 전쟁이나 그 밖의 비상 상황으로 환자들을 도로 보내기만 하면 될 것이다. 또한 치료사 역시 물러서지도 못하고, 하늘로 치솟는 타인의 불안에 노출되었다가 2차적 외상을 입게 될 위험도 있다. 이런 영향에서 완벽하게 거리를 유지한다는 것은 가능하지도 않을뿐더러 바람직하지도 않고, 임상가나 환자에게 전혀 도움이 되지 않는다.

그래도 이 기법을 시도하길 원한다면, 실행으로 옮기기 전에 꼭 전문가의 광범위한 충고를 심각하게 고려하기 바란다. 특히 공포증이 오래된 것이거나 다른 상처로 인해 생긴 것이라면 더욱 그렇다.

안구운동 탈민감화 재처리요법

(EMDR, Eye Movement Desensitization Reprocessing)

이 심리요법은 20여 년 전 프란신 샤피로(Francine Shapiro)에 의해 개발되었는데, 그 후 짧은 기간에 비하면 탁월한 성공률로 자리매김했다. 이 요법은 고통과 악몽 · 회상의 원인이 되는 트라우마에 대한 강력한 기억과, 공포를 일으키는 비슷한 상황을 피하고자 하는 자연스런 욕구를 다루기 위해 8단계의 구조화된 기법을 사용한다.

이 요법의 임상가들은 위의 상처들이 정상적인 의식의 기억 속으로 충분히 처리되거나 통합되는 과정을 겪지 않았다고 믿는다. 위 기억들은 너무나 압도당한 나머지, 우리의 기억 시스템에서 별도의 '장소'에 '묶여' 있어야 했다. 이들은 원래의 사건과 관련된, 혹은 비슷한 유발 인자에 의해 재빨리 다시 작동된다. 샤피로에 따르면, 과거의 상처 때문에 악몽을 꾸게 되면 자신의 무의식에 의해 다시 상처를 받게 될 뿐만 아니라, 귀중한 잠도 놓치게 된다. 수면은 우리의 경험을 처리하고 이해하게 하는 주요 과정의 하나인데, 특히 눈을 재빨리 움직일 때 그러하다(REM 수면). 이런 종류의 잠을 뺏기면 스트레스가 심해지면서 쉽게 피곤해지고 초조해진다. 그리고 불안에도 취약해진다.

EMDR 치료는 기억과 연관된 감정, 사고, 육체적 감각, 태도와 행위들에 접근하는 방법을 제공한다. 이들을 효과적으로 '재처리'하는 길을 알려준다. 그렇게 함으로써 과거와 대면하게 되고, 미래와도 침착하고 평온하게 마주하게 될 것이다. 아직도 과거의 감정이 남아있을 순 있지만, 예전처럼 그렇게 힘들게 경험하지는 않는다. 우리의 시스템은 느긋해지고 앞으로 나아갈 수 있다. 미래를 위한 새로운 행동과 태도, 중요한 기술을 발전시키면서 말이다. 폐소공포증의 경우에, 이때쯤 밀폐된 공간으로 복귀하는 것을 곰곰이 생각하고 싶을 것이다. 그리고 더는 과거의 경험이 부담스럽게 느껴지지 않을 것이다.

EMDR은 '통합적 치유' 로, 인지적 · 행태적 · 정신역동학과 상호작용기법의 측면을 고도로 결합하여 사용한다. 게다가 이름이 시사하는 것처럼 눈을 좌우로 움직이는 안구 운동도 사용하지만, 기법을 발전시키면서 양쪽 측면의 소리나 접촉도 운동에 포함되기 때문에 이름만 가지고는 약간 오해의 소지가 있다. 이 치유법이 어떻게 효과를 발휘하는지에 대한 이론은, 위의 기법들이 한데 어우러지면서, 두 개로 쪼개져 있는 두뇌가 더 논리적이고 더 정서적으로 되고, 경험을 통합시키는 정상적인 처리 과정으로 재진입하는 것이라고 설명한다. 이 치료법은 침입적이지 않다. 강조할 만한 것은, 환자로 하여금 과거의 상처를 아주 자세하게 묘사하라고 요구하지 않을뿐더러, 엄청나게 고통스러운 느낌과 장시간을 '함께하라' 고 요구하지도 않으며, 숙제도 없다. 환자로 하여금 휴식과 느긋함을 통해 자신을 돌보게 하면서, 환자와 치료사 간에 신뢰와 안정의 관계를 형성하는 것이 초기단계의 '처리 과정' 에 우선한다. 치료사와 환자 간의 관계가 무엇보다도 중요하다고 항상 강조한다.

EMDR 과정은 문제의 과거와 현재, 그리고 미래에 접근한다. 해결책이 있다고 환자가 진정으로 느낄 때 과정은 끝난다. 긍정적인 사고가 우리 몸의 깊숙한 차원에서 '믿어질' 필요가 있다. 바로 상처에 관련된 부정적 연상들이 그랬듯이 말이다. 진행 속도는 고객에게 달렸으며, 언제든지 멈출 수 있다. EMDR 과정은 오래전에 상처를 경험한 사람들뿐만 아니라 최근의 갈등, 사고와 비상사태로 인한 외상 후 스트레스 장애로 고생하는 많은 사람에게도 일관되고 오래 지속되는 효과를 보여왔다.

EMDR의 아주 좋은 점은, 속도가 주요 목표가 아니긴 하지만, 과정이 내게 맞는지 안 맞는지 빨리 파악할 수 있다는 것이다. 그러니, 원한다면 비싼 개인 치료사를 구해도 비용 걱정은 덜 수 있다. 도움이 안 된다고 판단되면, 언제든지 그만 둘 수 있으니 말이다. EMDR은 또한 폐소공포증을 유지시키는, 혹은 밑에 깔린 문제들도 다루는데, 보통 이것들은 첫 번째 충격의 기억들이 '처리' 되면서 수면 위로 떠오른다.

최면요법

"최면치료사는 내게 엄청난 도움을 주었어요. 아주 편안하게 해주고 내가 항상 폐소공포증은 아니었다는 것을 알게 해 주었죠. 내 공포증은 습득된 것이고, 다시 돌아갈 수 있다는 것을요."

"최면요법을 받고 난 후, 물론 완전히 치유된 것은 아니지만 지금은 훨씬 나아졌어요. 지난 3주 동안 지하철과 승강기를 탔지만, 단지 약간의 불편함만 느꼈을 뿐이에요."

"나는 최면요법 테이프를 들었어요. 최면사가 말하길, '당신은 다리를 못 듭니다' 라는 거예요. 하지만 나는 움직일 수 있었죠. 별 확신을 주지 못한 거죠! 그렇지만 나는 두세 번인가 테이프를 들었어요. 비록 잠깐 잠이 든 적도 있었지만요. 그런데 기차를 타는 게 훨씬 쉬워졌다는 걸 알았어요. 그러니 도움이 된 거죠."

최면요법의 목표는 환자가 아주 편안하고 깊은 휴식의 과정을 거쳐 변경된 의식의 상태로 도달케 하는 것이다. 이 상태는 음악에 아주 깊숙이 심취됐을 때 느끼는 감정과 비슷하기도 하고, 유쾌한 백일몽의 상태일 수도 있다. 어떤 이들은 이 경험을 '부유하는' 느낌이라고 하기도 하고, 또 어떤 이들은 '따뜻한 묵직함'이라고 표현하기도 한다. 대개 '즐겁다'는 표현을 쓴다. 이 최면 상태, 혹은 황홀경은 치료사가 환자로 하여금 온몸이 평안해지는 과정을 체계적으로 따라오게 하면서, 그리고 환자 자신의 호흡이나 치료사의 목소리, 어떤 합의된 이미지, 혹은 이들 모두를 합친 것에 집중할 때 더욱 매끄러워진다.

이런 과정이 일어나려면, 먼저 환자는 치료사와 함께 힘든 것들에 대해서 충분히 대화를 나누고, 치료 과정에서 무엇을 얻기를 바라는지도 얘기한다. 그러므로 치료사를 보자마자 통제권을 뺏기는 것은 아닌가 걱정할 필요는 없다. 어떤 환자들은 최면 과정을, 힘든 상황을 거치기 전의 예비단계로 받기도 한다. 예를 들면 MRI 스캔이나 비행기로 긴 여행을 하기 전에 말이다.

최면 상태나 황홀경에 들어서면, 정상적인 판단과 냉소적 방어, 그리고 의심은 중단된다. 환자의 잠재의식은 긍정적 암시에 쉽게 접촉하여, (문제를 다룰 수 있는) 내적 자원을 규합하고 작동시킨다. 임상가들은 절대로 환자의 건강이나 웰빙을 해치는 암시는 하지 않는다. 환자가 충격을 받았던 사건에 다시 갈 수도 있는데, 이때도 환자는 당시의 관련된 감정, 강력하고도 부정적인 영향에 노출되지 않으며, 어떤 일이 있었는지 말할 필요도 없다. 그 대신 잠재의식이 공급받는 것은, 대안적이고, 도움이 되는 이미지들이다. 예를 들면 환자가 잘 알고, 안전하다고 믿고 있는 장소들 말이다. 결과적으로 자의식이 인지하는 충격의 영향은 줄어든다. 이런 식으로 제한된 장소에서 겪는 불안도 차차 덜 '유발' 된다.

황홀경의 깊이와 최면의 효과는 치료사의 기술에도 달렸지만, 환자와 치료사 간의 관계도 중요하다. 당연히 신뢰와 조화로운 분위기가 필요하다.

최면요법은 깊숙한 평안이라는 가능성을 제공한다. 치료 시간에도 가능하지만, 밀폐된 공간에 들어가기 전이나 안에 있을 때, 쉽게 사용할 수 있는 기법이다. 많은 사람이 '시각화 훈련' 이 큰 도움이 되었다고 얘기한다(p.208 참조). 환자들은 자신이 도전하길 원하는 상황에 대한 상상 '리허설' 을 지도받기도 하는데, 자신이 성공적으로 해내는 것을 보고, 또 이와 못지않게 중요한 것, 즉 끝내는 것이 어떤 것인지를 경험하게 한다. 최면치료사들은 또한 환자가 긍정적인 감정에 '닻을 내릴 수' 있도록 도와주는데, 예를 들면 손가락을 쥐어짠다든지 숨을 고르게 쉬기 같은 것들이다.

약물요법(Medication/Drugs/Rescue Remedy)

공포증의 장기 치유법으로, 약물요법이 사용되는 경우는 매우 드물다. 그러나 오래된 심각한 불안의 경우 여러 가지 약이 사용되기도 한다. 폐소공포증 때문에 주치의를 방문한다면, 특정 상황(예를 들면 외국으로 장시간 비행기를 타야 하는 경우) 극복용으로 진정제를 처방해줄 것이다. 이 책을 위해 자신의 글을 보내준 이들 중에 그런 경험을 한 사람들이 있었다. 의존의 우려 때문에 이런 약을 장기간 복용하는 것은 좋지 않다.

정신역동치료(Psychodynamic Therapy)

정신역동이란 용어는 서로 다른 심리적 자기, 내면과 외부세계, 의식과 무의식 간의, 과거와 현재 사이의 움직임을 가리킨다.

정신역동 치료사들은 환자가 자신의 생각과 느낌, 경험을 탐험해 갈 수 있는 따뜻하고 보호적인 관계를 형성함으로써 '가장 직접적인' 충격에서 기인한 폐소공포증을 치료하려 한다. 공포증을 극복하기 위해 무엇을 하길 원하는지에 관한 결정도 스스로 내리도록 지원할 것이다.

그러나 정신역동 치료사들은 폐소공포증을, 최소한 일부는 내면의 세계에서 '벌어지는' 것들의 표출이며 투사라고 볼지도 모른다. 밀폐된 공간에서 느끼는 두려움은 더 큰 그림의 일부이며, 다른 어떤 형태로도 표현하기 어려운 고통이 공포증으로 나타난다는 것이다.

예를 들어, 누구한테도 절대 말할 수 없었던 고통스러운 경험을 과거에 겪었다 하자. 너무나 외롭고, 아무도 도와주는 사람도 없었고, 겁에 질리고, 수치스러웠을 것이다. 시간이 지난 후, 당시 일어났던 일과 뒤에 남은 감정은 그 사건과 비슷한 상황에 부딪혀 처리하려고 할 때 '방해공작을 한다'. 그때의 사건이 물리적으로든 정서적으로든 갇히는 것과 관련된 것이라면, 과거의 감정을 현재의 밀폐된 장소나, 혹은 우연히 거기 있었던 작은 사건에 전이할 수 있다. 아무도 도와주지 않았던 과거와는 달리 현재는 도움을 받을 수도 있다는 사실도 믿지 못한다. 공포의 반응은 과거와 현재가 합쳐져 점점 커지고 공포증으로 발전한다.

아니면 현재의 생활양식이나 직업 · 관계에 꼼짝없이 묶여 자신을 해방할 능력도 없고, 그럴 권리가 있다는 확신도 없으며, 자유로써 극복할 자신감도 없는 것일 수 있다. 폐소공포증은 어쩌면 개성의 일부와 정서적 범주의 측면들이 갇혀 있다는 느낌에 더 가까운 것으로, 실제의 신체적 감금이 두려운 것이 아니라 환한 대낮의 햇빛으로 나오기가 더 어려운 것인지도 모른다.

> "나의 전 생애에 걸쳐, 갇혀 있는 꿈을 꾸어왔다. 보통 생매장당하는 꿈이었다. 나는 끔찍한 공포 속에서 깨어나 창문을 열려고 했고, 만일 호텔이나 친구의 집같이 낯선 방에서 깨어날 때는 창문이 있어야 하는 곳인 벽을 긁어대곤 했다. 왜 이런 꿈을 꾸는지 난 모른다. 정말 알고 싶다."

정신역동치료는 행동과 사고, 감정 반응의 일정한 패턴에서 보이는, 그리고 인간관계에서 나타나는 방해물을 인식하도록 도와준다. 일단 방해물이 의식 안으로 들어오면, 치료적 관계의 안전망 속에서 토론되고 탐험될 수 있다. 환자는 이제 감정을 표현하고, 오랫동안 묻혀왔거나 억눌려왔던 고통스러운 갈등을 용해할 힘을 얻게 된다. 새로운 관점에서 이것들의 의미를 반추하게 된다. 더는 어쩔 수 없는 것들에 대해서 애통해하고, 일어났던 일과 거기에 관련된 사람들에 대해 새로운 태도를 발견한다. 매일의 일상생활에서 건설적인 변화를 가져다줄 새로운 방식을 실험하도록 도움을 받는다.

정신역동 치료사들은 과거, 꿈, 연상, 생각, 신체에서 느끼는 감각 등에 관한 기억들을 예술이나 글쓰기 등의 투사적인 기법으로 작업하게 할 수도 있다. 치료사들은, 정말 믿을 수 있는, 신뢰할 만하고 공감해주는 사람은 절대 만난 적이 없다고 느끼는 환자를 도와, 그런 사람이 기꺼이 환자와 함께하고, 같이 할 때 무엇을 느끼는지 스스로 발견하도록 한다. 이런 작업은 사실 쉽지 않다. 한번 깨어진 곳에, 혹은 처음부터 한 번도 공고히 쌓인 적이 없는 곳에 신뢰를 다시 쌓으려면 오랜 세월이 걸릴 것이다. 자신을 형성하는 제각기 다른 부분을 과연 치료사가 정말 수용하는지 확인하기 위해, 환자는 계속해서 관계를 테스트할 것이다. 이런 과정에 대한 감동적인 묘사가 영화 '굿 윌 헌팅Good Will Hunting'에 잘 나와 있다. 이 영화에서는 맷 데이먼이, 치료사 역으로 나오는 로빈 윌리엄스의 환자로 나온다(비록 모든 치료사가 윌리엄과 완전히 똑같은 기법을 사용할 것 같지는 않지만).

만일 폐소공포증이 더 깊숙이 있는 다른 갈등을 대변하는 거라면, 일단 갈등의 핵을 드러내고 작업할 때 당연히 폐소공포증은 사라질 것이다. 정신역동학 치료는 환자가 치료사의 지원을 받는 관계를 벗어날 준비가 되고, 실제의 삶에서 성취감과 만족감을 끌어낼 수 있을 때 끝난다. 일부 치료사 중에는 뻔한 분석으로 자신을 선사하기도 한다. 그러나 대부분의 노련한 치료사들은 광범위하고 다양한 전략을 가지고 작업하며, 좀 더 인간적이며 덜 기계적이다. 치료사들은 환자의 내부와, 자신과 환자 간의 치료적 관계에서 벌어지는 것들을 이해하고자 자신의 반응을 사용한다. 그리고 거기에서 나온 자신의 고찰을 환자와 공유한다.

'의식적 호흡'을 통한 재생요법(Re-Birthing Via 'Conscious Breathing')

재생 임상가들은 일부 환자들의 경우, 폐소공포증이 출생의 충격까지 거슬러 올라간다고 믿는다. 환자는 치료사와 나란히 '의식적' 혹은 '연결된' 호흡법이라고 알려진 방법으로 호흡하면서, 고조되는 긴장을 경험하고 배출하도록 격려된다. 이 긴장은 과거의 상처에서 기인한 것일 수도 있다. 이런 과정에서 일부 환자들은 수축되고, 부서지고, 심지어는 고통까지 느끼는 강렬한 느낌을 인지하는데, 임상가들은 이것이 출산 때뿐만 아니라 태어나기 전 자궁에서의 경험까지 연결된다고 말한다. 이 치료 과정은 두 시간까지 걸리는데, 아주 깊숙하고 편안한 느낌이 들 때까지 2~3주간에 걸쳐 네다섯 번을 되풀이해서 받을 수도 있다.

치료를 통해 뿜이 나오는 긴장을 배출하는 단계에서, 사고가 형성되기 이전인 출생의 충격때 형성된, 몸속 깊숙이 뿌리박힌 연상(밀폐된 공간=위험)을 알게 된다. 과거의 충격에 기인하는 이들 연상을 깨닫게 되면, 현재의 생활에서 이들이 갖는 정당성을 재평가할 수 있고, 그것들을 놔주게 된다. 우리의 태도도 변화되는데, 앞으로 협소한 공간에 부닥칠 때 긴장감과 불안감이 덜해질 수 있음을 뜻한다.

이 치료의 단점은, 경험 있는 치료사('주말에 재생 코스를 받았다'는 사람은 절대 안 됨)를 구하기가 어렵고, 비용이 많이 들며, 보험도 전혀 안 된다는 것!! – 그뿐만 아니라, 호흡에 의해 출생 때의 충격에 연결되고, 근본적으로 충격을 분출시킨다는 핵심이론이 증명된 바가 없다는 것이다. 출생 이후에 발생한 충격도 몸에 쌓여 있을 수 있는데, 재경험하는 것이 과연 '출생 때의 충격'인지 아니면, 그 후의 것인지는 각자 믿기에 달렸다. 또한, 육체적 긴장의 분출이 출생 때의 충격을 완화하지 않거나 협소한 공간은 위험하다는 신념을 더 깊숙이 재평가하게끔 할 수도 있다. 치료가 과연 긍정적인 효과가 있었는지 확신도 하기 전에, 여전히 그런 장소로 돌아가 직접 테스트도 해보아야 한다.

이 치료방법이 누구에게나 가능한 것도 아니고 적절한 것도 아닐 수 있지만, 임상가인 브로웬 아스토르(Bronwen Astor)는 누구든지 출생 때로 돌아가 발견해보라고 격려한다. 출생 때 정말 어떤 문제가 있었던 사람은 이 소식이 구원처럼 들릴 수도 있다. 무엇인가 일어났고, 진짜 위협에 당면해서 극도로 취약했던 그 순간에 불안이 형성됐을 가능성도 있으니 말이다. 그때 정말 발생했던 일과 오늘날 내가 제한된 공간에 대해서, 혹은 다른 모든 삶의 상황에 대해서 믿는 것(예를 들면 힘든 상황에 대면해 어떻게 해볼 여지가 없다고 느끼는 것)과의 연계성을 발견하게 될지도 모른다. 아스토르는 이렇게 말한다.

> "더는 자신이 그렇게 취약한 존재가 아니고, 만일 그런 상태에 다시 갇히게 된다 할지라고 자신을 도울 수 있는 어른으로서 모든 종류의 기능과 기술을 가지고 있다는 것을 상기하게 되지요. 이미 최악의 것을 겪었고 그것을 이겨내지 않았습니까? 얼마든지 다시 이겨낼 수 있습니다."

은유든 실제로든, 출생 때의 충격으로 다시 돌아간다는 이미지는 자아 발견으로 향하는 또 다른 길이며, 건설적으로 자신을 돕게끔 안내해준다.

해결중심치료(Solution Focused Therapy)

이 치료는 치료사가 아닌 환자를 전문가로 대우하면서, 환자 자신의 능력과 자원, 동기부여를 가지고 스스로 문제를 해결하게끔 돕는다. 과거의 문제를 들먹거리지도 않는다. 처음 만나는 자리에서, 임상가는 환자에게 자신의 문제를 간단하게 기술하라고 한 다음, 오기 전에 문제 해결을 위해 환자가 이미 이룩해낸 변화에 대해 물어볼 것이다. 임상가는 오로지 환자의 말에만 정확히 초점을 맞추며, 이미 명시된 목표를 향해 환자가 해결책을 발견하도록 돕는다. 환자가 이미 하고 있는 방법을 더 잘하도록, 그리고 문제에 대한 예외적인 것을 구별해내도록 격려한다("다른 때보다 아주 약간 덜 기분 나쁜 때도 있나요?"). 이렇게 함으로써 잠재적 해결책을 암시한다.

환자의 기분이 어떤지 묻는 것이 아니라 생각하는 것에 대해 질문한다. 문제에 대해 얘기할라 치면(즉, 어려움에 안주하는 것), 부드럽게 제어하면서 극복하는 데 사용할 전략에 초점을 맞추라고 안내한다. 이런 치료사의 태도가 암시하는 것은, 변화란 불가피하며 환자에게 해결책을 발견할 능력이 있음을 알리는 것이다. 문제가 해결 가능함을 직접적으로 시사하기 위해 치료사는 이런 질문을 할 수도 있다. "문제가 해결될 때(if가 아니라 when이다) 무엇을 하시겠습니까?" 문제의 부재가 아니라 해결책이 존재한다고 즐겨 말한다.

숫자를 사용해 문제의 경중을 재기도 하고("x가 최악이고 y가 최선이라면, 지금 어디에 해당하십니까?"), 긍정적 변화의 방향으로 한 포인트 진전했을 때, 그것을 어떻게 알아챌지 묻기도 한다. 환자의 행동이나 분위기가 변화한 것을, 환자의 삶에서 중요한 사람들이 어떻게 알아챌 것인지 물어보기도 한다. 창조적 사고를 고취하고자 치료사들은 '마술의 질문'을 할 수도 있다. "내일 아침에 일어나 모든 것이 완벽하다면, 문제가 변화했다는 것을 알려주는 최초의 작은 신호는 어떤 것들일까요? 당신 같으면 어떤 것을 눈치채시겠습니까?" 혹은, 자신의 젊은 자기에게 좋은 충고를 주는 한 현명한 노인의 입장에서 현재의 문제를 뒤돌아보라고 주문하기도 한다.

해결책에 초점을 둔 작업은 대개 짧으며, 환자로 하여금 어떤 새로운 해결책이든 실행에 옮기도록 하기 때문에 불규칙하게 진행될 수 있다. 이 치료법은 환자의 능력을 지지하며, 환자가 발견해낸 목표에 도달하도록 돕는 데 최우선을 둔다.

사고장(場)요법(Thought Field Therapy)

사고장 요법(TFT)은 비교적 새로운 형태의 치료 기법으로, 공포증 환자에게 빠르고도 극적인 진전을 제공할 수 있다고 주장한다. 때로는 단 한 번의 치료만으로 끝낼 수도 있다. '사고장場'이란, 특정한 사고를 할 때 우리가 경험하는 몸-두뇌-느낌의 상태라고 묘사된다. 이 사고는 우리 몸의 예민한 호르몬의 화학적인 반응과, 사고와 관련된 인지적 활동에 의해 생성된다. 우리가 부정적인 경험에 대해 생각하면, 불쾌한 신체적, 심리적, 정서적 반응이 사고장 전반에 걸쳐 생성된다. 예를 들어 사람들로 꽉 찬 공항 복도나 여권 조사 때문에 줄을 서야 할 때와 같이 갇혔던 경험에 대해 생각하면, 당시 느꼈던 부정적이고 불유쾌한 감각(땀이 흐르고, 생각은 이리저리 날뛰고, 위가 울렁거리는 등)을 재경험하게 된다. 고착된 외상은 부정의 파도를 일으키며, 신체와 마음의 자연스런 치유과정을 막히게 한다.

TFT 임상가들은 이러한 부정적인 반응을 억누르는 대신, 환자의 신경을 다른 데로 돌리고 이것들을 다루는 기법을 가르쳐줌으로써, 부정적인 파도를 완전히 제거할 수 있으며 중립적 경험의 기억으로 남게 한다. 사고장이 '깨끗해'지면, 위에서 예로 든, 공항을 통과하는 것 같은 비슷한 상황에 접근할 때도 그렇게 불안해지지 않을 것이다. 치료과정은 독특한 '코드'와 사고의 연속, 안구 운동과 신체 두드리기 등으로 구성되어 있는데, 진단을 거쳐 환자마다 다르게 구성된다. 신체 두드리기는, EFT에서와 같이 몸의 에너지가 나오는 경락에 초점을 맞추지만, TET는 두드리는 속도와 순서를 훨씬 중요시하며 언어는 덜 중요하게 여긴다. 치료는 전혀 고통 없이 이루어지며, 환자가 치료의 효과를 '믿지' 않아도 효과를 발휘한다고 한다. 일부 치료사들은 목소리에 기반을 둔 치료법도 개발하고 있는데, 효과가 있다고 한다. 신체와 마음에 함께 주의를 기울이는 것이, 언어 하나에만 매달리는 것보다 훨씬 더 강력한 효과를 가져온다고 믿는다.

현재, TFT는 개인적 치료의 경우에 비용이 비싼 편이다. 그러나 만일 이들 임상가가 말하는 것처럼 한번 혹은 몇 번의 면담으로 효과를 본다면, 장기적으로는 이득인 셈이다. 짧은 면담을 받은 후, 제한된 공간으로 돌아가려면 여전히 주저할지도 모른다. 치료가 효과가 있었는지를 알려면 어느 정도 시간이 지나야 할 테니까.

11장

폐소공포증을 넘어서

폐소공포증은 하나의 도전이다. 빠져나갈 길을 발견하려면 시간과 노력과 에너지와 용기가 필요하다. 그러나 우리는 비록 처한 상황은 저마다 다르지만, 같은 길을 가는 사람들에게서 영감을 얻는다. 올해 초 납치에서 풀려난 BBC 리포터 알렌 존스톤은 비록 감금되어 있었지만, 자신처럼 포로의 상황에 처했었던 다른 사람들, 즉 테리 와이트와 브리안 키난의 메시지에서 많은 용기를 얻었다고 말했다. 알렌의 메시지 역시 많은 용기를 불러일으킨다.

> "둘 다 내게 영감을 불러일으켰습니다. (이런 생각들로 인해) 전에는 알지 못했던 내 안의 잠재력을 발견하게 됩니다. 우리는 모두 이것을 자기 안에 가지고 있습니다. 발견만 하면 됩니다."

밀폐된 공간에 대한 두려움을 다루고자, 세 사람이 필요로 했던 잠재력의 깊이를 발견해내야 할 사람은 우리 중에 거의 없을 것이다. 다만, 우리의 고유한 상황에서 공포증을 다루는 능력을 점차 향상시키려면, 우리의 내면과 외부의 자원을 발견해야 한다.

이렇게 함으로써 우리가 얻는 보상은 엄청나다.

- 팽창감과 흥미, 그리고 희망의 감각이 확장된다
- 가고 싶은 곳과 하고 싶은 일을 자유롭게 결정하며, 불안감에 부닥칠까 봐 위축되지도 않는다.
- 평안과 마음의 평화를 맛본다.
- 자신을 더 잘 알게 되고 자기신뢰감이 쌓인다.
- 사고가 명료해지고, 침착하고, 고요해지며, 판단력과 자기보호 능력에 대해서도 자신감이 증가한다.
- 타인을 돕고 환경을 개선하는 데 기여할 수 있는 기회가 찾아온다.

이런 모든 선물이 폐소공포증이 그어놓은 금 밖에서 우리를 참을성 있게 기다리고 있다.

이런 것들을 이루어 내는 작업이 반드시 쓰라리고 공식적이고 기술적일 이유는 없다. 여러 다양한 자원에서 우리의 선택을 도와줄 여러 아이디어를 얻을 수 있다. 선택을 못 했던 것이 우리를 두렵게 만드는 갇힌 상황의 문제 중 하나가 아니었던가? 어떻게 반응하고, 무엇을 생각하며, 무엇을 하고, 누구를 어떻게 사랑할지 선택할 수 있을 때, 선택은 그 순간 자유의 가장 중요한 측면이 되며, 그것을 표현하는 데 감사하게 된다. 알렌 존스톤이 자신의 자유에 어떻게 대처해야 하는가에 관해 브리안 키난은 이런 식으로 아름답게 표현했다. "선택은 결국, 삶의 왕관입니다."(「가디언」, 2007년 7월 9일) 무엇을 선택하고 무엇을 하면 좋을지 시간을 갖자. 그만큼 중요하니까.

"공포증은 끔찍했고 그것을 극복하는 것은 몹시도 힘들었죠. 그러나 결국에는 당연히 그럴 가치가 있었습니다."

"공포증을 극복하는 건 가능합니다. 제 경우는 정말 심각해서 내 차 안에서도 문을 걸어잠그고는 출발을 못 했죠, 지금은 혼자 비행기도 탑니다. 알코올에 의존하고, 감정을 조절하기 위해 싸우지 않았다면, 폐소공포증을 유발하는 상황에 대면하지 못했을 겁니다."

"치료와 지원이 오랜 기간의 폐소공포증에서 나를 해방시켜 주었어요."

"나는 폐소공포증으로 고생하는 동료에게 꼭 추천받은 대로 치료를 받으라고 강력히 권고합니다. 전국공포증환우회에 가입하는 것도 정말 좋아요, 소외감도 덜어줄뿐더러 여러 가지 다양한 치유법에 접근하게 해주니까요. 공포를 극복하고 삶의 질을 개선할 수 있다는 것을 깨닫게 해줍니다."

"충고요 ? 거부하지 마세요. 불안에 공감해주고 같이 나눌 수 있는 사람들과 자신의 느낌에 대해 토론하세요. 그런 식으로 더는 혼자가 아님을 깨닫고, 우리의 감정이 지극히 논리적이며 '정상적' 이라고 어떤 식으로든 인정받는다고 느낄 때, 비로소 어떤 것이든 '더러운 오욕' 은 씻겨져 없어질 겁니다."

"그룹에서 함께 경험을 나눔으로써, 혼자만 그런 경험을 하는 것이 아님을 깨닫게 됩니다."

"절대 포기하지 마세요. 긍정적 자기 대화법과 당신이 아는 모든 공포방지 테크닉을 동원하세요."

"맨 처음에 치료사와 함께 유리로 만든 승강기에 올라탔던 기억이 납니다. 그것을 한다는 생각에 나는 벌써 얼어붙어 있었죠. 그렇지만, 결과적으로 경험은 그리 나쁘지 않았어요. 첫 번째 발자국을 내디딜 수 있느냐 하는 것은, 결국 용기와 관련된 문제 같아요. 그것이 얼마나 힘들게 보이든, 얼마나 자신이 위축되어 있느냐에 상관없이 희망은 항상 있다는 것을 보여주었죠. 단지 지도만 좀 받으면 될 뿐이고, 용기만 있으면 돼요. 그리고 내가 해낼 수 있다면, 누구든지 할 수 있는 거죠."

폐소공포증을 극복해내는 자신만의 여정을 모두 잘 해내기를 바란다. 그리고 누가 알겠는가? 당신이 드디어 유로스타를 타게 되었을 때, 건너편에 나도 앉아 있을지, 그러면 미소를 보내달라. 우리 둘 모두에게 도움이 될 테니까.

부록 A

목표를 향한 사다리 만들기

1단계

p.37~40에 나오는 리스트를 보시오.

- 이 중에 이미 잘해낸 것은 무엇인가 ?
  몇 개든 상관없이 해낸 것에 표시하시오.
- 앞으로 잘해내고 싶은 상황은 무엇인가 ?
  5개에서 10개 정도를 골라 동그라미를 치시오.
- 절대 해낼 것 같지 않은 상황은 무엇인가 ?
  가운데 줄을 그어서 삭제하시오.

2단계

p.37~40에서 동그라미 표시를 한 항목들을, p.289의 그림 A로 옮겨놓으시오. 맨 아래에는 가장 쉬운 것(혹은 가장 어렵지 않은 것)을 쓰면서, 꼭대기의 가장 어려운 것에 이르기까지 어려운 정도를 가늠해보시오(p.37~40에 나와있지 않은 상황이라도 얼마든지 추가할 수 있다).

3단계

각 목표를 다시 세분화한다. 밀폐된 공간에 관한 아주 작은 실험들로 채운다. 첫 번째 상황에 도전하는 자신의 모습을 그려본다. 그리고 어느 순간에 불안이 시작되는지 주목한다. 불안에 대처할 것 같은 생각이 들면, 이것이 세분화의 세 번째 단계가 된다.

그림 B의 세 칸에 이것들을 기록한다(세분화의 예들은 p.213~227에 잘 나와 있다. 승강기나 지하철 시도에 관한 것들).

3단계의 세분화 과정에서 어떤 지원이 필요한가 ?

- 상황의 실제 위험도라든가 기계적 시스템에 대해 좀 더 공부할 것인가?
- 친구나 전문가에게 같이 가달라고 도움을 청해볼까 ?
- 집중하는 데 필요한 보상을 골라볼까 ?
- 미리 긴장 풀기 같은 운동을 해볼까 ?
- 예상이 맞나 안 맞나 체크하기 위해, 혹은 각 단계를 실험하는 것이 얼마나 힘든지 직접 알아보기 위해, '실험자' 모드로 전환한다.

(p.156에서) 추천한, 계획단계에서 자신을 돕는 섹션을 체크하시오.

세분화 3단계와 나란히 자신의 선택안을 써넣는다.

이 시점에서 어쩌면, 3단계를 실험해보고 싶을지도 모른다. 실제로 해볼 수도 있고, 세분화 4단계로 계속 나아갈 수도 있고, 목표에 대해 생각하는 순간 밀어닥친 불안감을 진정시키기 위해 스스로 달래기 기법이나 천천히 호흡하는 것 같은 연습을 할 수도 있다.

목표를 성취하는 과정에서, 무엇이든지 하고 싶은 것을 세분화된 단계에 추가한다.

그렇다면, 세분화 1단계와 2단계는 무슨 의미가 있는가 ?

당신을 불안하게 만들었던 상황에 대해 기꺼이 생각한다는 것 자체가 이미 엄청난 진전이다. 무의식 깊은 곳에서의 아주 작은 방향 전환, 확장과 희망의 방향으로 당신의 영혼이 이동된 것을 의미한다.

그러므로 그것이 세분화 1단계다, 그림 B의 첫 번째 칸에 그것을 채워놓으라. 그리고 이렇게 크게 V표시를 하라.

상황에 대해 실제로 생각할 수 있고, 자세한 부분까지 시각화할 수 있다면, 그것이 세분화 2단계다.

다시 한번 크게 V표시를 한 다음, 두 번째 칸에 써넣는다. 이미 두 번의 단계를 성공리에 마친 것이다. 이제 확실한 궤도에 진입했다.

그림 A 목표에 이르는 사다리

10	
9	
8	
7	
6	
5	
4	
3	
2	
1	

그림 B 세분화 단계와 지원

1단계		
2단계		
3단계		
4단계		
5단계		
6단계		
7단계		
단계… (얼마든지 원하는 대로 추가한다.)		

부록 B

외상 후 스트레스 장애(Post-Traumatic Stress Disorder)란?

외상 후 스트레스 장애(PTSD)는 충격적인 사건을 겪은 후, 장기간에 걸쳐 다양한 증후군에 끈질기게 시달리는 것을 가리킨다. 어떤 경우에는 사건이 지난 후 일정기간이 경과해서야 증상이 나타나기도 한다. 적절한 의학적, 치료적 도움을 받을 때까지 계속될 수도 있다.

복합적 PTSD란, 트라우마적인 상황에서 도망갈 수 없을 때 경험하는 영향들을 묘사하는 것인데, 인간의 정상적인 극복 메커니즘을 끈질기게 잠식하는 학대와 유기, 괴롭힘의 상황이 계속되는 것, 또한 아주 특이한 일회적인 트라우마적 사건이 기존의 문제들과 중첩되는 것을 가리키기도 한다.

PTSD 증후군

- 트라우마를 일으켰던 사건의 요소와 비슷한 것이면 무엇이든지 과장되게 깜짝 놀라거나 울음을 터트리는 등 신체적, 정서적 반응을 나타낸다. 트라우마적 상황과 비슷한 것이면 무엇이든 피하는 것이 뚜렷하게 나타난다.
- 악몽, 회상, 불쑥 기억이 난다거나 생생히 그림처럼 연상되는 것으로 인해 공포에 질리거나 불안증세에 시달린다(땀을 흘리고, 심장이 고동치며, 얼어붙기 증상).
- 안절부절, 초조, 잠시도 가만있지 못하는 증상이 나타난다. 갑자기 화를 내거나, 사나운 감정의 폭발, 근육이 뻣뻣해지며, 일부 육체의 고통을 호소한다.
- 수면장애 : 잠들기가 어려워진다. 아침에 일찍 깨어난다. 쳇바퀴처럼 도는 생각에 수면을 취하기가 힘이 든다. 회복력 있는 잠을 취하지 못하므로 만성피로가 된다.
- 신경이 날카로워진다. 사소한 것에도 놀라며, 잠재적 위협에도 항상 신경을 곤두세운다.
- 기억력과 집중력이 약해진다.
- 정서적으로 둔감해지며, 슬픔 · 우울함 · 자긍심이 약해지며, 죄책감 · 수치심을 느낀다. 기쁨을 느끼는 것이 힘들고 예전에 즐겼던 활동에 대한 관심도 줄어들고, 성적인 기능장애, 겁에 질리

는 반응, 불신감, 유리감, 절망감에 취약해진다.

자신이 PTSD인 것 같다는 생각이 든다면, 전문적 의사의 도움이나 치료를 심각하게 고려해볼 것을 권한다.

부록 C

인간을 수용하는 공간의 디자인에 관한 권고

1. 어떤 곳이든 창문은 반드시 손으로 열 수 있어야 한다. 전자동으로 통제되는 경우에는 수동식도 가능하게 한다. 승용차, 기차, 버스, 택시, 대형버스, 병원과 기타 공공건물, 호텔, 상점 등.

2. 어떤 곳이든 출입문은 직접 손으로 열 수 있어야 한다. 전자동으로 통제되는 경우, 수동식도 가능하게 한다.

3. 안전유리와 중앙잠금장치/도난방지시설이 장착된 승용차에는 반드시 표준형의 안전망치를 갖춘다.

4. 운전면허시험에 비상시 탈출 방법에 관한 질문을 포함한다.

5. 기차 승무원을 위한 '고객과의 의사교환 규약'을 만듦으로써, 예정에 없는 정차 때 즉각 정보를 제공하고, 계속해서 진전 상황을 알려주도록 한다. 기내 담당 승무원에게 폐소공포증 고객을 도울 수 있는 훈련을 한다.

6. 승강기 안은 환해야 하고, 긴 거울을 설치해야 하며, 눈에 잘 띄는 곳에 비상시의 안내사항을 붙여놓아 누가 봐도 잘 관리되고 있다는 느낌이 들도록 한다. 폐소공포증 환자가 갇힐 때를 대비해, 맨 처음 응대하는 직원을 훈련한다.

7. 호텔과 백화점, 병원, 역, 사무실, 공공건물과 같은, '집의 후면'에 위치한 예비시설에 좀 더 주의를 기울여주기를 원한다. 건물의 이면에 있는 어두침침하면서도 칙칙하고 을씨년스런 콘크리

트로 만든 계단이나 기타 서비스지역은, 승강기나 건물 앞면에 있는 시설의 대안으로 종종 사용되기 때문에 좀 더 산뜻하게 개선될 필요가 있다.

8. p.121에서 제시된 것과 같은 화장실을 권고한다. 완전자동 잠금장치가 된 거리의 화장실보다 펍이나 카페 같은, '지역사회'의 화장실을 이용할 수 있기를 바란다.

9. MRI 스캐너 – 좀 더 '개방형'으로, 좀 더 '직립형'으로 만들 것. 구형의 기계를 다루는 직원들이 폐소공포증에 대해 좀 더 인식할 필요가 있음.

10. 세차기 – 세척이 진행되는 동안 사방이 완전히 차단된다는 정보를 세차기 밖에 명시해야 한다.

11. 관광객이 즐겨 찾는 곳, '저택들', 역사적 유적지에는 열린 공간/폐소공포증에 내비한 '등급'을 매김으로써, 갑자기 부닥칠 가능성이 있는 밀폐된 공간에 대해 사전 경고를 제공하라(이집트의 피라미드에는 이미 이런 안내가 제공되고 있다. 등이 불편하거나 폐소공포증세가 있는 관광객들은 어려움을 겪을 수 있다고 명시하고 있는데, 이는 좁거나 천장이 낮은, 환기가 잘되지 않는 길을 지나갈 수 있기 때문이다).

12. 지하에 있는 주차장, 지하철, 터널 등에는 분명한 출구 표시가 있어야 하며, 계단으로 이어지는 수직 공간은 6번에서와 같은 시설이 되어 있어야 한다. 그리고 좀 더 많은 거울도 비치해야 한다.

이것은 기고자들이 보내준 아이디어들을 짧게 발췌한 것이다. 강조하고 싶은 사항이 있다면, 발행인을 통해 저자와 접촉해주기를 바란다.
주소는 다음과 같다.
openspace@worthpublishing.demon.co.uk

추가

이 책을 쓰기 위한 조사를 해나가던 중, 감옥에 갇힌 사람들에 대한 암시를 받은 적이 있었다. 이미 언급했던 것처럼 감금이라는 상황은, 특히 과밀한 감옥에서의 상황은, 밀폐된 공간을 몹시 싫어하는 사람들로선 끔찍할 것이다. 이런 식으로 느끼는 인구의 분포도를 고려한다면, 감옥에 갇힌 사람들 가운데 많은 숫자가 역시 폐소공포증에 시달릴 것이다.

이 주제에 관한 첫 저술로서, 나는 의도적으로 수감자들의 경험에 대해선 다루지 않기로 했다. 왜냐하면 내 지식의 결여로 그러한 문제 탐구가 서투른 것이 될 거라는 느낌이 들었고, (강요된 감금이라는) 이미 어려운 상황에 처해있는 사람들의 분노를 더 초래하는 것은 아닌지 걱정되었기 때문이다.

나는 한 사회의 일원으로서, 장기간의 감금에서 오는 불안과 고통에 악전고투하게 하는 잔인함에 어떤 효과가 있는지 의문을 제기할 때가 왔다고 믿는다. 방문이나 교육, 정신적 건강에 관한 지원을 어렵게 만드는 것이, 수감자들로 하여금, 그들이 해쳤을지도 모르는 사람들에 대해 공감하는 능력과, 자신의 생존과 행위의 대안에 대해 곰곰이 반추해볼 수 있는 인지적 능력을 향상시키는 길이냐고 묻고 싶다.

수감자 교육재단의 의장인 존 사무엘은 최근에 이렇게 썼다. 만일 "혹독한 조건이 재범을 막는 데 기여한다면, 감옥은 절대 만원이 되지 않을 것이다."
폐소공포증에 대한 이해가, 감옥의 개혁으로 가는 길에 기여하기를 바란다.

참고 자료

폐소공포증 관련 치료 센터 – 영국 현지

단기 치료/ 문제해결 중심 치료	www.brieftherapy.org.uk www.ukasfp.co.uk
인지행동 치료	www.babcp.org.uk www.bps.org.uk
건축 및 건설 환경 위원회	www.cabe.org.uk
카운슬링	www.bacp.co.uk
침수 차에서 탈출하는 법	www.safetyboard.nl
정서 해방 기법	www.emofree.com www.eftmasters.co.uk
안구운동 민감소실 및 재처리 요법(EMDR)	www.emdr-europe.org
공포감 이겨내기	www.fearfighter.com
영감과 안정을 주는 그림엽서 모음	www.worldspirit.org.uk creativedrama@googlemail.com
헬렌 함린 연구소	www.hhrc.rca.ac.uk
최면치료	www.nrhp.co.uk
KKE 건축자들	www.kkearchitects.co.uk
웃음치료	www.freewebs.com
폐소공포증 전문 치료센터	www.uprightmri.co.uk www.noc.nhs.uk
전국 공포증 환우회(National Phobics Society)	www.phobics-society.org.uk
영국 건강촉진연구소	www.nice.org.uk
정신치료센터	www.psychotherapy.org.uk
재탄생 프로그램(Re-Birthing Therapy)	www.rebirthingbreathwork.co.uk
해결중심의 사고 장 치료(Thought Field Therapy)	www.thoughtfieldtherapy.co.uk
해결중심의 카운슬링과 코칭 소프트웨어	www.waysforward.net

주제별 참고문헌

심하게 갇힌 상태를 경험한 사람들의 이야기

Bettelheim, B. (1960) *The Informed Heart: a Study of the Psychological Consequences of Living Under Extreme Fear and Terror*, London: Penguin

Johnston, A. (2007) *Kidnapped: and Other Dispatches*, London: Profile Books

Keenan, B. (1993) *An Evil Cradling*, London: Vintage

North, R. (2007) *Out of the Tunnel*, London: Friday Books

상황 속의 두려움

Bourke, J. (2005) *Fear: A cultural history*, London: Virago Press

자조북들

Akers Douglas, A. (2006) *Flying? No Fear*, Chichester, W. Sussex: Summersdale Publishers

Bloom, W. (2002) *Feeling Safe*, London: Piatkus

Bourne, E. J. (2005) *The Anxiety & Phobia Workbook (4th Edn)*, Oakland, California: New Harbinger

Butler, G. & Hope, T. (1995) *Manage Your Mind: the Mental Fitness Guide(2nd Edn)*, Oxford: Oxford University Press

Dacey, J. S. & Fiore, L. B. (2002) *Your Anxious Child: How Parents and Teachers Can Relieve Anxiety in Children*, San Francisco, California: Jossey Bass

Edelstein, M. R. (1997) *Three Minute Therapy*, Centennial, Colorado: Glenbridge Publishing

Flint, G. A. (2003) *Emotional Freedom: Techniques for dealing with emotional and physical distress*, Veron, British Columbia: NeoSo Terric Enterprises

Godfrey, K. (2007) *Flying Without Fear*, UK: Macroteach Publications

Griffin, J. & Tyrell, I. (2007) *How to Master Anxiety: All You Need to Know to Overcome Stress, Panic Attacks, Phobias, Trauma, Obsessions & More*, Chalvington, E. Sussex: Human Givens Publishing

Hammond, C. (2006) *Emotional Rollercoaster: a journey through the Science of Feelings*, London: Harper Collins

Herbert, C. (2003) *Understanding Your Reactions to Trauma: a Guide for Survivors of Trauma & their Families (Revised Version)*, Oxford: Blue Stallion Publications

Ingham, C. (2000) *Panic Attacks*, London: Harper Collins

Kennerley, H. (1997) *Overcoming Anxiety: a self-help guide using Cognitive Behavioural Techniques*, London: Constable & Robinson Ltd.

Levine, B. E. (2001) *Commonsense Rebellion: Debunking Psychiatry, Confronting Society- An A to Z Guide to Rehumanizing our lives*, New York: Continuum

Levin, P. A. (2005) *Healing Trauma: A Pioneering Program for Restoring the Wisdom of Your Body*, Boulder, Colorado: Sounds True Publishing

Matsakio, A. (2000) *Emotional Claustrophobia: Getting over your Fear of Being Engulfed by People or*

Situations, Oakland, California: New Harbinger

Nelson-Jones, R. (2004) *Effective Thinking Skills,* London: Sage Publications

Neuman, R. & Hanh, T. N. (2005) *Calming the Fearful Mind: A Zen Approach to Terrorism,* Berkeley, California: Parallax Press

Perry, A. (2002) *Isn't It About Time? How to Stop Putting Things Off and Get On With Your Life,* London: Worth Publishing

Perry, A. (2003) *The Little Book of Procrastination,* London: Worth Publishing

Rowe, D. (2007) *Beyond Fear,* London: Harper Collins

Sunderland, M. (2006) *What Every Parent Needs to Know,* London: Dorling Kindersley

Thompson, G. (2006) *Fear: the Friend of Exceptional People,* Chichester, W. Sussex: Summersdale Publishing

카운슬링과 정신치료

Bolton, G., Howlett, S., Lago, C. & Wright, J. K. (2004) *Writing Cures: An Introductory Handbook of Wright in Counselling and Therapy,* Hove, E. Sussex: Routledge

Germer, C. K., Siegel, R. D. & Fulton, P. R. (2005) *Mindfulness and Psychotherapy,* New York: Guilford Press

Gilbert, P. & Leahy, R. L. (2007) *The Therapeutic Relationship in the Cognitive Behavioural Psychotherapies,* Hove, East Sussex: Routledge

Glicken, M. D. (2006) *Learning from Resilient People: Lessons We Can Apply to Counselling and Psychotherapy,* Thousand Oaks, California: Sage Publications

Kinchin, D. (2007) *A Guide to Psychological Debriefing: Managing Emotional Decompression and Post-traumatic stress disorder,* London: Jessica Kingsley

Macdonald, A. (2007) *Solution-Focused Therapy: Theory, Research & Practice,* London: Sage Publications

Marks, I. M., Cavanagh, K & Gega, L. (2007) *Hands-on Help: Computer-Aided Psychotherapy,* Maudsley Monographs Hove, E. Sussex: Psychology Press

Shapiro, F. & Forrest, M. S. (1997) *Eye Movement Desensitization and Re-Processing: The Breakthrough 'Eye Movement' therapy for Overcoming Anxiety, Stress and Trauma,* New York: Basic Books

Wells, A. (1997) *Cognitive Therapy of Anxiety Disorder: a Practice Manual & Conceptual Guide,* Chichester, W. Sussex: Wiley

아동을 위한 책(사실 성인에게도 유익함)

Bomber, L. M. (2007) *Inside I'm Hurting: Practical Strategies for Working with Children with Attachment Difficulties in Schools,* London: Worth Publishing

Ironside, V. (2004) *The Huge Bag of Worries,* London: Worth Publishing

Sunderland, M. (2001) *Helping Children who are Anxious and Obsessional*-(includes story book, *Willy and the Wobbly House,* and guide), Bicester: Speechmark

Sunderland, M. (2003) *Helping Children with Fear*-(includes story book, *Teenie Weenie in a Too Big World,* and guide), Bicester: Speechmark

Thomas, F. & Collins, R. (1999) *Supposing,* London: Bloomsbury

심리학과 정신분석이 바라본 인간 예수

신국판 385쪽 15,000원
잭 도미니언 지음 | 염동철 옮김

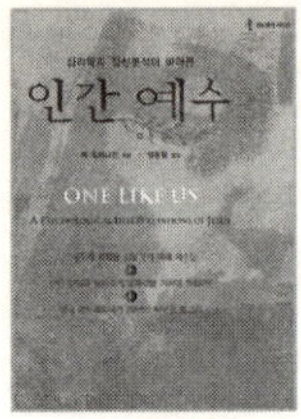

예수가 구세주의 역할을 감당하기 위해 인간으로서 거쳐야 했을 발달과정을 프로이트, 클라인, 위니캇, 보울비, 에릭슨의 정신분석학 이론을 통해 조명하고 있다.

애착장애로서의 중독

사륙배판 389쪽 28,000원
필립 플로레스 지음 | 김갑중·박춘삼 옮김

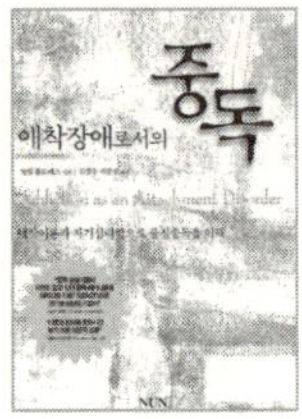

중독 상담가들이 막연히 알고 있던 중독 메커니즘을 애착지향 치료기법(AOT)으로 정리한 최첨단 치료 보고서. 애착이론, 자기심리학, 신경생리학 등의 접근법은 물론, 중독자의 회복에 가장 중요한 애착 형성과 유지의 문제를 기존의 AA 집단치료와도 접목하고 있다.

자기심리학과 나르시시즘의 치료

사륙배판 339쪽 20,000원
리처드 체식 지음 | 임말희 옮김

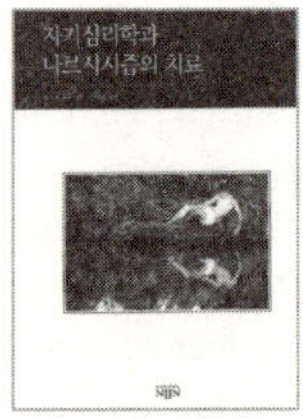

자기애적 인격장애의 발병 원인과 치료법을 코헛의 자기심리학을 중심으로 고찰하고 있다. 프로이트로부터 멜라니 클라인, 대상관계, 자아심리학, 유럽 정신의학에 걸쳐 병적 나르시시즘에 관한 다양한 관점을 소개하고 있다.

정신화 중심의 경계성 인격장애의 치료

신국판 311쪽 20,000원
피터 포나기·앤서니 베이트만 지음 | 노경선정신치료연구회 옮김

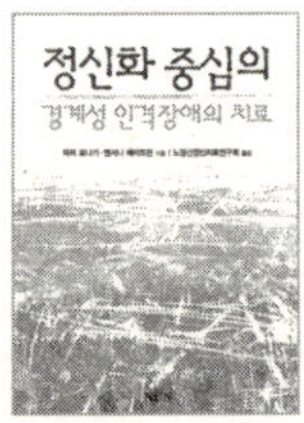

행동 뒤에 있는 마음 상태를 추론하여 나와 타인을 이해하는 능력인 "정신화 mentalization" 역량을 강화해 줌으로써, 극심한 감정적 동요와 충동성이 초래되고 대인관계와 사회적 관계에 취약한 경계성 환자의 치료 효과를 높이는 방법들을 소개한다.

당신 안의 예술가를 깨워라

신국판 293쪽 15,000원
에릭 메이즐 지음 | 김병수 옮김

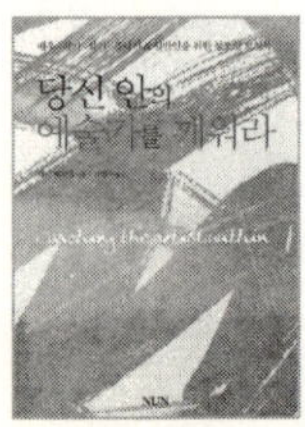

화가, 음악가, 작가, 배우 등이 창조적 에너지를 재생산하는 데 필요한 마음 다스리기를 다룬 책. 창조성 코치로 오랫동안 일해 온 저자가 여러 나라 예술가들과 작업한 사례들을 기록하였다.

192 시리즈-프랑스 대학생들이 가장 많이 읽는 심리학 시리즈

심리학과 정신분석학의 키워드를 모두 192페이지로 정리한 입문서들

정신과적 진단

마리-크리스틴 아르디-바일레 지음 | 임말희 옮김, 김정현 감수

프랑스의 전통적 분류학을 따를 것인가? DSM-IIIR을 따를 것인가? 정신분석적 모델을 따를 것인가? 생물학적 모델을 따를 것인가? 이 책은 다양한 정신질환분류와 설명 모델의 분류 기준들을 설명하고, 이들 간의 통합지점을 찾고자 한다.

도박 중독

마크 발뢰르·크리스티앙 뷔쉐르 지음 | 최의선 옮김, 김성이 감수

이 책은 오랫동안 비밀에 붙여졌던 정보들을 알려줄 뿐 아니라 "약물을 사용하지 않는 중독자"라는 별명이 붙은 충동적 도박자들에 관한 표본적 연구를 보여준다. 도박의 기원, 도박중독자가 되는 과정, 치료법 등을 소개한 책자다. 자기 파멸이나 자기처벌에의 무의식적 욕구로서 도박중독을 바라보는 정신분석적 관점이 흥미롭다.

범죄 심리

소니아 아라티·다비드 바바소리·로이크 M. 빌레르뷔 지음 | 배영미 옮김, 김정현 감수

갈수록 늘어나는 비행과 폭력 앞에서 우리는 이런 비행들이 사회적 결함이나 내부적 손상에서 빚어진 그림자의 연장선이 아닌지 묻게 된다. 이 책은 범죄 현상을 설명하는 데서 인문과학, 특히 심리학과 정신병리학의 이질성에서 비롯된 모호함을 극복하고 편견 없는 통합적 시각을 보여주고 있다.

임상 관찰과 사례 분석

장-루이 페디니엘리 · 리디아 페르난데즈 지음 | 이승신 옮김, 김정현 감수

심리학적, 정신의학적, 정신분석학적 임상은 개인과 상황에 대한 섬세한 관찰과, 이것들에 관한 이야기를 "사례 연구"의 형태로 다시 기록하는 것을 기본으로 한다. 이 책은 이런 방식들을 제대로 습득하기 위한 기초를 제공한다. 한 사례가 어떤 이론을 보여주거나 어떤 사실을 드러낼 때, 그것의 특수성과 패러다임적 성격을 동시에 고려하는 방법, 수집한 자료들을 사례 연구에 통합하는 방법 등을 다룬다.

약물 중독

드니 리샤르 지음 | 윤예니 옮김, 박상규 감수

이 책은 약물중독자를 이해하고 치료하는 데 꼭 필요한 약물관련 지식들을 알기 쉽게 기술하고 있다. 약물의 기본 개념이나 특성들을 일반인들도 알기 쉽게 설명하고 있으며, 대마, 양귀비, 아편, 헤로인, 메타돈, 부프레노르핀, 코카인, 크랙, 필로폰, 엑스터시, LSD, 페요태, 이보가, 알코올, 니코틴 등 다양한 약물들을 다루면서 각 약물의 역사, 약리학, 기능, 임상적 증상, 약물 부작용, 금단 증상 등을 자세히 설명하고 있다.

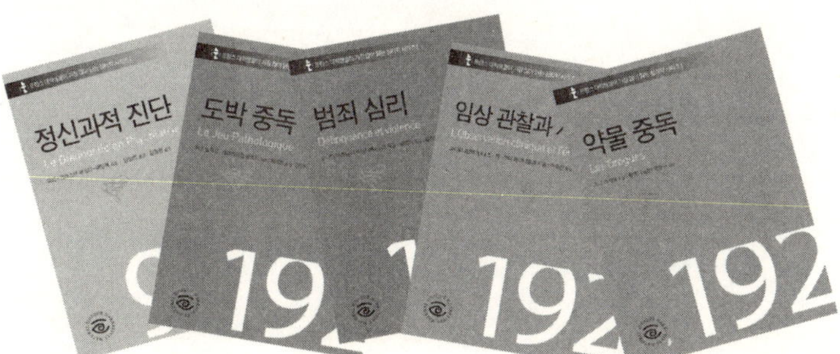

프랑스 대학생들이 가장 많이 읽는 심리학 입문서들 – 전 15권 포켓판 192쪽 10,000원

정신과적 진단, 성도착, 신경증, 정신증, 아동의 발달과 정신병리, 범죄 심리, 청소년 심리, 코칭, 약물중독, 도박중독, 자폐증, 망상장애, 흡연 심리, 집단심리, 임상관찰과 사례분석